儿科病人健康教育

主　编　王丽芹　付春华　裘晓霞
副主编　陈叶蕾　张俊红　宋　瑜
编　者　（以姓氏笔画为序）
王　阳　王玲玲　牛永杰　付春华
白　颖　成红梅　毕晓玲　许　倩
孙靓妹　李　娜　杨冬梅　宋　瑜
张　娟　张俊红　张晓琳　陆　宏
陈叶蕾　陈立英　范泽云　季春艳
赵淑燕　胡军莲　郭　惠　董迎华
程代玉　谢金凤　裘晓霞　臧梅杰

科学出版社
北　京

内 容 简 介

编者分13章，按新生儿和小儿常见神经系统疾病、呼吸系统疾病、循环系统疾病、消化系统疾病、泌尿系统疾病、血液和造血系统疾病、免疫性疾病、内分泌和遗传代谢疾病、结缔组织与风湿性疾病、感染性疾病分类，将常见疾病的概念、发病机制、病因、各种检查目的、治疗、护理等大多数病人及家长关心的问题，用通俗的语言进行了详细介绍，帮助患病儿童及家长正确认识疾病，配合医务人员进行检查治疗，同时养成良好的健康行为习惯，提高自知、自防、自治能力。

本书是医务人员进行健康教育的实用性教材，可作为临床医务人员向患病儿童健康教育及卫生宣教的读本，也可供患儿家长阅读参考。

图书在版编目(CIP)数据

儿科病人健康教育/王丽芹，付春华，裘晓霞主编.—北京：科学出版社，2017.3

ISBN 978-7-03-052464-5

Ⅰ.儿… Ⅱ.①王… ②付… ③裘… Ⅲ.小儿疾病－诊疗 Ⅳ.R72

中国版本图书馆CIP数据核字(2017)第068853号

责任编辑：张利峰 / 责任校对：何艳萍
责任印制：赵 博 / 封面设计：龙 岩

科学出版社出版
北京东黄城根北街16号
邮政编码：100717
http://www.sciencep.com

天津市新科印刷有限公司 印刷
科学出版社发行 各地新华书店经销
*
2017年3月第 一 版 开本：850×1168 1/32
2017年3月第一次印刷 印张：11 1/4
字数：310 000

定价：45.00元

(如有印装质量问题，我社负责调换)

前　言

病人的健康以医院为基地，以病人及家属为对象，通过有计划、有目的的教育活动，使病人及家属了解并增进健康知识和自我护理能力，改变不健康的习惯或不科学的生活方式，使其行为向着有利于康复的方向发展。多年来，我国广大护理工作者不懈努力，使护理职能逐步扩展和深化，护士已不单纯是医嘱的执行者，而且是能够运用护理理论知识，为病人提供包括生理、心理、社会、文化、精神诸方面的整体护理的高水平的专业人员。在运用护理程序进行整体护理过程中，简单的卫生宣教已不能体现个体健康教育最佳水平的整体护理内涵，必须通过系统的健康教育，努力提高人们的健康素质，达到精神、身体和社会关系的完美状态。

本书将儿科常见疾病的概念以及患儿家长关心的问题，以问答的形式，用通俗的语言进行了系统陈述，是临床医务人员向患儿及家长进行健康教育及卫生宣教的读本。也可供患儿家长参考使用。

本书反映医学与护理学的新进展，希望临床护理工作有所借鉴。对书中存在的疏误之处，敬请各位读者批评指正。

王丽芹

2016年8月

目　录

第1章

新生儿生长发育

一、新生儿的分类与胎龄评估

1. 新生儿的定义是什么？

新生儿指从脐带结扎到出生后28d内的婴儿。

2. 新生儿如何分类？

（1）根据胎龄分类：①足月儿（fullterm infant）：指出生是胎龄满37周且小于42周（259～293d）的新生儿；②早产儿（preterm infant）：指胎龄<37周（<259d）的新生儿；③过期儿（post-term infant）：指胎龄≥42周（≥294d）的新生儿（其中胎龄小于28周且满22周者称为极早早产儿或未成熟儿）。

（2）根据出生体重分类：①正常出生体重儿（normal birth weight neonate）：指出生体重为2 500～4 000g的新生儿；②低出生体重儿（low birth weight neonate）：指出生体重<2 500g的新生儿，其中出生体重<1 500g者又称为极低出生体重儿（very low birth weight neonate），出生体重<1 000g者，又称为超低体重儿（extremely low birth weight neonate）；③巨大儿（giant neonate）：指出生体重>4 000g的新生儿。

（3）根据出生体重与胎龄关系分类：①适于胎龄儿（appropriate for gestational age，AGA）：指出生体重在同胎龄儿平均体重的第10～90个百分位的新生儿；②小于胎龄儿（small for gestational age，SGA）：指出生体重在同胎龄儿平均体重的第10个百分位以下的新生儿；③大于胎龄儿(larger for gestational age,LGA)：指出生体重在同胎龄儿平均体重的第90个百分位以上的新生儿；④足月小样儿(small for date infant)：指胎龄已足月，出生体重<2 500g的新生儿。

(4)根据出生后周龄分类：①早期新生儿(early newborn)：指出生后一周内的新生儿，也属于围生儿；②晚期新生儿(late newborn)：指出生后第2周开始至第4周末的新生儿。

二、正常足月儿的特点

1. 正常足月新生儿的定义？

正常足月新生儿是指胎龄满37～42周(260～293d)出生，体重>2.5kg(2 500g)，并≤4.0kg(4 000g)，无任何畸形或疾病的活产婴儿。

2. 正常足月新生儿有哪些特点？

(1)外观特征：胎毛少；哭声响亮；皮肤红润；头发分条清楚；耳壳软骨发育好，耳舟清楚；乳晕清晰，乳房可摸到结节，大约3cm；指(趾)甲超过指(趾)尖；男婴睾丸降入阴囊，女婴大阴唇完全遮盖小阴唇；足底纹多而交错；四肢肌张力好。

(2)体温调节及特点：新生儿体温分为深部温度(core temperature)和表层温度(shell temperature)。①深部温度：新生儿常用直肠温度(测温探头深度4cm)作为深部体温代表。正常范围为35.5～37.5℃，低于35℃为低体温。因为新生儿腋窝温度受腋窝周围棕色脂肪产热附加影响，产热程度不同，腋窝温度可低、高或等于直肠温度，并不能准确代表深部温度。②表层温度：皮肤是机体表层的最外层，它们的温度都低于深部温度，各部位的皮肤温度差异很大，四肢末梢温度最低，接近躯干和头部逐渐稍高，受环境和被服的影响，并随环境温度的高低而升降，可使热量增加或减少，具有调节体温的作用。体温中枢发育不完善，调节能力差，皮下脂肪较薄，体表面积相对较大，容易散热，产热主要依靠棕色脂肪。

(3)呼吸系统：胎儿在宫内不需要肺的呼吸，但有微弱的呼吸运动。出生时经产道挤压,1/3肺液由口鼻排出,其余由肺间质毛细血管和淋巴管吸收,如吸收延迟则出现湿肺。新生儿在第一次吸气后,出现啼哭,肺泡张开,呼吸浅快,40～45/min。新生儿胸腔较小,肋间肌较弱,胸廓运动较浅,主要靠膈肌运动,呼吸呈腹式。

(4)循环系统:胎儿出生后血液循环发生巨大变化,脐带结扎,肺血管阻力降低,卵圆孔和动脉导管出现功能性关闭。正常新生儿的平均心率为120～140/min,但波动范围较大,大多数波动在80～180/min,足月儿血压平均9.3/6.7kPa(70/50mmHg),早产儿较低。

(5)消化系统:新生儿消化道面积相对较大,有利于吸收。胃呈水平位,贲门括约肌发育较差,幽门括约肌发育较好,因此易发生溢乳。新生儿肠壁较薄,通透性高,有利于吸收母乳中的免疫球蛋白,也易使肠腔内毒素及消化不全产物通过肠壁而进入血液循环,引起中毒症状。新生儿出生后12h内开始排出胎粪,3～4d排完,如出生后24h内未排胎粪者应进行检查。

(6)血液系统:胎儿的营养和气体交换是通过胎盘和脐血管以弥散的方式完成的,除脐静脉是氧合血外,其他均为混合血,卵圆孔和动脉导管是正常胎儿的循环通路,左右心室都向全身供血,胎儿时期肝血的含氧量最高,心、脑、上肢次之,下半身血的含氧量最低。新生儿在胎儿期处于相对缺氧状态,所以出生时血液中的红细胞数和血红蛋白量相对较高,血红蛋白中胎儿血红蛋白(HbF)约占70%,后逐渐被成人血红蛋白(HbA)替代。

(7)泌尿系统:新生儿出生后,93%的新生儿在24h内排尿,99%的新生儿在48h内排尿,如生后48h未排尿者需检查原因。新生儿尿稀释功能尚可,但肾小球滤过率低,浓缩功能较差,不能迅速有效地处理过多的水和溶质,易发生水肿或脱水症状。

(8)神经系统:新生儿脑相对较大,重300～400g,占体重的10%～20%(成人仅占2%),足月出生时已具有的原始神经反射如觅食反射、吸吮反射、握持反射、拥抱反射等原始反射,出现神经系统疾病时,原始反射暂时减弱或消失,正常情况下,原始神经反射在出生后3～4个月消失。

(9)免疫系统:新生儿的免疫功能不健全,脐部为开放性伤口,细菌容易繁殖并进入血液,发生感染性疾病,新生儿不易患一些传染病是由于通过胎盘从母体中获得免疫球蛋白 IgG,而免疫球蛋白 IgA 尤其是分泌型 IgA、IgM,不能通过胎盘传给新生儿,因此,新生儿易患呼吸道和消化道的感染性疾病。

(10)能量、水和电解质需要量:新生儿热卡需要量取决于维持基础代谢和生长发育的能量消耗,在适中环境下,新生儿期平均每日所需热卡为 418~502kJ/(kg · d);新生儿体液总量占体重的 70%~80%,每日体液维持量为:第 1 天 60~80ml/kg,第 2 天 80~100ml/kg,第 3 天 100~140ml/kg;钠每日需要量为 1~2mmol/kg。

3. 什么是适中温度?

适中温度指能维持新生儿正常核心和皮肤温度的最适宜的环境温度,在此温度下,新生儿的耗氧量最小,新陈代谢率最低,蒸发散热最少。新生儿的适中温度与胎龄、日龄、出生体重有关。正常新生儿第 1 天的适中温度为 30~32℃,第 1 天以后逐渐降至 22~26℃,早产儿较正常儿稍高。

三、早产儿的特点和护理

1. 早产儿的定义?

通常有 7%~8%的婴儿在怀孕 37 周之前出生,这种婴儿就被称为早产儿,妊娠期<32 周(224d)则为极度早产儿,胎龄在 37 足周以前出生的活产婴儿,称为早产儿或未成熟儿,其出生体重大部分在 2 500g 以下,身长不到 47cm。少数早产儿体重超过 2 500g,其器官功能和适应能力较足月儿差,仍应给予早产儿特殊护理。

2. 早产儿有哪些特点?

(1)外观特征:头颅相对更大,与身体的比例为 1 : 3,哭声轻,颈肌软弱,四肢肌张力低下,皮肤红嫩,胎毛多,耳壳软,囟门宽大,颅骨较软,头发呈绒毛状,指甲软,指(趾)甲未达到指(趾)端,乳晕不清,足底纹少,男婴睾丸未降或未全降,女婴大阴唇不能盖住小阴唇。

(2)体温调节:体温中枢发育不成熟,皮下脂肪少,体表面积大,肌肉活动少，自身产热少，更容易散热。常因为周围环境寒冷而导致低体温，甚至硬肿症。

（3）呼吸系统：因呼吸中枢和呼吸器官发育不成熟，呼吸功能常不稳定，部分可出现呼吸暂停和发绀。有些早产婴儿因肺表面活性物质少，可发生严重呼吸困难和缺氧，称为肺透明膜病，这是导致早产儿死亡的常见原因之一。

（4）消化系统：吸力和吞咽反射均差，胃容量小，易发生呛咳和溢乳，消化和吸收能力弱，易发生呕吐、腹泻和腹胀。肝脏功能不成熟，生理性黄疸较重且持续时间长，肝脏储存维生素 K 少，各种凝血因子缺乏易发生出血，此外，其他营养物质如铁、维生素 A、维生素 D、维生素 E 糖原等，早产儿体内存量均不足，容易发生贫血，佝偻病，低血糖等。

（5）神经系统：各种神经反射差，常处于睡眠状态。神经系统的功能与胎龄有密切关系，胎龄越小，反射越差。早产儿易发生缺氧，导致缺血缺氧性脑病。此外由于早产儿脑室管膜下存在发达的胚胎生发层组织，因而易导致颅内出血，应格外引起重视。

（6）免疫功能：早产儿的免疫功能较足月儿更差，对细菌和病毒的杀伤和清除能力不足，从母体获得的免疫球蛋白较少，由于对感染的抵抗力弱，容易引起败血症，其死亡率亦较高。

（7）循环系统：安静时心率较足月新生儿快，平均 120～140/min，血压也较足月儿低。

3. 早产儿护理要点有哪些？

（1）注意保暖：室内温度应保持在 20～25℃，被内的温度应保持在 30～32℃，房间要经常开窗通风。换尿布时动作要快，不要冻着孩子。体重低于 2.5kg 时，不要洗澡，可用食用油每 2～3 天擦婴儿脖子、腋下、大腿根部等皱褶处。若体重 3kg 以上，每次吃奶达 100ml 时，可与健康新生儿一样洗澡。

（2）精心喂养：早产儿体重增长快，营养供给要及时，最好是喂养强化营养后的母乳。住院时，妈妈挤出奶来由护士喂，回家后就可以直接喂奶了。吃奶量可根据孩子的体重来确定，一般说来，每千克体重每天需要 150～180ml，2.5kg 重的婴儿每天喂 350～450ml 就可以了，喂奶的次数 7～9/d 或按需哺乳。如果因特殊原因无母乳或母乳不足，建议喂食特殊的早产/低出生体重婴儿配方粉。早产/低出生体重婴儿配方粉主要针对早产儿及低出生体重儿住院期和出院后的各阶段不同的特殊营养需求而量身制作，为早产儿提供充足优质而且安全的营养，生长不同阶段的营养合理过渡，为早产儿追赶性生长和降低体格生长迟缓、神经智力发育落后及贫血等多重健康风险提供基本物质保障，从而帮助早产儿获得良好体格成长、神经智力发育及充分发挥机体健康潜能。

(3)防止感染：除专门照看孩子的人外，最好不要让其他人走进早产儿的房间，更不要把孩子抱给外来的亲戚邻居看。专门照看孩子的人，在给孩子喂奶或做其他事情时，要换上干净清洁的衣服，洗净双手。

(4)保持安静：早产儿的居室要保持安静、清洁，进入早产儿的房间动作要轻柔，换尿布、喂奶也要非常轻柔、敏捷地进行，不能大声喧哗或弄出其他刺耳的响声，以免惊吓婴儿。

4. 早产儿居家护理有哪些?

(1)预备必需的装备：如氧气筒(机)、抽痰管、喂食管及喂食空针等，视早产儿出院时的状况而定，于出院前准备。

(2)熟练胸背部的拍痰：这对肺、气管发育不佳的早产儿是有利的。

(3)喂食量：刚出院回家的早产儿，第 2～3 天，其每餐的喂食量先维持在医院时的原量不必增加，待适应家里的环境后再逐渐加量，因为环境的变迁对婴儿的影响是很大的，尤其是胃肠的功能。

(4)喂食方式：一般采用餐多量少及间断式的喂食方式，每喝奶 1min，便将奶瓶抽出口腔，让宝宝能平顺呼吸约 10s，然后再继续喂食，如此间断式的喂食，可减少吐奶发生或呼吸上的压迫。

(5)喂食特殊配方的奶粉(如早产儿奶粉)：可以促进消化及增加营养吸收，对早产儿的生长有益，营养全面均衡，满足体格、神经系统及骨骼健康成长的需求。

(6)维持合宜室温：早产儿对环境的温度和变迁一样敏感，所以要注意体温的保持及温度的衡定性，以免调适不佳而致病。

(7)定期回医院追踪检查及治疗：如体格生长、神经运动发育、视听觉筛查、黄疸、心肺、胃肠消化、大脑超声波、营养咨询及接受预防注射等。

(8)与医师保持联系，以便随时咨询：住院时负责照顾早产儿的医师，对宝宝的情况比较熟悉，在处置上比较得心应手。

(9)熟练幼儿急救术：如吐(呛)奶、抽搐、肤色发绀时的紧急处理流程。

5. 什么是“鸟巢”护理？

早产儿从温暖的羊水、柔软的胎盘中提前娩出，被安置在暖箱中，四肢暴露于暖箱的空间中，活动时触及的边缘都是较硬的有机玻璃及金属类物品，使早产儿缺乏安全感和舒适感。在暖箱内用毛巾或小被单制作“巢”，提供鸟巢式体位支持，使其手脚能触及毛巾或小被单，能感觉边际，并能保持肢体屈曲，有安全感，可以促进疾病的康复。

6. 什么是“袋鼠”护理？

袋鼠护理是指让新生儿尤其是早产儿趴在父母的胸前，与父母肌肤对肌肤的亲密接触方式，提供类似子宫的环境。触觉是自胎儿起最早发展的一项感觉，“袋鼠”护理的优点是提供温柔的触觉感受，使早产儿心跳、呼吸、血氧饱和度稳定，使早产儿哭闹减少，消化吸收好，睡眠深度增加，体重增长理想，同时也可以增加母亲的泌乳，减轻父母焦虑，促进亲子关系。

7. 什么是呼吸暂停？如何进行处理？

呼吸停止达15～20s，或虽不到15s，但伴有心率减慢<100/min，并出现发绀及四肢肌张力的下降称呼吸暂停，以早产儿多见，胎龄越小，发生率越高。因此，应加强巡视以发现有无出现呼吸暂停。一旦发生呼吸暂停，应立即清理呼吸道、给予刺激足底或托背等物理刺激，根据情况选择给氧，对于反复发作的呼吸暂停可给予药物治疗(氨茶碱等)、持续气道正压通气或机械通气治疗。

四、儿童生长发育规律及影响因素

1. 生长发育的定义是什么？

生长一般是指小儿各器官、系统的长大和形态变化，可测出量的改变。发育指细胞、组织、器官的分化完善和功能上的成熟，为质的改变。两者不能截然分开，生长和发育是物质基础，发育成熟情况又反映生长量的改变。

2. 儿童生长发育规律有哪些？

(1)儿童的生长发育是一个连续不断的过程，这是与成人不同的重要特点。生长系指儿童整体及各器官的长大，可测出其量的增加；发育是指机体构造与功能的成熟，为质的改变。

(2)儿童生长发育是不断进行的连续过程，但不同年龄阶段的生长发育速度并不平衡。一般体格生长，年龄越小，增长越快。

(3)儿童身体各器官系统的发育，先后快慢也不同。例如，神经系统发育较早，先快后慢；生殖系统发育较晚，先慢后快；淋巴系统则先快而后退缩。

(4)通常情况下，儿童生长发育是先头部后下体，先躯干后四肢。一步步由低级到高级，由简单到复杂，由粗到细逐渐发育。如婴儿期动作发育顺序是抬头、转头、挺胸、坐、立、走、先画直线再画曲线、画人等。

(5)儿童生长发育可因遗传、性别、环境、教育等因素的影响而出现相当大的个体差异，父母双亲身材的高大或矮小，对后代也有很大的影响。

3. 影响儿童生长发育的主要因素有哪些？

(1)遗传因素：父母的身高、体型、种族、性成熟早晚等遗传因素，均可造成儿童生长发育的差异，决定生长发育的潜力。

(2)胎儿宫内环境：母亲营养不良可引起流产、早产和胎儿生长迟缓；母亲酗酒、吸烟可导致胎儿在宫内发育迟缓，甚至发生畸形。

(3)营养因素：充足和合理的营养是儿童生长发育的物质基础，是健康成长的重要因素。长期营养不足可直接影响儿童的身高和体重的增长，营养过剩会造成体重增长过快、肥胖等现象，也应避免。年龄越小受营养的影响越大，2004年安徽阜阳劣质奶粉事件震惊全国，劣质奶粉使阜阳周边地区大量婴儿出现重度营养不良综合征（“大头娃娃”）。据查此次事件源于奶粉中的蛋白质含量严重不足。

（4）生活环境：良好的生活环境，包括居住环境、卫生条件、生活习惯、优良教育和合理体育锻炼等，均有利于儿童生长发育。反之，可带来不良影响。

（5）疾病：疾病对小儿生长发育影响很大。急性疾病能使体重迅速减轻，慢性疾病，尤其是慢性消化道疾病会明显影响儿童身高、体重的增长，先天性疾病，如先天性心脏病、软骨发育不良等均会对儿童生长发育产生不良作用。

五、儿童生长发育及评价

1. 小儿体格发育的常用指标有哪些？

（1）身长：身长指从头顶到足底的全身长度，新生儿出生时平均身长为50cm，0～6个月的婴儿每月平均增长2.5cm，7～12个月的婴儿每月平均增长1.5cm，出生后第2年身长共增长10cm左右，以后儿童身高每年增长值波动在5～7.5cm，接近青春期儿童身高每年增长达8cm左右，女童较男童略早开始2年。

身长估算公式：2～10岁儿童身高（cm）＝年龄×7＋70

（2）体重：新生儿出生体重平均3 000g，6个月内婴儿体重每月平均增长600～700g，6～12个月体重每月平均增长250～300g，之后儿童体重每年增长约2 000g，接近青春期儿童体重每年增长可达6 000g左右。

体重估算公式：1～6月婴儿体重＝出生体重（kg）＋月龄×0.7

7～12月婴儿体重＝6（kg）＋月龄×0.25

2～12岁儿童体重（kg）＝年龄×2＋7（或8）

（3）头围：新生儿出生时头围34cm，1岁内增长迅速，上半年8cm，下半年4cm，1岁时达46cm。1岁后增长速度减慢，2岁时48cm。若有头小畸形，提示脑发育不良；若头围过大，则要怀疑脑积水。

（4）胸围：胸廓与肺的发育可以用胸围测量。胸围在第一年发育最快，1～1.5岁超过头围，第2年增长速度明显减慢，平均增长3cm，以后每年平均增加约1cm。

(5)上臂围：测量上臂围可以筛选营养不良儿童。1～5岁儿童上臂围多在12.5～13.5cm，>13.5cm示营养良好，<12.5cm为营养不良。

(6)坐高：坐高指由头顶至坐骨结节的长度，坐高可显示躯干的生长。儿童1岁后身高增加主要是下肢增长，坐高占身高的比例是随年龄增长而降低。一般出生时为66%，4岁时60%，10岁时54%。当儿童患克汀病、软骨发育不良时，坐高占身高百分比明显增大。

(7)前囟：新生儿出生时头顶部有两个骨性间隙，额骨与顶骨之间的菱形间隙称前囟，顶骨与枕骨之间的三角形间隙称后囟。前囟出生时为1.5～2cm，数月内随头围的增长而变化，6个月后则逐渐骨化缩小，一般在12～18个月闭合。后囟出生时很小，1～2个月即闭合。囟门闭合情况反映颅骨骨化过程。若囟门闭合早，则要警惕头小畸形；囟门闭合晚，多见于佝偻病、脑积水、克汀病等。同时囟门也是观察婴儿颅内疾病的一个窗口，当小儿患脑炎、脑膜炎而颅压升高时，前囟会变得饱满，而婴儿因腹泻致脱水时，会出现前囟凹陷。

(8)牙齿：人有两副牙齿，即乳牙和恒牙，乳牙共20颗。婴儿出生时无牙，一般在4～6个月萌出，全副牙2岁半出齐。自6岁左右，儿童开始换牙。在全副乳牙之后长出第一颗恒牙(第一磨牙)，即出现24颗牙齿。然后基本按从前至后的顺序逐个替换同位乳牙。12岁长出第二磨牙，18岁以后出现第三磨牙(智齿)，但也有人终生不长此牙。

2. 什么是生理性体重下降?

生理性体重下降是指出生后数天内，由于摄入不足、胎粪及水分的排出，体重可暂时性下降3%～9%，多在出生后3～4d达最低点，以后逐渐回升，7～10d恢复到出生时水平。

3. 儿童体格生长的总规律是什么?

(1)头尾规律:儿童体格生长呈头部领先、躯干次之、最后四肢的生长规律,2 个月的胎儿头长为身长的 1/2。随年龄增长,头长占身长的比例逐渐缩小,出生时为 1/4,6 岁时为 1/6,成人仅 1/8。

(2)连续性:整个儿童期生长都在不断进行,但各年龄阶段生长发育的速度不同。例如体重和身长,在婴儿期生长速度最快,以后减慢,到青春期又加快,从而形成两个体格增长高峰值。

(3)各系统生长模式不一致:神经系统在生后发育最快,生殖系统发育最晚,淋巴系统发育至一定高峰后又逐渐退化,而全身体格生长总趋势则呈一条逐渐上升的双峰曲线。

(4)存在差异:儿童生长发育虽按一定规律,但每个人的生长轨道不同,个体之间存在相当大的差异。因此,儿童生长发育正常值包括一定的范围。

4. 儿童体格生长趋势与增长模式是什么?

不同时期、不同地区、不同种族和民族、不同性别儿童体格生长增长值不相同,但生长的趋势基本相同。随年龄的增长,儿童体格生长指标的变化都有一定的模式,如身高、体重、心率、肺活量等。儿童体格的增长常用生长速率表达,即指单位时间内体格增长的数值,儿童各时期生长速率是不相同的。

5. 体格生长如何评价?

体格生长评价以正常儿童体格测量数据为标准,评价个体儿童或群体儿童体格生长所处水平及其偏离标准值的程度。对个体儿童而言,除判断其生长、营养状况外,还可对某些疾病的诊断提供重要依据,例如对低出生体重、营养不良、肥胖症、侏儒症、巨人症等进行筛选与诊断。对群体儿童而言,可以研究其生长发育的规律和特点,从预防角度早期发现某一群组儿童偏离正常生长模式的倾向,寻找危险因素,采取干预措施。

6. 儿童生长评价的标准是什么?

生长评价标准是通过一定参照人群的横断面调查数据制订的。由于参照人群不同,所制订评价标准也不同。主要分为以下两类。

(1)理想标准:理想标准选择的参照人群是生活在最适宜的环境中的儿童,即这些儿童的喂养、膳食安排合理,能得到足够营养素,有良好的生活居住环境,可以得到及时、良好的医疗保健服务。即在适宜环境中,这些儿童的生长潜力得到充分发挥,所以体格生长较理想。据此制订出的生长评价参考标准为“理想标准”。我国自1996年以来普遍采用的“理想标准”是世界卫生组织(WHO)推荐的美国国家健康统计中心(NCHS)参照人群值制订的标准。

(2)现状标准:制订现状标准时不严格限制参照人群的条件,代表某一国家或地区儿童生长发育的一般水平。我国目前应用的是中国儿科工作者在1975年、1985年、1995年分别于中国九大城市获得的儿童生长发育衡量数值而制订的标准。

7. 生长评价方法有哪些?

体格生长的评价包括体格生长水平、生长速度和身体匀称程度三方面,常用评价方法有离差法、百分位数法、指数法、曲线图法、骨龄评价法。

8. 什么是骨龄评价法?

骨龄是指生长过程中的钙化成熟度。长骨生长主要由骺端软骨逐步骨化形成,骨化从胎儿期开始,随儿童年龄增长而加多,至成人期完成,通常采用X线检查儿童某部位骨化中心的多少及干骺端融合情况来测定骨龄,最常检查的部位是腕骨,多通过计数儿童手腕部骨化中心数目和骨骺愈合数目,与各年龄儿童的标准值进行比较得出。

9. 骨龄的测量有何意义?

骨龄的测量在临床工作中有重要意义,如生长激素缺乏症和甲状腺功能减低症的儿童骨龄明显落后于实际年龄;真性性早熟和先天性肾上腺皮质增生症的儿童骨龄提前。

10. 影响儿童体格生长的因素有哪些?

(1)遗传因素:种族、民族和家族对儿童体格生长的影响很深。一般来说,西方人比东方人身材高大,父母的体型、脸型特征、性成熟的迟早等都制约着儿童的生长。性别也影响着生长的速度和限度,青春期后，男童的体重和身高均高于女童。

(2)营养：营养是影响儿童生长最重要的因素。营养素是儿童体格生长的物质基础，如果由于某种原因造成胎儿宫内营养不良，则会出现出生低体重，即出生时就体格生长迟缓。生后如果未及时提供足量、比例合适的营养素，儿童体格生长的指标很快就会显示低下。

(3)疾病：疾病对儿童的体格生长也有十分明显的阻碍作用。急性感染常引起体重不增加和下降，慢性疾病不仅影响体重，还将影响身高的增长，尤其是垂体性侏儒症、克汀病等内分泌病，对生长发育影响更突出。

(4)环境因素：儿童居住、生活的环境也会对儿童的体格生长有一定的影响。良好的居住环境(如阳光充足、空气新鲜、无污染、无噪声等)、完善的医疗保健服务、规律的生活制度、符合年龄的体格锻炼等，能促进儿童体格生长达最佳状态。

六、与体格生长发育有关的系统发育

1. 神经心理发育及评价包括哪几个方面？

包括感知觉发育、运动发育、语言发育、神经心理发育和神经反射的发育。

2. 感知觉的发育如何评价？

在婴儿神经心理发育过程中，感知是一个基本的心理过程，照顾婴儿的行为本身就对婴儿的视、听、嗅、味和触觉提供了刺激，有这些刺激在婴儿的认知发育中起重要作用。视觉刺激在儿童与其环境联系中可提供重要信息，学习过程中约70%的信息来源于视觉。因此。视觉感知的发展在婴儿早期发展中占重要地位。新生儿出生时鼓室没有空气，所以听力低下，听觉阈限高于成人10～20dB。出生后3～7d听觉敏锐度有很大提高。正常儿童的听觉强度为0～20dB。如果听觉强度在20～40dB为轻度听觉障碍，40～60dB为中度听觉障碍，60～80dB为重度听觉障碍，大于80dB为极重度听觉障碍，应早期发现儿童先天和后天性听觉障碍，并及时进行听力语言康复。婴儿视听感知发展程序见表1-1。

表 1-1　婴儿视听感知发展程序

月龄	视感知发展	听感知发展
1 个月	短暂注视	对铃声有反应
2 个月	目光跟随物体移动 90°	区别笛声和铃声
4 个月	目光跟随物体移动 180°	听悦耳声音时微笑
6 个月	目光跟随落地物体	对母亲语言有反应
9 个月	长时间看远处人物的移动	可迅速、直接地寻找声源
12 个月	偏爱注视小物品	听懂自己的名字，对声音的反应可以控制

新生儿的触觉有高度灵敏性，小婴儿就能对接触身体的襁褓或被褥任何不舒服的刺激表示强烈反应。特别敏感的是嘴唇、手掌、脚掌、前额、眼帘等处。例如物体接触嘴唇时，会引起新生儿口部动作；物体接触手掌时，他立刻就会抓握。大腿、前臂、躯干则比较迟钝。随动作发育，婴儿的手逐渐在触觉发育中占主导地位。

3. 运动发育有哪些特点及如何评价？

在儿童早期神经心理发育过程中，运动发育是婴儿心理发育的重要基础，儿童运动发育有一定的顺序，即不同年龄阶段出现不同的运动行为，而且运动的发育还遵循着如下规律。

(1)从泛化到集中：婴儿最初的动作为全身性、欠精确，以后逐步分化为局部、精确动作，由不协调到协调。

(2)从上到下：儿童动作发育是自头端向足端。

(3)从近到远：即儿童动作发育是身体中部开始，越接近躯干的部位动作发育越早，然后逐渐向远端发育。

(4)先正后反：即儿童正面动作先于反面动作。

4. 何为大运动？何为精细动作？

婴儿的姿势或全身活动称大运动，如抬头、翻身、坐、爬、站、走、跑、跳跃等。婴儿 2～3 个月俯卧抬头 45°～90°。4 个月俯卧抬胸，竖头稳定。4～6 个月会翻身，拉坐时头不滞后，扶站自动跳跃。8 个月独坐稳，会爬行。10 个月会扶栏杆横走。12 个月从一个物体到另一个物体能走几步。12～15 个月的幼儿学习独自走路，练习爬上台阶。15 个月应该走得稳。18～24 个月的幼儿会拉玩具倒退行走，自己扶栏上、下台阶。2 岁会跑、双脚跳、扔球和踢球。3 岁能两脚交替上下楼梯，会骑小三轮车。粗动作发育过程可归纳为：二抬四翻六会坐，七滚八爬周会走。

婴幼儿手和手指的运动及手眼协调操作物体的能力称为精细动作，如抓饼干、捏小米花、握笔绘画、使用剪子等。精细动作多为小肌肉运动，在全身大肌肉发育后迅速发育。而且随着精细动作水平的提高，手眼协调能力愈来愈占重要地位，并贯穿于精细动作中。新生婴儿不会主动抓握，4～5 个月的婴儿开始伸出双臂抓取面前的物品，最初用手掌尺侧，6 个月用全掌，10 个月为拇指、食指对指抓握，12 个月能灵巧地捏起小丸，并且会轻轻地抛球。精细动作随着儿童年龄增长，双侧肢体的配合性动作愈来愈多，如：1～2 岁儿童可一手扶瓶子并一手捡豆粒放入瓶中，双手折纸，玩橡皮泥；2～3 岁儿童会画画、穿珠子、系纽扣等。家长应给儿童提供各种活动机会，帮助儿童提高精细动作技能，开发其创造性潜能。

5. 语言发育有何特点，如何评价？

语言为人类所特有。正常儿童语言发育经过发音、理解和表述三方面，1 岁以前的婴儿主要是咿呀作声和初步理解，4 个月会出声笑和大声叫，6～8 个月叫名字开始有反应，7～8 个月能发“爸爸、妈妈”等语音，8～9 个月时喜欢模仿大人的口唇动作练习发音，10 个月会招手“再见”或拍手“欢迎”，12 个月能听懂几样物品的名称。1 岁以后幼儿开始学说话，18 个月能说 10～20 个词，21～24 个月能将 2～3 个词组合起来。2 岁会用代词“我”“你”，2 岁半能说歌谣，3 岁会回答简单问题。1～3 岁是口语发育的关键期，先说单词，然后组成句子，逐步完善，见表 1-2。

表 1-2 儿童发育简明程序表

年龄	大运动	精细运动	语 言
2 个月	抬头 45°	两手轻握拳	发出元音
4 个月	抬胸	两手胸前相握	大声笑
6 个月	坐	伸手够物	发唇音
8 个月	爬	两手传递	模仿拍手
10 个月	扶站	拇指、食指捏小丸	咿呀学语
12 个月	扶走	轻抛球	有意识叫人
15 个月	走得好	放小丸入瓶	指身体部位
2 岁	跑、双脚跳	正确握笔	用代词“我”
3 岁	上下楼梯一步一级	穿袜子	回答简单问题
4 岁	独脚跳	使用剪子	会讲小故事

6. 怎样进行神经心理发育的测量与评价？

儿童神经心理发育水平表现在感知、运动、语言、能力、性格等方面，对这些能力及特征的检查统称心理测验。心理测验即用一定的实验手段及量化的方法，观察人的心理发育。儿童心理测验主要用于检查智力低下、行为异常、情绪紊乱，可协助临床判断儿童是否有心理障碍，并评价治疗效果和判断预后。

7. 怎样进行神经反射的发育及评价？

小儿出生后存在，一直维持终生的反射，如角膜反射、吞咽反射、瞳孔对光反射等，若出现减弱或消失表示神经系统有病理变化；出生时存在，以后逐渐消失的反射，如吸允反射出生时均存在，2～4 个月后消失，若长期存在表示大脑发育不全或病理现象；成人的一些病理反射，在一定年龄段的小儿为正常现象，如 3～4 个月的婴儿，因四肢肌张力高，克氏征、布氏征可成阳性，2 岁以内小儿巴氏征可成阳性，但无临床意义。

8. 适应性行为测验是什么?

儿童智力低下的诊断必须结合适应性行为测验结果。目前国内常采用日本“婴儿-初中学生社会生活能力量表”对儿童进行适应性行为评定。该方法适用于 6 个月至 15 岁儿童,包括 6 种行为能力。

(1)独立生活能力。

(2)运动能力。

(3)作业。

(4)交往。

(5)参加集体活动。

(6)自我管理。

该量表既可用于儿童智力低下的诊断,又可用于儿童社会能力的筛查。

七、计划免疫

1. 预防接种有哪些方式?

预防接种的方式有常规接种(计划免疫)、应急接种、强化免疫、扫荡式免疫。免疫制剂有人工主动免疫制剂和被动免疫制剂。

2. 什么是主动免疫? 常用制剂有哪些?

主动免疫是指给易感染者接种特异性疫苗,刺激机体产生特异性的免疫力。常用制剂包括灭活疫苗、减毒活疫苗、类毒素疫苗、组分疫苗(亚单位疫苗)及基因工程疫苗。

3. 什么是被动免疫? 常用制剂有哪些?

未接受主动免疫的易感者在接触传染源后,被给予相应的抗体,而立即获得免疫力,称之为被动免疫。常用特异性免疫球蛋白、抗毒素、抗血清制剂。

4. 为什么要给儿童打预防针?

婴儿出生以后,体内由母体传给的免疫力(即抵抗疾病的能力)随月龄增长而逐渐减弱或消失,因此,必须适时地给儿童进行预防接种,以增强儿童防病能力,维护儿童健康成长。

5. 婴儿接种前应做哪些准备?

家长要熟悉婴儿在相应的年龄段该接种何种疫苗,每种疫苗可预防哪种传染性疾病;家长要了解并掌握婴儿的健康状况,当保健医生询问既往病史时应将实际情况告诉保健医生,以免发生意外;家长在接种前1周之内精心护理婴儿,使婴儿不患有任何疾病或不适,以保证婴儿按时接种疫苗;疫苗接种的头一天为婴儿洗一次澡。

6. 如何接种卡介苗?

卡介苗(BCG)是一种用来预防结核病的减毒活疫苗。

(1)接种对象:为新生儿及未接种过卡介苗的儿童。

(2)接种程序:出生后24h内在产科接种,3个月后需要到结核病防治所进行检查,错过产科接种时间的可以直接到结核病防治所接种。

(3)接种方式:上臂三角肌外下缘皮内接种。

(4)接种时间:常年接种。

(5)禁忌证:患有结核病、急性传染病、肾炎、心脏病、湿疹、免疫缺陷症或其他皮肤病者。

(6)注意事项:接种后局部会出现一个溃烂,最后形成一个小瘢痕。2个月以上婴儿接种前应做结核菌试验(1∶2 000),阴性才能接种。

7. 如何接种脊髓灰质炎疫苗?

脊髓灰质炎减毒活疫苗(OPV)是一种用来预防脊髓灰质炎的减毒活疫苗,我国使用的是糖丸剂型疫苗。

(1)接种对象:主要为学龄前儿童。

(2)接种程序:满2月龄开始基础免疫,连用3剂,每次间隔1个月,1.5岁复服1次,4岁时加强免疫1次。

(3)接种方式:口服。

(4)接种时间:常年接种。

(5)禁忌证:免疫缺陷症患儿;在接受免疫抑制剂治疗期间禁服;发热、腹泻(一日大便>4次)及急性传染病患病期间忌服。

(6)注意事项:由于糖丸疫苗是口服活疫苗,所以用冷开水送服或含服，在接种前后30min内禁止进食包括母乳在内的热的食物和饮料。

8. 如何接种百白破疫苗？

百白破三联疫苗（DPT）：它是由百日咳疫苗、精制白喉和破伤风类毒素按适量比例配制而成，是三种疫苗组成的联合疫苗，用来预防百日咳、白喉和破伤风。

（1）接种对象：3个月至6周岁儿童。

（2）接种程序：满3月龄开始接种，连续3针，每针间隔1个月，1.5岁加强。

（3）接种方式：上臂外侧三角肌肌内注射。

（4）接种时间：常年接种。

（5）禁忌证：有癫痫、神经系统疾病及抽搐史者禁用；急性传染病（包括恢复期）及发热者，暂缓注射。

（6）注意事项：百白破三联是一种含有吸附剂的疫苗，接种后可能会引起发热、局部红肿、硬结。可以对症治疗，如多喝水、物理降温、口服退热药、局部热敷等。

9. 如何接种麻疹疫苗？

麻疹疫苗（MV）：是一种用来预防麻疹的减毒活疫苗。

（1）接种对象：主要是8月龄以上的易感者和麻疹疫情出现时的应急接种。

（2）接种程序：满8月龄初免，1.5岁时复种，小学一年级、初中一年级、高中三年级（包括技校、中专、职业中学毕业班）和大学一年级外地学生各加强一针。

（3）接种方式：上臂三角肌附着处皮下注射。

（4）接种时间：儿童常年接种，学校秋季接种。

（5）禁忌证：患严重疾病、发热或有过敏史（特别是有鸡蛋过敏史者）不得接种，接种前1个月及接种后2周避免用胎盘球蛋白、丙种球蛋白。

10. 如何接种乙肝疫苗？

乙肝疫苗（HBV）：是一种用来预防乙型肝炎的疫苗。

(1)接种对象:新生儿和可能感染乙肝的任何人。

(2)接种程序:基础免疫为出生后24h内接种第一针,间隔一个月接种第二针,与第一针间隔6个月(5～8月龄)接种第三针。初中一年级加强一次,其他人群接种乙肝疫苗按照0、1、6个月间隔接种。

(3)接种方式:上臂三角肌注射。

(4)接种时间:常年接种,学校秋季接种。

(5)禁忌证为:新生儿免疫:发热、严重皮肤湿疹,早产儿体重<2 500g、严重脏器畸形;其他人群:发热伴有急慢性严重疾病,严重皮肤病,有过敏史或严重急、慢性器质性疾病如心脏病、急慢性肾炎、慢性肝病等。

11. 如何接种乙脑疫苗?

乙脑疫苗(JEV):是一种用来预防流行性乙型脑炎疫苗。

(1)接种对象:为乙脑流行地区6月龄至10周岁儿童及由非疫区进入疫区的人。

(2)接种程序:减毒疫苗的基础免疫共注射2针,2针间隔7～10d,12～18月龄加强免疫1针,7～10岁再加强免疫1针。

(3)接种时间:初次接种为满8月龄儿童皮下接种1针0.5ml;2岁时加强免疫1针0.5ml;7岁时在接种1针0.5ml,以后不再接种。

(4)接种方式:上臂三角肌附着处皮下注射;接种时间:每年除7、8、9三个月外,其他时间均可接种。

(5)禁忌证:发热、急性传染病、中耳炎、活动性肺结核、心肾及肝脏等疾病。体质衰弱、有过敏史或癫痫者。先天性免疫缺陷者,近期或正在进行免疫抑制剂治疗者和孕妇。

12. 预防接种后可能出现哪些不良反应?

(1)一般反应:24h内出现发热和局部红肿、疼痛,可伴有食欲缺乏、全身不适、乏力等。处理:多数儿童持续2～3d自行消退。适当休息,多饮水,对症处理。如局部红肿持续扩大,高热不退,应到医院就诊。

(2)异常反应:包括过敏性休克、晕针、过敏性皮疹和全身感染。处理:一旦发生,应立即抢救或治疗。

(3)偶合症:是指受种者正处于某种疾病的潜伏期,或者存在尚未发现的基础疾病,接种后巧合发病。处理:治疗原发病。

13. 婴儿接种后父母应做哪些准备?

(1)接种疫苗后应在接种地点留观15～30min,如没有任何反应再回家,以免发生异常反应而得不到及时的处理。

(2)24h内不宜给宝宝洗澡,尤其是接种局部,以免发生局部感染。

(3)保持接种局部皮肤的清洁卫生,勤换洗内衣、内裤,禁止宝宝用手搔抓接种部位,以免局部感染或出现加重反应。万一皮肤被宝宝抓破,局部可用外用药,如金霉素眼药膏、创可贴,如果局部有较多脓性分泌物流出,应及时到外科门诊就诊。

(4)注意尽可能让宝宝多喝水。

(5)让宝宝多休息,不做剧烈的活动,尽可能进行一些比较安静的活动,如让宝宝坐着看画书、给宝宝讲故事、玩拼插玩具等。

(6)尽可能让宝宝多进食清淡的饮食,多吃水果、蔬菜,少吃或不吃刺激性强的食物,如葱、姜、蒜和辣椒等。

(7)若口服的是减毒活疫苗像糖丸、轮状病毒等疫苗,至少应在30min之内不吃热的东西,如热奶、热水、热食,也不宜喂母乳,以免影响疫苗的免疫效果。

(8)密切观察宝宝的一般情况,如出现接种反应要及时与保健医生取得联系,以便在保健医生的指导下使宝宝得到妥善的处理。

14. 出现哪些情况的儿童不宜进行免疫接种?

(1)出生时体重在2 500g以下的儿童,要等到体重达到2 500g以上才能接种。

(2)出生时不满31周的儿童。

(3)有新生儿缺陷的儿童,需要抢救或治疗时,要等呼吸、体温、心率等都正常了才能接种。

(4)有免疫缺陷病的儿童(如先天性缺丙种球蛋白血症)。

(5)有过敏史及变态反应性疾病的儿童(如风湿热、哮喘等)。

(6)有急性传染病接触史而尚未过检疫期的儿童。

(7)患有急性传染病和恢复时期未满1个月的儿童。

(8)有发热、腹泻等一般不适的病儿,有肝、肾、心、肺脏器慢性疾病的儿童。

(9)仍长期服用激素等免疫抑制剂的儿童。

(10)在上述情况没有解除之前,儿童均不能进行预防接种。

15. 世界卫生组织推荐的预防接种的四种疫苗是哪些?

"四苗"是指卡介苗、麻疹疫苗、百白破疫苗、脊髓灰质炎疫苗。

16. 什么是预防接种的"六病"?

预防接种的"六病"包括结核病、乙型肝炎、白喉、百日咳、破伤风、脊髓灰质炎。

八、儿童喂养

1. 幼儿辅食添加的原则、步骤和方法是什么?

幼儿辅食添加的原则:从一种到多种,从少量到多量,从稀到稠,从细到粗。

幼儿辅食添加的步骤和方法。

(1)4个月:菜水,果汁,米汤。(要少给,10ml慢慢增加)。

(2)5~6个月:菜水,果汁,米汤,菜泥,蛋黄,果泥(苹果泥,香蕉泥)。

(3)6~7个月:菜水,果汁,菜泥,蛋黄,果泥,米汤(大米)。

(4)7~8个月:菜水,果汁,菜泥,蛋黄,果泥,米汤,小米粥,鸡蛋羹。

(5)8个月后宝宝就可以一顿饭代替一顿奶了。

(6)8~9个月:果汁,蛋黄,米汤,菜粥,鸡蛋羹,水果,蔬菜,烂面条,鸡蛋饼。

(7)10~11个月:果汁,蛋黄,米汤,菜粥,鸡蛋羹,水果,蔬菜,烂面条,面片,馒头,肉粥,鱼肉,饼。

(8)11~12个月:果汁,蛋黄,米汤,菜粥,鸡蛋羹,水果,炒菜,炖菜,面条,面片,饺子,肉粥,鱼肉,馒头,软米饭,饼。

(9)12个月后宝宝什么都可以吃了,可以吃3顿饭,早、晚各喝一顿奶。

2. 幼儿期的保健有哪些?

出生后1～3岁为幼儿期,是运动和语言发育的快速时期,出现喜、怒、哀、乐的情绪,也是受伤害较多的时期。幼儿期小儿体格生长发育较婴儿期减慢,活动范围增加,智能发育增强,语言、行为、思维、社会适应能力明显增强,独立性和自主性不断发展,对危险识别能力不足,易发生伤害和中毒,膳食由乳类过渡到成人饮食。

3. 婴儿喂养包括哪些方式?

(1)母乳喂养。

(2)部分母乳喂养。

(3)人工喂养。

4. 初乳有什么特点?

分娩后4～5d以内的乳汁量少,为15～45ml/d,呈淡黄色,含蛋白质高(主要为免疫球蛋白)而脂肪低,维生素A、牛磺酸和矿物质的含量丰富,并含有初乳小球。

5. 什么是过渡乳?

分娩后6～10d的乳汁。脂肪含量高、蛋白质、矿物质减少。

6. 什么是成熟乳?

分娩后11d至9个月的乳汁。总量达高峰,700～1 000ml/d,蛋白质更少。

7. 什么是晚乳?

晚乳是指分娩10个月以后的乳汁。

8. 母乳喂养的优点有哪些?

(1)营养丰富,具有免疫物质,可增强婴儿抗病能力。

(2)新鲜无污染。

(3)经济、方便,温度及泌乳速度适宜。

(4)可增进母子感情,利于婴儿身心健康。

(5)可加快乳母产后子宫复原,减少再受孕机会。

(6)连续哺乳6个月以上可使乳母消耗脂肪,促使体型恢复。

9. 婴儿何时断奶合适?

断奶指由完依赖乳类喂养逐渐过渡到多元化食物的过程。当配方奶完全替代母乳时断奶,一般在10～12个月断奶。世界卫生组织建议母乳喂养应至2岁。

10. 什么是婴儿食品转换?

婴儿4～6月龄后,随着生长发育的逐渐成熟,纯乳类喂养不能满足其需要,故需要进入向固体食物转换的换乳期。

11. 婴儿辅食添加的原则是什么?

(1)从少到多。

(2)从稀到稠。

(3)从细到粗。

(4)从一种到多种。

(5)逐渐过渡到固体食物。

12. 人工喂养的注意事项有哪些?

(1)选用合适的奶嘴。

(2)测试奶液的温度。

(3)避免空气吸入。

(4)加强奶具消毒。

(5)及时调整奶量。

参考文献

[1] 王少丽.育儿百科.北京:华夏出版社,2010:98-138

[2] 焦卫红,裘晓霞.儿科护理教学查房.北京:人民军医出版社,2010:135-140

[3] 崔焱.儿科护理学.北京:人民卫生出版社,1998:92-140

[4] 焦卫红,王丽芹,裘晓霞.儿科护理教学查房.北京:人民军医出版社,2014:120-135

[5] 徐润华,徐桂荣.现代儿科护理学.北京:人民军医出版社,2003:112-130

第2章

新生儿疾病

一、新生儿窒息

1. 什么是新生儿窒息？

主要是胎儿因缺氧发生宫内窘迫或娩出过程中引起的呼吸、循环障碍，以致出生后1min内无自主呼吸或未能建立规律性呼吸，而导致低氧血症和混合性酸中毒。本病是导致新生儿智力伤残和死亡的重要原因之一。国内发病率为5%～10%。

2. 新生儿窒息的发病原因是什么？

能造成胎儿或新生儿缺氧的因素均可引起窒息。

(1)孕母(妇)因素：孕母患有全身性疾病如糖尿病、心脏病、严重贫血及肺部疾病等；孕母有妊娠高血压综合征；孕母吸毒、吸烟；孕母年龄大于35岁或小于16岁等。

(2)胎盘和脐带因素：前置胎盘、胎盘早剥、胎盘老化等；脐带受压、打结、绕颈等。

(3)分娩因素：难产；手术产，如高位产钳；产程中药物(镇静剂、麻醉剂、催产药)使用不当等。

(4)胎儿因素：早产儿、小于胎龄儿、巨大儿；先天畸形如呼吸道畸形；羊水或胎粪吸入气道；胎儿宫内感染所致神经系统受损等。

3. 如何来评估窒息的程度？

窒息程度可按出生后1min内Apgar评分来区分，8～10分为

(基本)正常,4～7分为轻度(轻、中度窒息),0～3分为重度(窒息)。

Apgar评分是一种简易的临床常用的评价新生儿窒息程度的方法,评估内容包括心率、呼吸、对刺激的反应、肌张力和皮肤颜色5项,见表2-1。

表2-1 新生儿Apgar评分法

体征	评分标准		
	0分	1分	2分
心率(次/min)	0	<100	≥100
呼吸	无	呼吸浅表,哭声弱	呼吸佳,哭声响
肌张力	松弛	四肢屈曲	四肢活动好
弹足底或插鼻管反应	无反应	有些动作	反应好
皮肤颜色	紫或白	躯干红、四肢紫	全身红

4. 新生儿窒息的检查有什么?

血气分析可显示呼吸性酸中毒或代谢性酸中毒。当胎儿头皮血pH≤7.25时提示胎儿有严重缺氧,需准备各种抢救措施。出生后应多次监测pH、$PaCO_2$。

5. 目前的主要治疗手段有哪些?

新生儿窒息(目前采用国际公认ABCDE的复苏方案)要及时复苏按ABCDE复苏方案。

(1)A(air way):清理呼吸道(建立通畅的气道)。

(2)B(breathing):建立呼吸(包括面罩或气管插管正压人工呼吸),增加通气。

(3)C(circulation):维持正常循环,保证足够心搏出量(进行胸外心脏按压,维持循环)。

(4)D(drug):药物治疗。

(5)E(evaluation and environment):评价和环境(保温)。

其中A B C三部最为重要,A是根本,B是关键,评价和保温贯穿于整个复苏过程。呼吸、心率和皮肤颜色是窒息复苏评估的三大指标，并遵循：评估、决策、措施、再评估、再决策、再措施程序，如此循环往复，直至复苏完成。

6. 护士在日常护理新生儿过程中，如何判断其呼吸暂停？

如患儿呼吸停止时间达15～20s，或虽不到15s，但伴有心率减慢（<100/min），并出现发绀及四肢肌张力下降即为呼吸暂停。

7. 新生儿胸外心脏按压是什么？部位频率为多少？

（1）指征：充分正压通气30s后，心率仍低于60/min，需在正压通气同时进行胸外按压。

（2）体位：婴儿体位应处于“鼻吸气位”，取背卧或侧卧，头部略低于躯体，颈部保持伸展，也可将一软毛巾垫在婴儿肩下，使肩部提高1.5～2.0cm。

（3）按压部位及方法：①按压部位：按压的位置为胸骨的下1/3，但不可按压剑突，为了选定按压区，可沿双侧乳头画一水平线，胸部按压区即在此线下边。②双指按压法：应用一首的中指和食指的两指尖按压胸骨，无硬垫时用另一只手支撑患儿背部。其优点是不受患儿体型大小及操作者手大小的限制。③拇指按压法：双手环抱婴儿胸部，用双拇指按压胸骨，其他手指支撑其脊柱。双拇指并排放置，也可将俩拇指重叠放置。此法不易疲劳，能较好地控制压下深度，并有较好地增强心脏收缩和冠状动脉灌流的效果。

（4）压力：按压深度约为胸廓前后径的1/3，产生可触及脉搏的效果，按压和放松的比例为按压的时间稍短与放松时间，放松时拇指或其余手指不应该离开胸壁。

（5）频率：按压的频率应接近正常新生儿心率，即约120/min。新生儿胸外按压手法可采用环抱式拇指按压，双拇指并排或重叠于患儿两乳头连线的中点，其他手指围绕胸廓托在背后，用两拇指按压120/min（每按压3次，加压给氧1次），按压下陷深度为婴儿胸廓前后径的1/3。

8. 新生儿呼吸暂停应如何处理，该怎样预防？

可用手拍打足底、托背来刺激皮肤使呼吸恢复，同时给氧。平时尽可能保持呼吸道通畅，让患儿仰卧时在肩下放一小软枕，避免颈部弯曲、呼吸道阻塞。条件允许的话，让频繁发生呼吸暂停的患儿睡水囊床垫，利用水振动减少呼吸暂停的发生，同时可考虑给予氨茶碱静脉滴注，2～3mg/(kg·d)，分2次给予。

二、新生儿缺氧缺血性脑病

1. 什么是新生儿缺氧缺血性脑病？

由各种围生期因素引起的缺氧和脑血流减少或暂停而导致胎儿和新生儿的脑损伤，是新生儿窒息后的严重并发症，病情重，病死率高，少数幸存者可产生永久性神经功能缺陷，如智力障碍、癫痫、脑性瘫痪等。

2. 新生儿缺氧缺血性脑病的发病原因是什么？

(1)缺氧：①围生期窒息；②反复呼吸暂停；③严重的呼吸系统疾病；④右向左分流型先天性心脏病等。其中围生期窒息是引起新生儿缺氧缺血性脑病的主要原因。

(2)缺血：心搏停止或严重的心动过缓；重度心力衰竭或周围循环衰竭。

3. 新生儿缺氧缺血性脑病的临床表现？

主要表现为意识改变及肌张力变化，严重者可伴有脑干功能障碍。根据病情不同可分为轻、中、重3度。

(1)轻度表现为兴奋、激惹，肢体及下颏可出现颤动，吸吮反射正常，拥抱反射活跃，肌张力正常，呼吸平稳，前囟平，一般不出现惊厥。症状在出生后24h内明显，3d内逐渐消失，预后良好。

(2)中度表现为嗜睡、反应迟钝，肌张力减低，肢体自发动作减少，可出现惊厥，前囟张力正常或稍高，拥抱反射和吸吮反射减弱，瞳孔缩小，对光反应迟钝。症状在出生后72h内明显，可留有后遗症。

(3)重度患儿表现为意识不清，常处于昏迷状态，肌张力低下，肢体自发动作消失，惊厥频繁，反复呼吸暂停，前囟张力高，拥抱反射、吸吮反射消失，瞳孔不等大或放大，对光反应差，心率减慢。死亡率高，存活者多留有后遗症。

4. 新生儿缺氧缺血性脑病应做哪些相关检查？

颅脑B超、CT、MRI、脑电图检查，血清肌酸磷酸激酶同工酶(CK-BB)、神经元特异性烯醇化酶(NSE)检查等。

5. 目前的主要治疗要点有哪些？

(1)支持方法：①供氧，选择适当的给氧方法，保持 PaO_2＞50～70mmHg(6.7～9.3kPa)、$PaCO_2$＜40mmHg(5.32kPa)，但要防止 PaO_2 过高和 $PaCO_2$ 过低；②纠正酸中毒，应改善通气纠正呼吸性酸中毒，在此基础上使用碳酸氢钠纠正代谢性酸中毒；③维持血压，保证各脏器的血液灌注，可用多巴胺和多巴酚丁胺；④维持血糖在正常高值，但应注意防止高血糖，因为缺氧脑组织血糖过高所造成的组织酸中毒的危害甚至比低血糖更为严重；⑤补液，每日液体量控制在60～80ml/kg。

(2)控制惊厥首选苯巴比妥钠，负荷量为20mg/kg，15～30min静脉滴入，若不能控制惊厥，1h后可加用10mg/kg；每日维持量为3～5mg/kg。地西泮的作用时间短，疗效快，在上述药物疗效不明显时可加用，剂量为0.1～0.3mg/kg，静脉滴注，两药合用时应注意抑制呼吸的可能性。

(3)治疗脑水肿出现颅内高压症状可先用呋塞米1mg/kg，静脉推注，也可用甘露醇静注，每次0.25～0.5g/kg，每6～12小时1次。

(4)亚低温治疗采用人工诱导方法将体温下降2～4℃，减少脑组织的基础代谢，保护神经细胞。降温的方式可以采用全身性或选择性头部降温，前者能迅速、稳定地将脑部温度降到预期的温度，但易出现新生儿硬肿症，而后者能避免其缺点，又能发挥脑保护作用。目前亚低温治疗新生儿缺氧缺血性脑病，仅适用于足月儿，对早产儿尚不宜采用。

6. 新生儿高压氧治疗的作用是什么？

(1)压力作用：体内的气泡在压力升高时，其体积将缩小。而缩小梗死的范围有利于气泡溶解在血液中。

(2)血管收缩作用:高压氧有α-肾上腺素样的作用,使血管收缩,减少局部的血容量,利于脑水肿、烧伤或挤压伤后的水肿减轻。需要注意的是,虽然局部的供血减少,但通过血液带入组织的氧量确是增加的。

(3)抗菌作用:氧本身就是一种广谱抗生素,它不仅抗厌氧菌,也抗需氧菌。

7. 缺氧缺血性脑病患儿的日常护理需注意什么?

(1)保持安静,减少声光刺激,各项护理操作尽可能集中进行。

(2)严密监护患儿的呼吸、血压、心率、血氧饱和度等,注意观察患儿的神志、瞳孔、前囟张力及抽搐等症状。

(3)保证热卡摄入,根据病情尽早开奶或喂糖水,并观察有无腹胀、呕吐等症状。

(4)监测血糖:及时调整静脉输入葡萄糖浓度(一般6~8mg/(kg·min),必要时可8~10mg/(kg·min),维持血糖水平在正常高值(5mmol/L),以保持神经细胞代谢所需的能源。

(5)维持血压:避免脑灌注过低或过高,血管活性药物一定要注意控制滴入的速度和量。

8. 缺氧缺血性脑病的健康教育有哪些?

(1)在新生儿期,父母可以在婴儿觉醒的时候用鲜艳的玩具和与之说话的笑脸,引导婴儿向各个方向注视,对视觉追踪不好者更应加强训练。

(2)父母说话的声音是最好的听觉刺激,每日应多次与婴儿说话,对听觉定向反应不好者,可用带响玩具或放有豆子的塑料瓶等进行声音刺激。

(3)皮肤感觉刺激方面,可用温暖的手抚触婴儿全身的皮肤,轻柔抚触按摩,可促进脑损伤的康复。

(4)在运动和语言方面,按照发育规律及时进行抬头、翻身、坐、爬、站、走、手精细动作及咀嚼、语言能力等功能的训练,有助于患儿神经心理方面的发育。

9. 什么是高危儿?

高危儿是指在胎儿期、分娩期以及日后发育期内存在对生长发育(尤其是脑发育)有危险因素的婴儿,高危儿有脑损伤的潜在危险,脑损伤将导致脑性瘫痪、智力低下、癫痫和感知觉异常及行为异常等疾病,是儿童时期致残的主要病因。由于婴儿中枢神经系统还处在发育时期,具有很大的代偿和功能重组能力,如果能在脑性瘫痪或智力落后的早期获得诊断和治疗,脑损伤有望完全康复。但由于婴儿脑损伤的临床表现不典型,容易被误诊或漏诊,并且高危儿人数众多,居住分散,难于发现脑损伤线索,而失去早期诊断和治疗的时机。

10. 高危患儿早期干预的方法有哪些?

(1)现在主张开展高危儿早期干预,即通过一系列措施,使高危儿的智能有所提高或赶上正常儿童的发育。婴幼儿期是人脑发育最迅速的阶段。1~2岁小儿的脑重为900~1 000g,相当于成人的2/3;4岁时占成人的90%;7岁时脑重已基本接近成人。婴幼儿期脑的可塑性强,虽然由于脑缺氧、出血使大脑皮质正常结构受到破坏,但仍有可能在功能上形成通路,脑的某些区域在出生后还能再生新的神经母细胞。因此,要提高高危儿的智力,必须刺激孩子的神经系统,即早期干预。

(2)早期干预方法:在医院对新生儿窒息、缺氧缺血性脑病、黄疸及其他危重情况的抢救,就是最早的干预;急性期过后,就应马上进行信息刺激及功能训练,这样的干预从新生儿期就应开始,如果错过了脑潜能最大、脑可塑性最强的婴儿早期,不少脑损伤儿虽然经过功能训练可部分恢复,但常留有不同程度的残疾,而从出生后3个月开始干预的脑损伤儿,绝大多数可回归到正常儿童的行列。因此,脑损伤儿的早期干预治疗越早越好。对脑损伤儿的干预,包括药物性干预和非药物性干预。其中非药物性干预尤为重要,非药物性干预主要是通过视觉、听觉、皮肤感觉这三个大脑的主要输入途径进行适当的信息刺激,对粗大运动、精细运动、语言三个方面进行比正常发育规律更早一些的功能训练。

三、新生儿颅内出血

1. 什么是新生儿颅内出血？

新生儿颅内出血(intracranial hemorrhage ICH)是围生期新生儿尤其是早产儿常见的脑损伤，其发生与围生期缺氧缺血及产伤密切相关。主要因缺氧或产伤引起，早产儿发病率较高，是新生儿早期的重要疾病与死亡的原因，预后较差。

2. 新生儿颅内出血的发病原因是什么？

(1)产伤性颅内出血：分娩过程中胎头所受压力过大、局部压力不均或头颅在短时间内变形过速者均可导致大脑镰、小脑幕撕裂而致硬脑膜下出血；脑表面静脉撕裂常伴蛛网膜下腔出血。

(2)缺氧缺血性颅内出血：①缺氧和酸中毒直接损伤毛细血管内皮细胞，使其通透性增加或破裂出血；②缺氧和酸中毒损伤脑血管自主调节功能，形成压力被动性脑血流，当体循环压力升高时，脑血流量增加而致毛细血管破裂。相反，在血压下降时，脑血流量减少而致缺血性改变，缺血坏死区内可有出血灶；③≤32周早产儿在大脑侧脑室和第四脑室周围的室管膜下及小脑软脑膜下的外颗粒层均留存有胚胎生发层基质，该组织是一个未成熟的毛细血管网，其血管壁仅由一层内皮细胞，缺乏胶原组织支撑，小毛细血管脆弱，当动脉压突然升高时即可导致毛细血管破裂出血，室管膜下血液向内可穿破室管膜引起脑室内出血，脑室周围纤溶系统活跃，故向外可扩散到白质致脑实质出血。

(3)其他：不适当地输注高渗液体、频繁吸引和气胸等均可使血压急剧上升引致脑血流变化而造成颅内出血。新生儿肝功能不成熟，凝血因子不足，也是引起出血的一个原因。此外，一些出血性疾病也可引起新生儿颅内出血。

3. 新生儿颅内出血的常见症状有哪些？

颅内出血的症状和体征与出血部位及血量有关。一般出生后1～2d出现。

(1)意识形态改变：如激惹、过度兴奋或表情淡漠、嗜睡、昏迷等。

(2)眼症状:如凝视、斜视、眼球上转困难、眼震颤等。

(3)颅内压增高表现:如脑性尖叫、前囟隆起、惊厥等。

(4)呼吸改变:出现呼吸增快、减慢、不规则或暂停等。

(5)肌张力改变:早期肌张力增高以后减低。

(6)瞳孔:不对称,对光反应差。

(7)其他:黄疸和贫血。

4. 新生儿颅内出血有哪几型及出血特点?

(1)硬脑膜下出血:多数为产伤所致。①天幕、大脑镰撕裂和大脑表浅静脉破裂所造成的急性大量出血,在数分钟或数小时内神经系统症状恶化、呼吸停止而死亡;②亚急性者,在出生24h后出现症状,以惊厥为主,有局灶性脑征,如偏瘫、眼斜向瘫痪侧等;③亦有症状在新生儿期不明显,而在出生数月后产生慢性硬脑膜下积液,有惊厥发作、发育迟缓和贫血等。

(2)原发性蛛网膜下腔出血:出血起源于蛛网膜下腔内的桥静脉,典型症状是在生后第2天惊厥发作,发作间歇情况良好,大多数预后良好,个别病例可因粘连而出现脑积水后遗症。少量出血者可无症状,大量出血者常于短期内死亡。

(3)脑室周围-脑室内出血:多见于早产儿。根据头颅CT图像分级4级。Ⅰ级:脑室管膜下出血;Ⅱ级:脑室内出血,无脑室扩大;Ⅲ级:脑室内出血伴脑室扩大;Ⅳ级:脑室内出血伴脑实质出血。大部分在出生3d内发病,最常见症状为拥抱反射消失,肌张力低下,淡漠及呼吸暂停。Ⅰ、Ⅱ级小量出血可无症状,预后较好;Ⅲ、Ⅳ级出血则神经系统症状进展快,在数分钟到数小时内意识状态从迟钝转为昏迷,瞳孔固定,对光反应消失,惊厥及去大脑强直状态,血压下降,心动过缓,呼吸停止而死亡。部分患儿在病程中有好转间隙,有的患儿病情不再加重。有的经过稳定期后,出现新的症状,存活者常留有脑积水和其他神经系统后遗症。

(4)小脑出血多发生在胎龄<32周的早产儿,常合并肺透明膜病、肺出血,临床症状不典型,大多数有频繁呼吸暂停、心动过缓,最后因呼吸衰竭而死亡。

5. 新生儿颅内出血有哪些相关检查?

脑脊液检查、影像学检查、CT 和 B 超检查等有助于诊断和判断预后。

6. 目前的主要治疗要点有哪些?

(1)止血可选择使用维生素 K_1、酚磺乙胺(止血敏)、卡巴克络(安络血)和巴曲酶(立止血)等。

(2)镇静、止惊选用地西泮、苯巴比妥等。有颅内高压者可选用呋塞米降低颅内压,如有瞳孔不等大、呼吸节律不整、叹息样呼吸或双吸气等,可使用甘露醇,剂量根据病情决定。

(3)出血停止后,可应用脑代谢激活药,如胞磷胆碱(胞二磷胆碱)、脑活素静脉滴注,10～14d 为 1 个疗程。恢复期可给吡拉西坦(脑复康)。外科处理足月儿有症状的硬脑膜下出血,可用腰穿针从前囟边缘进针吸出积血。脑积水早期有症状者可行侧脑室穿刺引流,进行性加重者行脑室-腹腔分流。

7. 用氧的注意事项?

合理用氧,根据缺氧程度给予用氧,注意用氧的方式和浓度,维持血氧饱和度在 85%～95%即可,防止氧浓度过高或用氧时间过长导致的氧中毒症状。呼吸衰竭或严重的呼吸暂停时须气管插管、机械通气并做好相关护理。

四、新生儿化脓性脑膜炎

1. 新生儿化脓性脑膜炎的定义?

新生儿化脓性脑膜炎(简称化脑)是新生儿期化脓菌引起的脑膜炎症。化脑是常见的危及新生儿生命的疾病,本病常为败血症的一部分或继发于败血症,其临床症状常不典型(尤其早产儿)主要表现急性发热、烦躁不安、哭闹尖叫、易激惹、呕吐,严重者昏迷、抽搐,有时表现反应低下、嗜睡、拒奶等症状,查体可见神智改变和脑膜刺激征及脑脊液的化脓性改变等,故疑有化脓性脑膜炎时应及早检查脑脊液,早期诊断,及时彻底治疗,减少死亡率和后遗症。

2. 新生儿化脓性脑膜炎的病因是什么？

大肠埃希杆菌、金黄色葡萄球菌和表皮葡萄球菌为最多见，其他也有由变形杆菌、克雷伯杆菌、铜绿假单胞菌和不动杆菌引起的脑膜炎，脑膜炎双球菌、流感杆菌、李斯特菌则很少见。

3. 新生儿化脓性脑膜炎的发病机制是什么？

致病菌可通过多种途径侵入脑膜。

（1）最常见的途径是通过血流，即菌血症抵达脑膜微血管。当小儿免疫防御功能降低时，细菌穿过血脑屏障到达脑膜。致病菌大多由上呼吸道入侵血流，新生儿的皮肤、胃肠道黏膜或脐部也常是感染的侵入门户。

（2）邻近组织器官感染，如中耳炎、乳突炎等，扩散波及脑膜。

（3）与颅腔存在直接通道，如颅骨骨折、皮肤窦道或脑脊髓膜膨出，细菌可因此直接进入蛛网膜下腔。

4. 新生儿化脓性脑膜炎的临床表现有哪些？

（1）一般表现：新生儿化脓性脑膜炎临床表现常不典型，尤其是早产儿，一般表现包括面色苍白、反应欠佳、少哭少动、拒乳或吮乳减少、呕吐发热或体温不升、黄疸、肝大、腹胀、休克等。

（2）特殊表现。

①神经系统症状？烦躁、易激惹、惊跳、突然尖叫和嗜睡、精神萎靡等。可见双眼凝视、斜视、眼球上翻、眼睑抽动，面肌小抽如吸吮状，也可阵发性青紫、呼吸暂停，一侧或局部肢体抽动。

②颅内压增高？前囟紧张、饱满或隆起、骨缝分离由于新生儿颈肌发育很差，颈项强直较少见。

5. 新生儿化脓性脑膜炎有哪些检查？

（1）实验室检查：①周围血象：白细胞计数和中性粒细胞升高，严重病例白细胞降低到 $4\times10^9/L$ 以下，血小板计数减少；②细菌培养：血培养和病灶分泌物的细菌培养，血培养阳性率可达 45%～85%，尤其是早发型败血症和疾病早期未用过抗生素治疗者较高，尿培养和病灶分泌物的培养有时也可阳性；③脑脊液检查：若新生儿败血症经正规治疗 48h 以上无效者或患有急性感染性疾病有中毒症状，治疗后病情恢复不顺利，且无原因解释者应及早做腰椎穿刺取脑脊液检查。

(2)其他辅助检查：①颅骨透照、头颅B超和CT检查可以帮助诊断脑室炎、硬脑膜下积液脑脓肿、脑积水等。②放射性核素脑扫描对多发性脑脓肿有价值。③磁共振成像(MRI)对多房性及多发性小脓肿价值较大。

6. 新生儿化脓性脑膜炎的诊断依据是什么？

(1)根据上述临床表现及实验室的检查可做出诊断。

(2)病史：起病前有化脓性感染史。

(3)临床特点：起病急，有发热、呕吐，中枢神经系统功能紊乱，脑膜刺激征阳性，颅压升高等，重者可发生脑疝，甚至呼吸衰竭，或可引起休克。

(4)实验室检查：①血常规：白细胞总数及中性粒细胞比例明显增高；②脑脊液：压力增高，外观浑浊或为脓样细胞数明显增多，中性粒细胞占绝大多数，糖定量减低，蛋白显著增加。脑脊液涂片可检得病原菌。

7. 新生儿化脓性脑膜炎须与哪些疾病鉴别？

(1)结核性脑膜炎：起病缓慢，热度不高，不规则发热7～10d后才出现惊厥、意识障碍，于昏迷前可有脑神经及肢体瘫痪表现；有颅外结核病灶，年龄越小肺部越有可能存在结核病灶，或有明确的结核接触史；脑脊液外观呈毛玻璃样，细胞数轻至中度升高，白细胞多小于$500\times10^{6}/L$，淋巴为主，糖及氯化物显著降低，可找到结核杆菌。

(2)病毒性脑炎：多低热，脑脊液清亮，脑脊液中细胞数正常或轻度升高，淋巴为主，血糖正常；感染中毒及神经系统症状较轻，病程自限，多为2～4周；病毒性脑膜炎破坏脑实质，导致大脑功能区障碍及精神行为异常(定向力、认知力、计算力障碍)；而化脓性脑膜炎多高热，脑脊液中细胞数明显升高，且糖含量降低，乳酸、乳酸脱氢酶、溶菌酶的增高和pH降低，可做鉴别。

(3)新型隐球菌性脑膜炎：病情发展较结核性脑膜炎更为缓慢，颅内压增高表现持续并严重，反复剧烈头痛，进行性加重，诊断依赖于脑脊液涂片墨汁比衬及培养找到致病真菌。

(4)Mollaret脑膜炎:病情迁延,可反复多次复发,脑脊液类似化脓性脑膜炎改变,但无细菌学、血清学方面感染证据,部分脑脊液可见Mollaret细胞,抗生素治疗效果不佳,激素治疗有效。

其他:脑肿瘤、蛛网膜下腔出血、代谢性脑病等其他疾病引起的神经系统症状体征,用影像学检查方法如CT、MRI等,做出鉴别诊断一般不难。

8. 新生儿化脓性脑膜炎的并发症有哪些?

由于新生儿抵抗力差和脑膜炎症状不典型,使早期确诊和及时治疗存在一定困难,因此并发症及后遗症相对较多,并发症中以硬脑膜下积液、积脓较多见,后遗症中以脑积水、智力低下等较常见。

(1)硬脑膜下积液:在小婴儿中的发生率可高达50%～80%,多见于起病7～10d或之后,一侧或两侧性,集中于顶部和额部,仅10%～15%的硬膜下积液出现临床症状。治疗过程中脑脊液检查好转而体温持续不退,临床症状不消失;病情好转后又出现高热、抽搐、喷射性呕吐。查体可见前囟饱满或隆起、骨缝裂开、头围增大,叩诊有破鼓音等颅内压增高表现,即应疑有硬膜下积液,严重者可转为硬膜下积脓;硬脑膜下穿刺有黄色液体>1ml;颅骨透照及头颅CT有助诊断。

(2)脑室炎:其发生率可达65%～90%,甚至100%,年龄愈小、化脑的诊断和治疗愈延误者,则发病率愈高,是造成预后不良和严重后遗症的重要原因,以革兰阴性杆菌所致者多见。患儿在强有力抗生素治疗下发热不退、惊厥、意识障碍不能改善、颈项强直进行性加重甚至角弓反张,脑脊液不能恢复正常,CT见脑室扩大时,须考虑。其诊断依靠侧脑室穿刺确诊。

(3)脑积水:常见于治疗不当或治疗过晚的患者,尤其新生儿及小婴儿,表现为烦躁、嗜睡、呕吐、惊厥发作、头围进行性增大,骨缝裂开、前囟扩大饱满、头颅破壶音,晚期持续颅内高压使大脑皮质退行性萎缩,出现智力及各种神经功能的倒退。

(4)抗利尿激素异常分泌综合征(ISADH):感染影响下丘脑视

上核、视旁核及垂体后叶，抗利尿激素分泌过多导致水钠潴留，引起脑性低钠血症，血浆低渗透压进而加剧脑水肿，加重惊厥和意识障碍。

(5)各种神经功能异常：由于脑实质损害及粘连可使颅底脑神经受累或出现中枢性瘫痪，10%～30%可波及耳蜗神经及迷路，并发神经性耳聋(脑干听觉诱发电位异常)，也可出现脑脓肿、智力低下、癫痫、视力障碍、行为异常等。

9. 新生儿化脓性脑膜炎治疗原则是什么？

(1)抗生素治疗：①用药原则：应力求用药 24h 内杀灭脑脊液中的致病菌，应选择对病原菌敏感且能较高浓度透过血脑屏障的药物，急性期要静脉用药，做到用药早、剂量足和疗程够。②病原菌明确前的抗生素选择：应选用对肺炎链球菌、脑膜炎球菌和流感嗜血杆菌三种常见致病菌皆有效的抗生素。目前主要选择能快速在患者脑脊液中达到有效灭菌浓度的第三代头孢菌素，如头孢噻肟或头孢曲松等。③病原菌明确后的抗生素选择：针对肺炎链球菌、脑膜炎球菌、流感嗜血杆菌及其他，有针对性地选择抗生素治疗。

(2)肾上腺皮质激素的应用：细菌释放大量的内毒素，可促进细胞因子介导的炎症反应，加重脑水肿和中性粒细胞浸润，使病情加重。抗生素迅速杀死致病菌后，内毒素释放尤为严重，此时使用肾上腺皮质激素不仅可以抑制多种炎症因子的产生，还可降低血管通透性，减轻脑水肿和颅内高压，减少颅内炎症粘连，可静脉使用地塞米松 0.5～1mg/(kg·d)，2～5d 后，改为口服泼尼松至 10～20d。

(3)维持水、电解质平衡及合理营养供给。

(4)控制脑水肿和颅内高压，控制惊厥发作，20%的甘露醇每次 0.5～1g/kg，建议小剂量多次使用。

10. 如何判断新生儿化脓性脑膜炎治疗效果？

若治疗有效，体温多在 3d 左右下降，症状减轻，脑脊液细菌消失，细胞数明显减少，其他生化指标亦明显转好，继续与胺药物治疗 2 周后复查脑脊液，若治疗不顺利应及时复查腰穿，观察脑脊液变化以确定治疗方案。

11. 新生儿化脓性脑膜炎并发症如何治疗?

(1)硬膜脑下积液:少量积液无须处理。如积液量较大引起颅内压增高时,应做硬脑膜下穿刺放出积液。有的患儿需要反复多次穿刺,大多数患儿积液逐渐减少而治愈。个别迁延不愈者,须外科手术引流。

(2)脑室管膜炎:进行侧脑室穿刺引流以缓解症状。同时,针对病原菌并结合用药安全性,选择适宜抗生素脑室内注入。

(3)脑积水:主要依赖手术治疗,包括正中孔粘连松解、导水管扩张和脑脊液分流术。

12. 新生儿化脓性脑膜炎护理重点是什么?

(1)急性期严密监测生命体征,定期观察患儿意识、瞳孔和呼吸节奏改变,并及时处理颅内高压。

(2)及时控制惊厥发作,并防止再发。

(3)维持正常体温:保持环境安静,空气新鲜。绝对卧床休息,每4小时复测体温,观察热型及伴随症状。鼓励患儿多饮水,出汗后及时更衣,注意保暖。体温超过38.5℃时,及时给予物理降温或药物降温。

(4)监测并维持体内水、电解质、血浆渗透压和酸碱平衡。对有抗利尿激素异常分泌综合征表现者,积极控制脑膜炎的同时,适当限制液体入量,对低钠血症症状严重者酌情补充钠盐。

(5)保证营养供应:根据患儿热量需要制定饮食计划,给予高热量、清淡、易消化的流质或半流质饮食,少食多餐,防止呕吐,增进食欲,频吐不能进食者给予静脉输液补充营养。

13. 新生儿化脓性脑膜炎的预后如何?

新生儿化脓性脑膜炎的病死率近年来无明显下降,一般资料显示可达12%~30%,低体重儿和早产儿可达50%~60%,幸存者可留有失听、失明、癫痫、脑积水、智力和(或)运动障碍等后遗症。早期诊断及时正确的治疗是成功的关键。如能及时诊断,尽早得到正确治疗新生儿化脓性脑膜炎同样可以彻底治愈,对减少后遗症起着决定性的作用。

14. 新生儿化脓性脑膜炎如何预防？

预防化脓性脑膜炎的发生，重在杜绝细菌入侵机体并向脑部蔓延，如防治呼吸道、胃肠道和皮肤感染及时治疗鼻窦炎中耳炎和新生儿脐部感染等。

(1)做好产前保健：每个孕妇均应做好产前保健，避免感冒等发热性疾病。

(2)防止围生期感染：①生产过程中严格消毒 实行新法接生严格消毒接生人员的双手及接生用具等。②注意皮肤、黏膜护理，产后应注意新生儿皮肤护理，脐部被水或尿液浸湿后要及时消毒处理，护理好新生儿的皮肤黏膜防止损伤和感染。小儿啼哭防止泪水流入外耳道，如流入应及时处理。③母乳喂养，进行合理喂养以增强新生儿抵抗力。④减少感染机会，注意小儿与有感染的人员隔离，减少感染机会。

(3)积极防治新生儿败血症：一旦发现有感染灶应迅速治疗，使用抗生素并处理局部感染部位，积极防治新生儿败血症，防止细菌侵入脑膜引起化脓性脑膜炎。

五、新生儿肺透明膜病

1. 什么是新生儿肺透明膜病？

又称新生儿呼吸窘迫综合征，指出生后不久即出现进行性呼吸困难、青紫和呼吸衰竭。多见于早产儿，胎龄越小，发病率越高，是新生儿期重要的呼吸系统疾病。临床表现为出生不久出现进行性加重的呼吸窘迫和呼吸衰竭。肺病理特征为外观暗红，肺泡壁至终末细支气管壁上附有嗜伊红透明膜和肺不张。

2. 引起此病的主要原因是什么？

肺表面活性物质缺乏是引起本病的主要原因，肺表面活性物质是由Ⅱ型肺泡上皮细胞分泌的一种包含多种脂类、蛋白质和糖类的复合物质，能覆盖在肺泡表面，具有降低肺泡表面张力，保持呼气时肺泡张开的作用。肺表面活性物质一般在妊娠 18～20 周开始产生，35 周后迅速增加，所以胎龄越小，越容易发病，多见于早产儿。

3. 为什么早产儿容易出现呼吸窘迫综合征?

一般胎儿在胎龄 22～24 周时肺泡Ⅱ型细胞已经能够产生肺表面活性物质,但量不多,且极少能转移至肺泡表面,随着胎龄的增长,到 35 周以后肺表面活性物质的合成逐渐增加,因此婴儿胎龄越小,肺表面活性物质的量越少,呼吸窘迫综合征的发生率也越高。

4. 除早产儿,还有哪些婴儿容易发生肺透明膜病?

(1)糖尿病孕妇的婴儿:这种情况的婴儿长得肥胖巨大,但肺不一定发育成熟,而且胰岛素有拮抗肾上腺皮质激素的作用,影响肺的发育。

(2)宫内窘迫和出生时窒息的患儿:宫内窘迫多发生在胎盘功能不全的胎儿,由于长期缺氧影响胎儿肺的发育,是肺表面活性物质分泌偏少;出生时窒息多由难产引起,这两者成为诱发肺透明膜病的原因。

5. 肺透明膜病有哪些临床表现?

患儿出生时大多正常,出生后 2～6h(严重者生后即刻)出现呼吸窘迫,表现为呼吸急促(>60/min)、发绀、鼻扇、吸气性三凹征和明显的呼气呻吟,病情呈进行性加重,至出生后 6h,症状已十分明显,继而出现呼吸不规则、呼吸暂停、发绀、呼吸衰竭,体格检查可见胸廓扁平,听诊呼吸音减低,血气分析 PaO_2 下降,$PaCO_2$ 增高,BE 负值增加,可闻及细湿啰音,一般出生后第 2～3 天病情严重,病死率较高,由于 3d 后肺表面活性物质的合成和分泌自然增加,4～5d 达正常水平,所以一般 3d 后病情可明显好转。

6. 肺透明膜病目前有哪些检查手段?

实验室检查方法(肺成熟度监测)如下。

(1)泡沫试验,又称胃液振荡实验,是将患儿的胃液(代表羊水成分)1ml 加 95%乙醇 1ml,振荡 15s,静立 15min 后观察试管内液面周围泡沫环的形成,无泡沫为(-),小于 1/3 试管周有小泡沫层为(+),大于 1/3 试管周至整个试管周有一层小泡沫为(++),试管上部有较厚的泡沫层为(+++),(-)表示肺表面活性物质少,可诊断为肺表面活性物质缺乏征,提示肺发育不成熟,(+)或(++)为可疑,(+++)表示肺表面活性物质多,肺已成熟。

(2)薄层层析，即卵磷脂/鞘磷脂(L/S)值，若羊水或患儿气管吸引物中 L/S≥2 提示肺发育成熟，若 L/S<2 提示肺发育不成熟。

(3)X 线检查有特征性表现，毛玻璃样改变，在早期两侧肺野普遍性透亮度减低，内有均匀分布的细小颗粒和网状阴影，小颗粒表示肺泡的细小不张，网状阴影表示充血的小血管；以后出现支气管充气征；重者可整个肺野不充气呈“白肺”。

7. 目前新生儿肺透明膜病治疗中最常用的药物是什么？

主要应用肺表面活性物质替代疗法，肺表面活性物质包括天然、半合成和人工合成 3 种。天然肺表面活性物质，来源于猪肺、牛肺。它可以明显降低肺透明膜病的病死率及气胸发生率，同时可改善肺顺应性和通(换)气功能，降低呼吸机参数，目前已将肺表面活性物质常规用于预防或治疗新生儿肺透明膜病。

8. 如何使用肺表面活性物质？

目前临床将天然肺表面活性物质预防用于早产儿(<34 周)。当临床出现新生儿肺透明膜病时可用天然肺表面活性物质气管内滴入。肺表面活性物质制剂不同，其剂量及间隔给药时间不同，一般第一次剂量给予 120～200mg/kg，第二次、第三次剂量可减到 100～120mg/kg，各次间隔 6～12h，视病情给予 2～4 次。每次使用时将计算出的剂量置于 3～5ml/kg 生理盐水中备用，患儿气管插管，将肺表面活性物质从气管插管缓慢滴入肺中，滴入时应转动婴儿体位，分别取仰卧位、右侧卧位、左侧卧位和再仰卧位各滴入 1/4 量，使药物较均匀进入各气道和肺叶，每次滴入药物后应用复苏囊加压通气 1～2min。

9. 肺透明膜病应对的护理措施是什么？

(1)保持呼吸道通畅：将患儿置仰卧位，头稍后仰，尽量使气道伸直，及时清除口鼻、咽部的分泌物，若分泌物较黏稠时可行雾化吸入后吸痰。

(2)供氧：轻症可用鼻塞、面罩持续气道正压通气。吸入气中的氧浓度分数(FiO_2 如已达 80%，而 PaO_2 仍在 50mmHg(6.67kPa)以下则须做气管插管，使用呼吸机。使 PaO_2 维持在 50～70mmHg

(6.67～9.33kPa)，SaO_2维持在87%～95%，注意避免氧中毒。

(3)给氧方式的选择：①头罩用氧应选择与患儿大小相适应的头罩型号，头罩过小不利于CO_2排出，头罩过大，氧气易外溢，两者均降低实际吸入氧浓度；用氧量不少于5L/min，以防止CO_2积聚头罩内；②持续正压通气(CPAP)辅助呼吸，使有自主呼吸的患儿在整个呼吸周期都能接受高于大气压的气体，以增加功能残气量，防止肺泡萎陷；③气管插管用氧，如用CPAP后，病情仍无好转者，采用间隙正压通气(IPPV)及呼气末正压通气(PEEP)。

10. 新生儿呼吸衰竭的诊断标准是什么？

(1)临床指标：①呼吸困难：安静状态下呼吸频率持续＞60/min，或呼吸频率＜30/min，出现呼吸节律改变甚至呼吸暂停，三凹征明显，伴有呻吟；②发绀：除周围性及其他原因外引起的发绀；③神志改变：精神萎靡，反应差，肌张力低下；④循环改变：肢端凉，皮肤毛细血管再充盈时间延长(足跟部＞4s)，心率＜100/min。

临床指标①、②为必备条件，③、④为参考条件，如无条件查血气，仅有临床指标①、②，可临床诊断呼吸衰竭。

(2)血气指标：①Ⅰ型呼吸衰竭：$PaO_2 \leqslant 50mmHg$(6.67kPa)，海平面，吸入室内空气时；②Ⅱ型呼吸衰竭：$PaO_2 \leqslant 50mmHg$(6.67kPa)，$PaCO_2 \geqslant 50mmHg$(6.67kPa)。轻症PaO_2 50～70mmHg(6.67～9.33kPa)；重症$PaCO_2 \geqslant 70mmHg$(9.33kPa)。

11. 肺透明膜病拔管后的护理？

患儿拔管以后应给予头罩大流量吸氧，密切观察患儿的面色、呼吸、心率，发现缺氧加重时及时与医生联系。

患儿如能度过入院的72h，在治疗的过程中，面色逐渐红润，有自主呼吸，而自身能产生一定量的肺泡表面活性物质，肺泡不再继续萎缩，气体交换功能逐渐恢复，则患儿多能存活。自然病程约为5d。

六、新生儿高胆红素血症

1. 什么是新生儿黄疸？

医学上把未满月(出生28天内)新生儿的黄疸，称之为新生儿黄疸，即新生儿高胆红素血症。新生儿黄疸是指新生儿时期，由于胆红素代谢异常，引起血中胆红素水平升高，而出现于皮肤、黏膜及巩膜黄疸为特征的病症，故又称为新生儿高胆红素血症，本病有生理性和病理性之分。

2. 新生儿胆红素代谢有什么特点？

(1)胆红素生成较多。

(2)运转胆红素的能力不足。

(3)肝功能发育未完善。

(4)肠肝循环的特性。

3. 新生儿生理性黄疸有什么特点？

(1)出生后2～3d出现黄疸，4～5d达高峰。

(2)一般情况好，除有轻微食欲缺乏外，无其他临床症状。

(3)足月儿在2周内消退，早产儿可延至3～4周。

4. 新生儿病理性黄疸有什么特点？

(1)黄疸在出生后24h内出现。

(2)黄疸程度重，血清胆红素>205.2～256.5μmol/L(12～15mg/dl)，或每日上升超过85μmol/L(5mg/dl)。

(3)黄疸持续时间长(足月儿>2周，早产儿>4周)。

(4)黄疸退而复现。

(5)血清结合胆红素>26μmol/L(1.5mg/dl)。

5. 新生儿黄疸的病因有哪些？

(1)先天因素(25%)：同族免疫性溶血如Rh血型不合、ABO血型不合、其他血型不合。红细胞酶缺陷如葡萄糖-6-磷酸脱氢酶(G-6-PD)缺陷等。红细胞形态异常如遗传性球形红细胞增多症、遗传性椭圆形红细胞增多症、遗传性口形红细胞增多症、婴儿固缩红细胞增多症。

(2)疾病因素(20%)：血红蛋白病，如地中海贫血等；红细胞增多症，如母儿-胎盘、双胎之间输血、宫内发育迟缓、糖尿病母亲的婴儿等，可致红细胞增多，破坏也增多。体内出血如头颅血肿、皮下血肿、颅内出血等。

(3)细菌感染(20%):感染细菌和病毒感染皆可致溶血,常见的宫内感染如巨细胞病毒、EB 病毒、微小病毒 B_{19} 等均可引起血。细菌感染如金黄色葡萄球菌、大肠杆菌等引起的败血症、肺炎、脑膜炎等重症感染。

(4)药物因素(15%):可诱发红细胞膜的缺陷而发生溶血性贫血,如磺胺、呋喃坦啶、痢特灵、水杨酸盐、维生素 K_3、樟脑、黄连等,可使有 G-6-PD 缺陷的新生儿诱发溶血。孕母分娩前静脉滴注缩宫素和葡萄糖溶液量较多时可使胎儿处于低渗状态,导致红细胞通透性及脆性增加而致溶血。

6. 新生儿生理性黄疸有何表现?

(1)生理性黄疸轻者呈浅黄色,局限于面颈部,或波及躯干,巩膜亦可黄染,2~3d 后消退,至第 5~6 天皮色恢复正常;重者黄疸同样先头后足可遍及全身,呕吐物及脑脊液等也能黄染,时间长达 1 周以上,特别是个别早产儿可持续至 4 周,其粪便仍系黄色,尿中无胆红素。

(2)黄疸色泽轻者呈浅花色,重者颜色较深,但皮肤红润,黄里透红。

(3)黄疸部位多见于躯干,巩膜及四肢近端一般不过肘膝。

(4)新生儿一般情况好,无贫血,肝脾不肿大,肝功能正常,不发生核黄疸。

(5)早产儿生理性黄疸较足月儿多见,可略延迟 1~2d 出现,黄疸程度较重,消退也较迟,可延至 2~4 周。

7. 新生儿生理性黄疸与病理性黄疸的区别?

见表 2-2。

表 2-2　新生儿生理性黄疸与病理性黄疸的区别

新生儿黄疸分类		
	生理性黄疸	病理性黄疸
黄疸出现时间	出生后 2~3d	出生后 24h 内 >102μmol/L(6mg/ml)

续表

新生儿黄疸分类		
	生理性黄疸	病理性黄疸
每日血清胆红素升高	<85μmol/L[5mg/(ml·d)]	>85μmol/L[5mg/(ml·d)]
程度　足月儿 　　　早产儿	<220.5μmol/L <256.5μmol/L	>220.5μmol/L >256.5μmol/L
持续时间	足月儿≤2周 早产儿≤3～4周	足月儿>2周 早产儿>4周
结合胆红素	<26μmol/L(1.5mg/dl)	>26μmol/L(1.5mg/dl)
退而复现	无	有

8. 新生儿病理性黄疸一般会有哪些特征性病史?

(1)黄疸出现时间:黄疸在24h内出现应首先考虑新生儿溶血症,其次考虑巨细胞病毒(CMV)等先天性感染;2～3d以上的生理性黄疸最常见,ABO溶血症亦应除外;4～7d以败血症、母乳性黄疸较多见;7d后呈现黄疸者则败血症、新生儿肺炎、胆道闭锁、母乳性黄疸等均可能。

(2)黄疸发展迅速:新生儿溶血症最快,其次为败血症。新生儿肝炎及胆道闭锁发展较慢而持久。

(3)粪便及尿的颜色:粪色甚浅或灰白,尿色深者提示新生儿肝炎或胆道闭锁。

(4)家族史:家族有蚕豆病患者应考虑是否G-6-PD缺陷病;父母有肝炎者应除外肝炎。

(5)其他:妊娠史、生产史(胎膜早破,产程延长提示产时感染),临产前母亲用药史等。

9. 新生儿黄疸有哪些鉴别诊断?

如有感染中毒表现,应进行血、尿培养;有溶血表现如红细胞及血红蛋白下降(脐血<14g/dl),网织红细胞增高(>6%),外周血有核红细胞增高(>10/100白细胞)等均提示患儿可能存在溶血,应检查母婴 ABO 及 Rh 血型，抗人球蛋白试验阳性者即为 Rh 血型不合；ABO 溶血病患儿抗体释放试验呈阳性，上述试验阴性者或出生 3～4d 后始发病者应除外 G-6-PD 缺陷。相关鉴别诊断如下。

(1)新生儿溶血症：黄疸开始时间为出生后 24h 内或第 2 天，持续 1 个月或更长，以非结合胆红素升高为主，为溶血性贫血。肝脾大，母婴血型不合，严重者并发胆红素脑病。

(2)新生儿败血症：黄疸开始时间为出生后 3～4d 或更晚，持续 1～2 周或更长，早期以非结合胆红素增高为主，晚期以结合胆红素增高为主，有感染中毒症状。

(3)母乳性黄疸：黄疸开始时间为出生后 4～7d，持续 2 个月左右，以非结合胆红素升高为主，无临床症状。

(4)生理性黄疸：黄疸开始时间为出生后 2～3d，约持续 1 周，以非结合胆红素升高为主，无临床症状。

(5)G-6-PD 缺乏：黄疸开始时间为出生后 2～4d，12 周或更长，非结合胆红素增高为主，溶血性贫血，常有发病诱因。

(6)新生儿肝炎：黄疸开始时间为生后数日至数周，持续 4 周或更长，以结合胆红素增高为主，阻塞性及肝细胞性，黄疸和大便颜色有动态变化，谷丙转氨酶升高，激素可退黄。

10. 新生儿黄疸主要治疗要点有哪些？

(1)产前治疗可采用孕妇血浆置换术、宫内输血。

(2)新生儿治疗包括换血疗法、光照疗法、肝酶诱导剂治疗、纠正贫血及对症治疗(可输血浆、白蛋白，纠正酸中毒、缺氧，加强保暖，避免快速输入高渗性药物)。

11. 新生儿黄疸应用光照疗法时的注意事项？

(1)将蓝光箱上、下灯管距床面距离分别调整为 40～20cm，将箱温预设至 30～32℃，湿度为 55%～65%。

(2)将患儿的双眼用黑色眼罩保护，以免损伤视网膜，除会阴、肛门部用尿布遮盖外，其余部位均裸露，充分接受光照。若皮肤有油、粉类物质附着时，应先沐浴清洗后再进行光疗，以免影响光照效果。

(3)照射过程中应每 2～4 小时测一次体温，有异常情况随时测量，当体温>38.5℃应暂停照射，同时观察箱温的变化，必要时可打开箱门通风。

(4)照射时患儿仍要按需喂养，由于光疗时不显性失水高于平时的2～3倍，应多补充水分。

(5)使用单面蓝光照射应每2小时更换体位，使患儿皮肤均匀受光照，并尽量使身体广泛受照射。

(6)观察光疗的副作用，看患儿是否出现发热、皮疹、腹泻、维生素 B_2 的缺乏、青铜症、低血钙、贫血等，及时对症进行处理。

12. 母乳性黄疸如何治疗？

母乳性黄疸的处理要视患儿的具体情况而定，若血清胆红素<220.6μmol/L可暂停母乳72h，并口服茵栀黄、双歧三联活菌，适当饮用葡萄糖水，随后患儿可由隔次母乳喂养逐步过渡到正常母乳喂养；若胆红素在256.5～342μmol/L，患儿一般情况差，可考虑停母乳，改为配方奶，并进行光照疗法，口服肝酶诱导药，静脉用白蛋白等治疗，等黄疸消退后再恢复母乳喂养。

13. 新生儿高胆红素血症换血治疗的适应证是什么？

换血是治疗高胆红素最迅速的方法。主要用于重症母婴血型不合的溶血病，可及时换出抗体和致敏红细胞、减轻溶血，降低血清胆红素浓度，防止胆红素脑病，同时纠正贫血，防止心力衰竭。

14. 新生儿高胆红素血症换血治疗的指征是什么？

(1)母子血型不合常见为ABO或Rh血型不合溶血。出生后24h内出现黄疸，并且进行性加重，每小时总胆红素上升>8.55μmol/L(0.5mg/dl)，或出生后6h>103μmol/L(6mg/dl)，12～24h>171μmol/L(10mg/dl)，24h>256.5μmol/L(15mg/dl)，48h>342μmol/L(20mg/dl)以上者。

(2)任何原因引起的肝胆红素血症患儿，临床上出现早期核黄疸症状者应及时换血。

(3)第一次换血后血清胆红素又迅速上升，超过换血前水平，而且继续发展，可再次换血。

(4)早产儿高胆红素血症或前一胎发生溶血症者，应放宽换血标准。

15. 新生儿高胆红素血症换血治疗的血源应如何选择?

Rh 血型不合溶血病,采用与母亲 Rh 血型相同,与病儿 ABO 血型一致的血液。ABO 血型不合溶血病,采用洗涤 O 型红细胞、AB 型血浆混合的血液。

常用加入肝素和枸橼酸葡萄糖抗凝剂的血液。

(1)肝素血:每 100ml 血中含有肝素 3~4mg,肝素在体内 6h 可行分解,但重症患儿分解不完全,故换血后按病儿体内残存肝素量,需给等量或半量鱼精蛋白。

(2)枸橼酸葡萄糖血(ACD 血):每 100ml 血中含枸橼酸钠 2.2g,枸橼酸 0.8g,葡萄糖 2.45g,保养液占血量 1/5。因 ACD 血中枸橼酸易于患儿血中钙、镁离子结合,引起低血钙、低血镁,故每换 100ml 血,需静脉输入 10%葡萄糖酸钙 1ml。

16. 新生儿高胆红素血症换血治疗的术前准备有哪些?

(1)换血前禁食或抽出胃内容物。

(2)备皮:自乳头向下至腹股沟上,以脐为中心向四周剃净汗毛,脐孔内用络合碘棉棍擦净,包以无菌治疗巾。

(3)术前 30min 注射苯巴比妥 10mg/kg 或口服 10%水合氯醛 0.5ml/kg。

(4)备好换血用具及药物,心电监护仪及配好的血液。

17. 新生儿高胆红素血症换血治疗的步骤有哪些?

(1)按输血法备血,排净输血瓶内全部生理盐水。

(2)按常规消毒皮肤。

(3)插管:出生后 1 周内、脐部无感染的患儿,从脐残端直接插管,导管插入后固定在脐周皮肤,插管深度 6cm 左右不超过 7cm。日龄较大脐静脉阻塞者,或脐部有炎症者,施行脐静脉切开,从脐轮上 1cm 左右做纵行或弧形切口,在正中线偏右侧暴露脐静脉,切开后将导管直接插入 5~6cm,有血液流出即表示已进入脐静脉,结扎固定。

(4)将换血管、输血瓶与五通连接,先测静脉压,保证换血管内无空气,以免造成气栓。

(5)开始换血后抽出第一管血液送做胆红素、血生化、血培养检查。

(6)换血量及速度:换血总量150～180ml/kg,换血率85%,一般2～4ml/(kg·min)。体重轻、病情重的病儿酌情减少换血量,减慢换血速度。开始换血时以10ml等量进出进行交换,至100ml后测静脉压1次,此后按静脉压高低调整换血进出量,如心功能良好,则以20ml等量进出,继续进行换血。

(7)抽出末次血再送胆红素等测定。用生理盐水少许冲净换血管中血液,注入鱼精蛋白1ml加生理盐水4ml,再用生理盐水少许将鱼精蛋白稀释液全部冲入体内,拔出换血管,加压包扎,或结扎脐静脉,缝合伤口,加压包扎。

(8)换血过程中应经常观察患儿面色,呼吸、心率等,有烦躁不安,按医嘱给予适量镇静剂。如有心功能不全要及早发现,及时采取措施。

18. 新生儿胆红素增高可造成什么危害?

新生儿胆红素增高,主要是未结合胆红素增高,可透过血脑屏障,使大脑基底核、视丘下核、苍白球等神经核被黄染,还可波及大脑皮质、脑膜和血管内膜等处,引起细胞变性坏死,即发生胆红素脑病(核黄疸),如不及早防治可致严重后遗症或死亡。

19. 胆红素脑病有哪些典型临床表现?

见表2-3。

表2-3 胆红素脑病分期及临床表现

分期	表现	持续时间
警告期	反应底下,肌张力下降,吸吮力弱	0.5～1.5d
痉挛期	肌张力增高,发热、抽搐,呼吸不规则	0.5～1.5d
恢复期	肌张力恢复,体温正常,抽搐减少	2周
后遗症期	听力下降,眼球运动障碍,手足徐动,牙釉质发育不良,智力落后终身	

20. 新生儿黄疸如何预防及护理?

(1)新生儿黄疸常因孕母遭受湿热侵袭而累及胎儿,致使胎儿出生后出现新生儿黄疸,故妊娠期间,孕母应注意饮食有节,不过食生冷,不过饥过饱,并忌酒和辛热之品,以防损伤脾胃。

(2)妇女如曾生过有新生儿黄疸的婴儿,再妊娠时应做预防,按时服用中药。

(3)婴儿出生后就密切观察其巩膜黄疸情况,发现黄疸应尽早治疗,并观察黄疸色泽变化以了解黄疸的进退。

(4)注意观察新生儿黄疸婴儿的全身证候,有无精神萎靡,嗜睡,吮乳困难,警惕不安,两目斜视,四肢强直或抽搐等症,以便对重症患儿及早发现及时处理。

(5)密切观察心率、心音,贫血程度及肝脏大小变化,早期预防和治疗心力衰竭。

(6)注意保护婴儿皮肤、脐部及臀部清洁,防止破损感染。

(7)需进行换血疗法时,应及时做好病室空气消毒,备齐血及各种药品、物品,严格执行操作规程。

21. 什么是婴儿青铜症?

婴儿青铜综合征(bronze baby syndrome)系光疗的一种并发症,1972年Kopeman首先报道1例早产儿(体重1 474g)出生后4d,因血清胆红素达359.1μmol/L(21mg/dl),直接胆红素137μmol/L(8.0mg/dl)而做光疗,48h后皮肤呈灰棕色,血清、尿均呈相似颜色,而命名为“青铜”婴儿综合征。

七、新生儿脐炎

1. 什么是新生儿脐炎?

脐炎是由于断脐时或出生后处理不当而被金黄色葡萄球菌、大肠埃希菌或溶血性链球菌等侵染脐部所致的局部炎症。

2. 新生儿脐炎的临床症状是什么?

早期,脐带根部发红,或脱落后伤口不愈合,脐窝湿润。后期,脐周围皮肤发生红肿,脐窝有浆液脓性分泌物,带臭味,脐周皮肤红肿扩散，或形成局部脓肿。病情危重者可形成败血症，并有全身中毒症状。可伴有发热，吃奶差，精神不好，烦躁不安等。慢性脐炎时局部形成脐部肉芽肿，为一小樱红色肿物突出、常常流黏性分泌物，经久不愈。

3. 新生儿脐炎一般检查有哪些？

（1）临床表现：脐带根部发红，或脱落后伤口不愈合，脐窝湿润、渗液，这是脐带发炎的最早表现。之后脐周围皮肤发生红肿，脐窝有浆液脓性分泌物，带臭味，脐周皮肤红肿加重，或形成局部脓肿。

（2）血常规等检查：血常规检查是临床上最基础的实验室检查之一。血常规检查项目包括红细胞、白细胞、血红蛋白及血小板数量等。

4. 新生儿脐炎的主要治疗要点有哪些？

（1）轻症只需局部用3%过氧化氢和75%乙醇清洗，或用抗生素局部湿敷或抗生素油膏外敷。

（2）脓液较多，有局部扩散或有全身症状者，可根据涂片或细菌培养结果选用适当抗生素。

（3）脐部有肉芽肿可用10%硝酸银溶液局部涂搽。

5. 新生儿脐炎的相关护理措施有哪些？

（1）观察脐带有无潮湿、渗液或脓性分泌物，如有应及时治疗。

（2）向家长宣教正确的消毒方法，必须从脐带的根部由内向外环形彻底清洗消毒。保持局部干燥。

（3）脐带残端脱落后，注意观察脐窝内有无樱红色的肉芽肿增生，如有应及早处理。

（4）避免大小便的污染，最好使用吸水、透气性能好的消毒尿布。

（5）进行婴儿脐部护理时，要先洗手，注意婴儿腹部要保暖。

（6）脐带残端长时间不脱落，应观察是否断脐时结扎不牢，应考虑重新结扎。

6. 新生儿脐炎应如何预防？

（1）断脐应严格执行无菌技术操作，留置导管、换血，更应有严密的消毒措施。

(2)接触新生儿前后要洗手,新生儿义务要保持柔软、清洁、舒适。

(3)脐部保持干燥,出出生>24h 可不用覆盖纱布。

(4)每日用 75%酒精消毒脐部,注意消毒时要擦至脐窝内。

八、新生儿败血症

1. 什么是新生儿败血症?

新生儿败血症(septicemia of newborn)是指新生儿期致病菌经各种途径侵入新生儿血液循环,并在其中生长繁殖、产生毒素而造成全身性的感染。新生儿时期该病的发生率和病死率均较高,随着全身炎症反应综合征研究的深入,败血症的定义也在不断的扩大,包括内源性感染因子(如肠道菌丛)启动以后所引起的全身炎症与感染,新生儿败血症一般主要是指血液中有细菌存在并持续繁殖,通过血培养可获得阳性细菌结果的一种病理过程,在具有细菌-免疫学诊断方面的证据,而并未获得阳性血培养结果时也可做出诊断,仍是目前新生儿期很重要的疾病,其发生率占活产婴儿的 1‰~10‰,早产婴儿中发病率更高。

2. 新生儿败血症的病因有哪些?

(1)病原菌:不同地区病原菌有所不同,欧美国家 20 世纪 40 年代以 A 组溶血性链球菌占优势,50 年代以金黄色葡萄球菌为主,60 年代以大肠杆菌占优势,70 年代以后 B 组溶血性链球菌(GBS)成为最多见的细菌,大肠杆菌次之,克雷伯杆菌,铜绿假单胞菌,沙门菌也颇重要,近年来表皮葡萄球菌成为美国医院内获得性感染最常见的细菌,我国仍以大肠杆菌和金黄色葡萄球菌最常见,克雷伯杆菌,铜绿假单胞菌和 L 细菌(以 Lister 研究所定名)感染常有报道,表皮葡萄球菌感染不断增加,GBS 虽有报道但不多。

(2)感染途径:新生儿败血症可发生在出生前、出生时和出生后,宫内主要是通过胎盘传播感染;分娩过程中由产道细菌感染引起;出生后感染最常见,细菌可侵入皮肤、黏膜,如消化道、呼吸道、泌尿道、脐部是最易受感染的部位,新生儿产时有呼吸抑制而经过复苏干预,羊膜破水时间过长(>24h),母亲有产时感染或发热。

(3)自身因素:新生儿的非特异性和特异性免疫功能均不完善,IgM,IgA缺乏,体内补体(尤其C3、C5)浓度低,对病变局限能力差,细菌进入体内易使感染扩散而致败血症,男婴和低出生体重儿等相对容易获得感染,随出生体重的下降而发病率与病死率增高。

3. 新生儿败血症有哪些临床表现?

新生儿败血症的临床表现在早期以非特异性症状为主,包括精神不好,反应不佳,哭声减弱无调以及奶欲减退等,在疾病进展时的主要表现如下。

(1)体温改变:多数足月儿表现为发热;而早产儿与未成熟儿则主要表现为体温不升,少数新生儿可出现体温不稳定。

(2)黄疸:表现黄疸过重,消退延迟或在消退后再出现,以及黄疸原因无法解释。

(3)肝脾大:由于炎症反应与脏器的受累而先后出现。

(4)易激惹与四肢肌张力改变:部分新生儿可出现兴奋-激惹症状,也有部分早产儿可表现四肢肌张力减退。

4. 新生儿败血症的治疗措施有哪些?

(1)抗生素:新生儿败血症在未获得血培养结果之前即要选用抗生素治疗,以后根据血培养结果及细菌药敏试验选用抗生素。通常联合应用一种青霉素类和一种氨基糖苷类抗生素作为初选药物。因为这两种抗生素的配伍具有较广泛的抗菌谱并能产生协同作用。在严重感染的病例可选用第三代头孢菌素和青霉素类联合应用。

(2)一般治疗:注意保暖,维持水、电解质平衡及补充热量,及时纠正酸中毒及缺氧,局部感染灶如脐部及皮肤的处理等。

(3)对症治疗:有抽痉时用镇静止痉药,有黄疸给予照蓝光治疗,有脑水肿及时给予降颅压处理。

(4)支持治疗:少量多次输血或输血浆以增加机体的抵抗力。

(5)免疫疗法:新生儿出生时免疫系统发育不完善,特别是低出生体重儿更明显,出生后对各种抗原的刺激反应不敏感,感染后更削弱了自身免疫力。因此,免疫治疗可提高新生儿的免疫力,增强抗感染能力。

5. 新生儿败血症的免疫疗法包括哪些内容?

(1)免疫球蛋白治疗:早产儿因免疫球蛋白水平低,出生后极易发生低免疫球蛋白血症而致严重感染,败血症的发生率和病死率均较成熟新生儿高,足月儿虽无明显的低免疫球蛋白血症,但也可因母体产生的免疫球蛋白缺乏某些特异性抗体,如大肠杆菌、沙门菌抗体而不能控制这类感染。静脉用丙种球蛋白含有大量免疫球蛋白和特异型抗体,因此可用于败血症的辅助治疗。国内外资料推荐剂量:每次0.2～0.5g/kg,每周1次,共用4周。

(2)白细胞的输入:重症败血症患儿,若血中中性粒细胞数降低而骨髓储备白细胞又不能补充粒细胞的缺乏时,输入从正常成人血液中分离出来的多形核白细胞,可增强白细胞对病菌的吞噬功能和杀菌活性,从而降低病死率。

(3)交换输血:重症败血症患儿可通过换血除去血液中的细菌、毒素和酸性代谢产物;清除异常血凝物质,纠正异常血凝过程,供给大量新生儿所缺乏的抗体、补体以及吞噬细胞等,增强机体的抵抗力。交换输血主张用新鲜全血,换血量为160ml/kg,但要注意换血后可能发生的并发症如电解质平衡紊乱、感染、移植性抗宿主反应等。换血疗法适应于经抗感生素治疗无效的重症新生儿败血症。

6. 新生儿败血症的护理措施有哪些?

(1)协助医师采取血培养标本,在抗生素使用之前,体温上升时,此时准确率、阳性率最高。取血量应>2ml,并严格执行无菌技术操作,尽量避免选择股静脉,因污染的概率较其他部位大。同时准确采集其他各种检验标本。

(2)保暖体温不升者可入暖箱,重症患儿可放入开放暖箱进行保暖、监护,并随时准备急救。高热烦躁患儿及时做物理降温,遵医嘱给予镇静。

(3)备好氧气、吸痰器:随时注意吸痰,保持呼吸道通畅,根据患儿缺氧程度调节氧流量。

(4)密切观察病情变化:对突然呼吸困难加重、发绀;巩膜、皮肤黄染加重，尿布着深黄色，大便色白；眼神凝视、烦躁不安或精神差，呕吐加重，肌张力增高、发惊等患儿应警惕肺炎，高胆红素血症及化脓性脑膜炎的发生。同时也应注意观察其他部位新的感染灶，如局部红肿、耳流脓、肢体活动受限等，及早发现、及时报告、早期治疗。

(5)根据病情选择适当的喂养方法：吞咽功能不全或呛奶患儿可用口饲法进行喂养。

(6)保证治疗顺利进行：按医嘱由静脉输入抗生素，按时按量供给水、电解质及营养物质。注意输液速度，根据液体性质进行调节。因病程长，要有计划使用静脉血管，避免不必要的组织损伤。

(7)做好基础护理：保持皮肤清洁，若脐部感染用75%乙醇做局部清洁处理并保持干燥；皮肤脓疱也可用无菌针头刺破，再用75%乙醇擦拭。

(8)做好消毒隔离：接触患儿前后要洗手。皮肤感染、腹泻患儿均应注意隔离。

7. 新生儿败血症的预后如何？

我国新生儿败血症的病死率为10%～20%，其中早产儿尤其极低体重儿可达30%以上。预后的相关因素除与出生体重、地区差别有关以外，还与病原菌的耐药性明显有关，特别是院内获得性感染的多重耐药机制是造成感染扩散与死亡的重要原因。感染扩散的最重要与最易获得的系统为中枢神经(脑膜炎)；其严重结果往往为多脏器功能障碍综合征。

8. 新生儿败血症应如何预防？

(1)做好围生期保健：对孕妇定期做产前检查，分娩过程中应严格执行无菌操作，对胎膜早破，宫内窒息或产程过长的新生儿应进行预防性治疗，对有感染与发热的母亲应用广谱，通过胎盘屏障的抗生素，对有窒息的新生儿的复苏尽量减少交叉感染的机会。

(2)对高危儿加强监测：可能发生败血症的高危新生儿应严密监测，注意观察新生儿面色、吮奶、精神状况及体温变化。

(3)做好皮肤，黏膜护理：应特别注意保持口腔、皮肤、黏膜、脐部的清洁，避免感染或损伤，不要挑“马牙”，割“口腔脂肪垫”，不要用粗糙不洁的布巾擦洗新生儿口腔，以免损伤口腔黏膜，如有感染性病灶，应及时处理，并应用适量抗生素预防感染。

九、新生儿出血症

1. 什么是新生儿出血症？

新生儿出血症（HDN），又名新生儿低凝血酶原血症、新生儿自然出血症。是由于维生素K依赖的凝血因子Ⅱ、Ⅶ、Ⅸ、Ⅹ生理性下降所致的自限性出血性疾病，其特点是突然发病多数于出生后第2天或第3天突然出血，常见出血部位是脐带残端、胃肠道、皮肤等。颅内出血多见于早产儿。病情轻重决定于出血缓急，出血量多少，如治疗及时预后良好。

2. 新生儿出血症的病因有哪些？

维生素K缺乏为主要病因，其缺乏原因有以下几点。

(1)维生素K储存量低：由于维生素K经过胎盘的通透性差，孕母维生素K很少进入胎儿体内，孕母维生素K只有10%可通过胎盘达到胎儿，胎儿维生素K贮量少，故婴儿出生时血中维生素K水平普遍较低，肝内维生素K储存量亦低，早产儿、小于胎龄儿等低出生体重儿血中维生素K水平更低。

(2)摄入不足：母乳中维生素K的含量（15μg/L）仅为牛奶（60μg/L）的1/4，同时母乳喂养儿肠道菌群产生维生素K也较少，初生母乳量又不足等，因此，母乳喂养者发病率较牛奶喂养者高15～20倍，母亲饮食中缺乏维生素K，如绿色蔬菜，豆类，肝及蛋等，更致维生素K的缺乏。

(3)合成不足：维生素K主要由正常肠道菌群合成，初生新生儿肠道菌群尚未建立，影响维生素K的合成，肠道炎症或口服抗生素等可抑制肠道正常菌群，致使维生素K合成不足。

(4)其他：患儿有肝胆疾病，先天性胆道闭锁等，因胆汁分泌减少，可影响维生素K的吸收，加重维生素K缺乏，某些因素可促使维生素K不足的新生儿发生出血，比如母亲产前应用某些药物，如抗惊药、抗凝药(双香豆素)、利福平、异烟肼等,妊娠或分娩过程发生合并症等,可加重维生素 K 缺乏。

3. 新生儿出血症的发病机制是什么?

维生素 K 缺乏之所以导致出血,是由于某些凝血因子的凝血生物活性直接依赖于维生素 K 的存在,凝血因子Ⅱ,Ⅶ,Ⅸ,Ⅹ的谷氨酸残基需要经过羧化过程,它们的谷氨酸残基需羧化为 γ-羧基谷氨酸,具有更多的 Ca^{2+} 结合位点,增加钙结合位点,才具有凝血的生物活性,这一羧化过程需要一种依赖于维生素 K 的羧化酶参与,故这 4 种凝血因子又名维生素 K 依赖因子,如发生维生素 K 缺乏,这 4 种凝血因子就没有活性,上述 4 种凝血因子只是无功能的蛋白质,不能参与凝血过程,发生凝血功能障碍,导致出血。

4. 新生儿出血症的临床表现有哪些?

主要特点是患儿突然发生出血,而其他情况都很正常,也没有严重的潜在疾病,血小板计数和纤维蛋白原均正常,血液中没有纤维蛋白降解产物,注射维生素 K_1 后,可在数小时内出血可很快停止,根据发病日龄及合并症的不同,可分为以下 2 种类型。

(1)早发性出血:少数患婴于娩出过程或出生后 24h 内发生出血,多与孕母用药有关,如抗凝药(双香豆素)、抗癫痫药(苯妥英钠,苯巴比妥)及抗结核药(利福平,异烟肼)等,这些药物可干扰胎儿维生素 K 的功能,出血程度轻重不一,出血部位不同,从轻微的皮肤出血,脐残端渗血至大量胃肠道出血及致命性颅内,胸腔或腹腔出血等。

(2)典型的新生儿出血症:出生后 2～7d 发病,多数于第 2 天或第 3 天发病,早产儿可迟至 2 周,多见于母乳喂养儿,出血程度轻重不等,一般为少量或中量出血,但有些轻度出血可为严重致命出血(如颅内出血)的前驱症状,少数病例可发生消化道或脐端大出血导致休克,出血部位以胃肠道(便血和呕血)最常见,其他有脐带残端,皮肤出血以受压处最多见,受压处呈大片瘀斑,甚至发展成血肿,穿刺部位长时间渗血,鼻出血,肺出血,帽状腱膜下出血,颅内出血,注射部位或手术伤口的渗血,尿血,阴道出血等偶可见到。

5. 新生儿出血症的实验室检查有何表现?

新生儿出血症患儿凝血酶原时间及部分凝血活酶时间延长(凝血酶原时间为对照的2倍以上便有诊断意义),但出血时间,血小板计数正常,有条件的单位可直接测定血中维生素K水平。

6. 新生儿出血症需要与哪些疾病做鉴别诊断?

(1)胃肠道出血:应与咽下综合征、应激性溃疡、消化道畸形和感染引起的消化道出血鉴别,这些患儿无凝血障碍,咽下综合征是新生儿出生时咽下母亲产道的血液或带血的羊水等,于出生后不久即发生呕吐,呕吐物呈棕色,也可有血便,但血量均微,洗胃后可止吐,另外,碱变性试验(Apt试验)有助于鉴别母血及儿血。

(2)产伤性出血:多发生于分娩的先露部位,生后即出现,但需注意产伤偶可与本病同时并存,使出血加重。

(3)其他:如脐部出血应与脐带接扎不紧,脐部感染或肉芽肿等所致出血鉴别,阴道出血应与“假月经”鉴别,遗传性毛细血管扩张症可在新生儿早期发生消化道出血。

7. 新生儿出血症的治疗措施有哪些?

(1)维生素K_1:一旦怀疑本病,应立即给维生素K_1治疗,治疗量为每次1～5mg缓慢静脉注射(1mg/min),注射速度过快可引起面色潮红、支气管痉挛、心动过速及血压下降等不良反应,静脉注射奏效最快,一般在注射后4h内凝血酶原时间即可趋于正常。应避免采用肌内注射,因易引起注射部位大量出血。也可采用皮下注射,药物能被较快吸收,注射后可采用压迫止血。

(2)输新鲜血:出血量较多的患儿,会导致急性失血性贫血和失血性休克,应立即给生理盐水纠正休克,同时根据患儿血红蛋白水平,给予输血,每次输新鲜血10～20ml/kg。轻者可输库存血浆以补充凝血因子。早产儿肝功能不成熟,肝脏不能合成凝血因子,虽用维生素K_1治疗,常不能迅速奏效,最好同时输新鲜血治疗。

(3)禁食:对消化道出血者,要暂时禁食,从肠道外补充营养。

(4)其他:脐部出血要做好包扎。穿刺部位出血要压迫止血。

8. 新生儿出血症的护理措施有哪些?

(1)保护性隔离,避免继发感染。

(2)急性期禁忌洗胃,按医嘱禁食,输液,同时给维生素 K 治疗。

(3)出血量大的患儿要备有新鲜血,以便随时使用。

(4)密切观察病情变化,记录呼吸、脉搏、出血量。发现异常及时报告医师。

(5)消化道出血停止后即开始喂奶,尽量减少禁食时间。

9. 新生儿出血症的预后如何?

与出血部位、程度及治疗是否及时有关。一般预后良好,多于出生后 10d 内止血,不再复发。出血过多,治疗延误者可导致死亡,颅内出血者预后差,重者死亡,幸存者常留后遗症。

10. 新生儿出血症易有哪些并发症?

颅内出血、肺出血、出血性贫血或后遗脑积水。严重颅内出血常遗留各种后遗症。

11. 新生儿出血症应如何预防?

出生后常规给予维生素 K_1 1mg 肌内注射 1 次,可有效防止本病的发生。母乳喂养者,哺乳母亲应多进食含维生素 K 丰富的食物,在出生后 2～3 周再给新生儿注射维生素 K_1 5mg,以预防晚发性出血。孕母接受抗惊厥药物治疗者,应在妊娠末期 3 个月每天口服维生素 K_1 5mg,可防止婴儿生后发生本病。前几年曾认为注射维生素 K 会增加致癌概率,但经过临床对照研究这种观点已被否定。

十、新生儿肺炎

1. 什么是新生儿肺炎?

新生儿肺炎是新生儿期最常见的呼吸道疾病,也是导致新生儿呼吸衰竭、死亡的主要原因。新生儿肺炎可以发生在宫内、分娩过程中或出生后,前两者称宫内感染性肺炎,后者称出生后感染性肺炎。新生儿肺炎由细菌、病毒或原虫引起。

2. 新生儿肺炎的病因有哪些?

由于新生儿呼吸道黏膜对抗病原体入侵的能力差,肺清理的机制不完善,易受病毒、细菌、原虫和衣原体感染。如羊水早破,可使细菌上行感染,污染羊水,造成宫内感染。若产程延长,胎儿缺氧,胎儿过早呼吸,也可吸入污染的羊水而发生肺炎。出生后,其呼吸道黏膜免疫功能低下,上呼吸道感染很容易向下蔓延引起肺炎。感染来源主要是空气污染。

3. 什么是新生儿吸入性肺炎?

吸入性肺炎多因吸入胎粪、羊水、乳汁等引起,也可因吞咽反射不成熟,吞咽动作不协调,食管反流或腭裂等因素引起乳汁或分泌物吸入而引起,早产儿及颅脑及患病儿因吞咽功能不协调,反射差或缺如,易发生呕吐物、乳汁吸入性肺炎。

4. 新生儿吸入性肺炎有何症状?

羊水、胎粪吸入者多有窒息史,在复苏或出生后出现呼吸急促或呼吸困难伴发绀,呻吟,胎粪吸入者病情往往较重,可引起呼吸衰竭、肺不张、肺气肿、肺动脉高压及缺氧缺血性脑病的中枢神经系统表现,一旦并发气胸、纵隔气肿,病情突变甚至死亡,乳汁吸入者常有喂乳呛咳,乳汁从口、鼻流出,伴气急、发绀等,严重者可导致窒息。

5. 新生儿出生后感染性肺炎有何症状?

出生后感染发病较晚,具有以下特点。

(1)症状不典型:由于新生儿咳嗽反射尚未完全形成,所以很少有咳嗽,又由于新生儿胸廓发育相对不健全,呼吸肌软弱,新生儿呼吸运动范围小,呼吸运动表浅,不会深呼吸等特点,其临床表现上缺乏特异性,临床症状往往不典型,呼吸困难仅表现为呼吸不规则,暂停或气促,缺氧严重时可出现青紫现象,肺部听诊时,可听不到肺部啰音,可不发热也可发热或体温不升等。

(2)一般特点:起病前有时有上呼吸道感染的症状,主要表现为一般情况差、呼吸浅促、鼻翼扇动、点头呼吸、口吐白沫、发绀、食欲差、呛奶、反应低下、哭声轻或不哭、呕吐、体温异常,肺部体征早期常不明显,少数可在脊柱两旁闻及细湿啰音或在吸气末闻及捻发音等。

新生儿肺炎最有价值的症状是病儿口吐泡沫,这是新生儿咳喘的一种表现形式,其他表现有精神萎靡或烦躁不安、拒奶、呛奶等。

(3)重症:病情严重者可出现呼吸困难,呼吸频率超过 60/min 或更快、呼吸暂停、点头呼吸和吸气时胸廓有三凹征,出现不吃、不哭、体温低、呼吸窘迫等,严重时发生呼吸衰竭和心力衰竭。

6. 新生儿肺炎实验室检查有何表现?

(1)外周血象:白细胞大多正常或减低或增高,多核细胞不高,血清 IgM 和 IgA 升高。

(2)X 线检查:X 线表现肺纹理增强和肺气肿、斑点状影、片影、肺不张等。

7. 新生儿肺炎的治疗措施有哪些?

(1)加强护理及重症监护:注意保暖,保持室内空气新鲜,有适宜的稳定的温度和湿度。

(2)供氧:加强呼吸管理,保持呼吸道通畅,并注意翻身拍背、吸痰等物理治疗。

(3)肺部理疗。

(4)控制感染,合理应用抗生素。

(5)供给足够的营养及液体。

(6)对症治疗:发生心力衰竭时及时处理并加强支持和免疫治疗。

8. 新生儿肺炎的护理措施有哪些?

(1)病室要空气新鲜,阳光充足,通风 3～4/d,0.5h/次,避免对流风,室温应保持在 26℃左右,湿度 55%～65%。

(2)保持呼吸道通畅,对呼吸困难者,套抬高床头,给予氧气吸入。呼吸道有分泌物应按医嘱及时做超声雾化。须注意雾化前后要清理呼吸道,吸痰前要轻叩患儿背部,促进分泌物的排出。

(3)维持正常体温,体温过高时给予降温处理,体温低于正常时注意保暖。

(4)喂奶以少量多次为宜,必要时用鼻饲法。详细记录出入量。供应热量不足,可静脉补充液体。注意输液勿过多过快,以防心力衰竭、肺水肿。

(5)密切观察病情变化,如体温、脉搏、呼吸等。当患儿突然发生呼吸困难、发绀加重、心率加快、肝脏进行性增大时,提示合并心力衰竭,应立即报告医师。

十一、新生儿寒冷损伤性综合征

1. 什么是新生儿寒冷损伤综合征?

新生儿寒冷损伤综合征(neonatal cold injure syndrome)简称新生儿冷伤,主要由受寒引起,其临床特征是低体温和多器官功能受损,严重者出现皮肤和皮下脂肪变硬和水肿,此时又称新生儿硬肿症(sclerema neonatorum,SN)。

2. 新生儿寒冷损伤综合征的发病原因是什么?

寒冷、早产、感染和窒息为主要病因。

3. 新生儿体温调节功能不足由哪些原因造成?

(1)体温调节中枢发育不成熟。

(2)皮肤表面积相对较大,血管丰富,易于失热。

(3)能量贮备少,产热不足,尤以早产儿、低出生体重儿和小于胎龄儿为明显。

(4)以棕色脂肪组织的化学产热方式为主,缺乏寒战等物理产热方式。因此,新生儿期易发生低体温。

(5)新生儿皮下脂肪组织的饱和脂肪酸比未饱和脂肪酸多,前者熔点高,当受寒或其他原因引起体温降低时,皮质容易发生硬化,出现硬肿症。

4. 新生儿寒冷损伤的机制是什么?

寒冷环境或保温不当可使新生儿失热增加,当产热不抵失热时,体温随即下降,继而引起外周小血管收缩,皮肤血流量减少,出现肢端发冷和微循环障碍,更进一步引起心功能低下表现。低体温和低环境温度导致缺氧、各种能量代谢紊乱和代谢性酸中毒,严重时发生多器官功能损坏。

5. 新生儿寒冷损伤综合征为何受疾病因素影响?

当新生儿严重感染(肺炎、败血症、化脓性脑膜炎等)、早产、缺氧、心力衰竭、休克等情况时体内热能消耗增加，加之有疾病的患儿往往进食少，摄入不足，使氧化产能发生障碍，故产热能力不足。另外，严重颅脑疾病也可抑制尚未成熟的体温调节中枢，使散热大于产热。

6. 新生儿寒冷损伤综合征的患儿会有哪些体征？

（1）低体温全身或肢端冷，体温常在35℃以下，重症低于30℃，仅26℃左右。

（2）硬肿皮肤发凉、硬肿，皮肤呈暗红色或苍黄色，可伴水肿，指压呈凹陷性。下肢皮肤变硬，皮肤紧贴皮下组织不能提起。严重时肢体僵硬，不能活动，触之如硬橡皮样。累及部位依次为下肢、臀、面颊、上肢、背、腹、胸等。

（3）多器官功能损害早期有心音低钝、心率减慢、尿少，严重者可导致肺出血、循环和呼吸衰竭及肾脏等多脏器官损害，合并弥散性血管内凝血而危及生命。

7. 新生儿寒冷损伤综合征的病情如何分度？

见表2-4。

表2-4 新生儿寒冷损伤综合征不同程度及表现

分度	肛温	腋-肛温差	硬肿范围	全身情况及器官功能改变
轻度	≥35℃	>0	<20%	无明显改变
中度	<35℃	≤0	25%～50%	反应差、功能明显低下
重度	<30℃	<0	>50%	休克、DIC、肺出血、急性肾衰竭

8. 新生儿寒冷损伤综合征治疗原则是什么？

（1）复温：针对患儿低体温，首先要采取的是复温，患儿复温期间要注意监测患儿的各项生命体征，包括血压、心率、呼吸等，还要定时监测肛温、腋温、腹壁皮肤温度及环境温度，包括室温和暖箱温度。巡视时要勤给患儿更换体位，避免硬肿部位长时间受压，发生感染。

（2）支持疗法：供给能量和液体，足够的热量有利于体温的恢复，根据患儿情况选择经口喂养或静脉营养，但应严格控制输液量和速度。

（3）合理用药：有感染者根据血培养及药敏试验结果选择抗生素；有出血倾向者用止血药；高凝状态时考虑用肝素，但有 DIC 时慎用肝素；休克时扩容纠酸治疗。

9. 新生儿寒冷损伤综合征皮肤硬肿按什么顺序发生的，硬肿范围如何计算？

一般硬肿发生的顺序为：小腿→大腿外侧→整个下肢→臀部→面颊→上肢→全身。

硬肿范围可按：头颈部 20%，双上肢 18%，前胸及腹部 14%，背及腰骶部 14%，臀部 8%，双下肢 26%计算。

10. 针对患儿低体温，首先要采取的是复温，复温时应注意什么？

复温期间要注意监测患儿的各项生命体征，包括血压、心率、呼吸等，还要定时监测肛温、腋温、腹壁皮肤温度及环境温度，包括室温和暖箱温度。巡视时要勤给患儿更换体位，避免硬肿部位长时间受压，发生感染。

11. 为患儿家长做健康教育时，包括哪些内容？

（1）首先要注意对患儿的保暖，在给孩子换尿布或衣服时，动作要迅速，洗澡前要将衣服预热好，并及时喂奶，保证足够热量的摄入，帮助恢复和保持体温正常。

（2）平时经常注意观察孩子的四肢是否有发凉或发硬的现象，当发现有肢体发凉、体温偏低、下肢皮肤发硬时，要立即给予复温。

（3）复温的原则是逐渐使体温恢复正常，千万不可让体温恢复得太快，一般在 24h 内使其体温恢复到正常的 36～37℃，方法是可以将孩子放在温暖的包被里，在包被外放置热水袋，温度 50℃左右为宜，切忌不可将热水袋与孩子皮肤直接接触，避免发生烫伤。

（4）最安全的方法是把孩子搂在母亲的怀中，以自身体温直接温暖孩子身体，这种方法如同大袋鼠给小袋鼠保温一样，所以称为“袋鼠保温法”。通过以上方法若不能使孩子的硬肿恢复，四肢末端仍然发凉，皮肤硬肿范围扩大超过双腿，体温不回升时，应提醒家长在保暖的条件下来院就诊。

12. 从哪些方面可以预防新生儿寒冷损伤综合征的发生?

(1)要做好围生期的健康教育和保健工作,避免早产、产伤和窒息等,及时治疗容易诱发寒冷损伤综合征的各种疾病。

(2)当新生儿出生后,应尽早开始喂养,保证充足的能量供给。

(3)最后还要注意保暖,产房温度不低于24℃,出生后的新生儿要立即擦干皮肤,用预热的被毯包裹好,若是早产应一直放在暖箱中保暖,直到可以出箱为止,在进行各项护理操作时也要注意保暖,避免暴露过多,体温下降。

十二、新生儿坏死性小肠、结肠炎

1. 什么是新生儿坏死性小肠结肠炎?

是围生期由多种致病因素导致的肠道疾病,多在出生后2周内发病,严重威胁新生儿的生命。近年来发病率有所增加,常见于未成熟儿。临床上以腹胀、呕吐、便血为主要表现,腹部X线平片以肠道充气、肠壁囊样积气为特点。随着对该病认识的加深及静脉营养的应用,死亡率有所下降。

2. 新生儿坏死性小肠结肠炎发病原因是什么?

到目前为止发病原因尚未明了,可能为多种有害因素造成的综合损害。与以下因素有关。

(1)肠壁缺氧缺血:新生儿窒息、缺氧、呼吸窘迫、先天性心脏病、低体温、换血、严重感染、腹泻、血液浓缩以及呼吸衰竭等引起低氧血症或低血容量休克,使血压下降,心搏出量减少。机体为保证脑、心等重要器官的供血,体内血液重新分配,致肠道、皮肤,肾脏供血减少。由于肠道缺血,肠道分泌保护性黏液减少而引起肠黏膜损伤,使肠道内细菌侵入而坏死。

(2)饮食因素:多发生于人工喂养的早产儿。由于免疫球蛋白A(IgA)主要来自母乳,因此,人工喂养儿肠道黏膜缺乏IgA的保护,利于病菌生长与繁殖。另一方面,人工喂养儿奶配方渗透压高于460mOsm/L时,大量的液体必由血液循环转入肠腔,影响血容量和肠系膜的灌注,导致肠道缺血,肠道分泌保护性黏液减少而引起肠黏膜损伤,使肠道受细菌侵入而坏死。

(3)感染及炎症坏死性肠炎:与感染有关,病原多为细菌,以产气杆菌、大肠埃希菌、沙门菌、链球菌、金黄色葡萄球菌等为主。另一方面,临床上也有部分病例在患流行性腹泻时或任何诱因下发生本病。

3. 新生儿坏死性小肠结肠炎主要临床症状是什么?

多见于早产儿和小于胎龄儿,常有窒息史。于出生后 4～10d 发病,早期出现反应差、拒食、呕吐、腹胀、腹泻和便血等表现。轻症仅有中度腹胀,可无呕吐,大便 2～3/d,稀薄,颜色深或带血,隐血试验阳性。重症腹胀明显,可见肠型,大便如果酱样或柏油样,或带鲜血有腥臭味。若不积极治疗,病情急剧恶化,患儿面色苍白、四肢发凉、体温不升、代谢性酸中毒、黄疸加深、呼吸不规则、心率减慢。严重者出现休克、DIC、肠穿孔、腹膜炎等。

4. 新生儿坏死性小肠结肠炎主要检查有哪些?

除做粪便检查,还应做以下检查。

(1)血常规:周围血白细胞增多,以中性粒细胞增多为主,常有核左移,红细胞及血红蛋白常降低。

(2)腹部 X 线平片:可显示肠麻痹或轻、中度肠扩张。

(3)钡剂灌肠检查:可见肠壁增厚,显著水肿,结肠袋消失。

部分病例尚可见到肠壁间有气体,此征象为部分肠壁坏死,结肠细菌侵入所引起;或可见到溃疡或息肉样病变和僵直;部分病例尚可出现肠痉挛、狭窄和肠壁囊样积气。

5. 新生儿坏死性小肠结肠炎的治疗要点?

(1)禁食:一经确诊立即禁食,同时进行胃肠减压,定期抽出胃液。轻者禁食 5～7d,重者禁食 10～14d。当腹胀消失,大便隐血试验阴性可试进食。

(2)静脉供给液体和高营养液禁食或进食不足时,应补充液体和其他营养液。有条件者可输全血、血浆或白蛋白。根据日龄和失水量补充。

(3)抗生素根据细菌培养和药敏试验选择。

(4)合并休克、DIC 时,给予相应治疗。

(5)经内科治疗无效,或有肠穿孔、腹膜炎、明显肠梗阻时,应做手术治疗。

6. 新生儿坏死性小肠结肠炎恢复的喂养要点是什么?

当患儿腹胀消失、大便隐血转阴后,逐渐恢复正常饮食。恢复喂养从水开始,开始只喂开水或5%葡萄糖水,喂2~3次后,如无呕吐或腹胀,再喂乳汁,以母乳为佳,若喂早产儿配方奶,从1∶1浓度开始,初喂3~5ml,以后每次递增2ml,逐渐增加浓度及奶量,在调整饮食期间继续观察腹胀及大便情况。

7. 新生儿坏死性小肠结肠炎的护理要点包括哪些?

(1)监测体温。

(2)减轻腹胀、腹痛,控制腹泻:①立即禁食,肠胀气明显者行胃肠减压;②遵医嘱给予抗生素控制感染。

(3)密切观察病情:①中毒性休克;②大便的次数、性状、颜色及量,保持臀部皮肤的完整性。

(4)补充液体,维持营养:①恢复喂养;②补液护理:准确记录24h出入量。

参考文献

[1] 李静.最新儿科专科护理技术创新与护理精细化查房及健康宣教指导实用全书.北京:人民卫生出版社,2014:67-128

[2] 徐润华,徐桂荣.现代儿科护理学.北京:人民军医出版社,2010:78-85

[3] 薛辛东.儿科学(8年制及7年制).2版.北京:人民卫生出版社,2010:57-203.

[4] 梁启祥,张京芹,巩传言.实用新生儿疾病的治疗与护理.济南:山东大学出版社,2004:32-40

[5] 玛丽兰.梅儿.围生期-新生儿护理.南昌:江西科学技术出版社,2001:50-62

[6] 庞宁,陈飒英.新生儿护理百问.北京:金盾出版社,2012:32-40

第3章

营养与营养紊乱

一、小儿能量与营养的需要

1. 什么是合理的营养？

合理的营养是满足小儿正常生理需要、保证小儿健康成长的重要因素，小儿生长发育迅速，每日需要的营养素相对较多，但其消化功能尚未完善，易发生营养紊乱疾病。为保证小儿的健康成长，在饮食护理中必须掌握食物合理的质和量，才能满足小儿正常的需要。

2. 小儿对能量的需要都有哪几个方面？

(1)基础代谢是在清醒、安静、空腹状态下，在18～25℃的环境中维持人体功能最低热量需要。婴幼儿基础代谢率相对较高，占总热量的50%～60%。婴儿每日需要约230kJ/kg。

(2)食物特殊动力作用是指食物在消化吸收过程中所消耗的热量。蛋白质消耗的热量较高，糖类和脂肪消耗的热量较低。婴儿期占总量的7%～8%；年长儿占5%。

(3)小儿生长发育所需摄入的能量用于构建组织。因小儿处于不断生长发育中，体格增长、各组织器官逐渐成熟需要热量。婴儿时期占总热量的25%～30%，以后逐渐减少，到青春期热量需要又增多。

(4)排泄损失热量即食物不能完全吸收，残留部分排出体外，代谢产物也须从体内排出，一般不超过进食食物热量的10%。

(5)活动所需热量与身体大小、活动类别、强度和时间有关。新生儿只有吸允、啼哭行为，消耗热量较少；以后随年龄增长、活动量加大而不同，约占总热量的15%。

3. 营养素如何分类?

可分为以下两大类。

(1)产能营养素：包括蛋白质、脂肪、碳水化合物。

(2)非产能营养：包括维生素、矿物质常量元素、水、膳食纤维。

4. 婴儿的喂养方式有哪些?

(1)母乳喂养是婴儿最理想的食品，一般健康母亲的乳汁分泌量可满足4～6个月婴儿的营养需要。

(2)混合喂养是母乳与牛乳或其他代乳品混合食用的一种喂养方法，分补授法和代授法。

(3)人工喂养采用配方奶粉或其他兽乳(如牛乳、羊乳、马乳等)喂哺婴儿。

5. 母乳喂养的禁忌证有哪些?

(1)母亲患有活动性传染病，如结核病、肝炎等。

(2)母亲为人类免疫缺陷病毒(HIV)、巨细胞病毒(CMV)、梅毒螺旋体感染者或携带者。

(3)乳房单纯疱疹病毒感染(另一侧无感染乳房可继续喂养)。

(4)母亲正在接受同位素诊疗，或曾暴露于反射性物质下(乳汁内含放射性活性物质)。

(5)母亲正在接受抗代谢药物及其他化疗药物治疗，或对婴儿有影响的药物治疗(直至完全清除之前)。

(6)母亲正在吸毒、酗酒。

(7)新生儿怀疑或明确诊断为遗传代谢谢疾病，如半乳糖血症、苯丙酮尿症等。

注：母亲为乙肝病毒(HBV)携带者，并非哺乳禁忌证，但这类婴儿应在出生后24h内给予特异性高效乙肝免疫球蛋白，继之接受乙肝疫苗免疫。

6. 人工喂养的注意事项有哪些?

(1)选择适宜的奶瓶和奶头。奶头的软硬度与奶头孔的大小应适宜,奶头孔的大小应以奶瓶盛水倒置时液体呈滴状连续滴出为宜。

(2)现配现用,如一次使用不完的奶液应冷藏,24h 内用完。

(3)每次配奶所用食具、用具等均应洗净、消毒。

(4)应定时定量喂养,一般牛奶喂养每 3.5～4 小时 1 次,每日喂 6～7 次,随月龄增加,增加牛奶量,减少喂奶次数。

(5)婴儿的食量个体差异很大,要观察小儿食欲、体重以及粪便的性状,随时调整乳量。

(6)注意喂养的体位,应将婴儿抱起,斜卧于喂食者怀中。

二、蛋白质-能量营养不良

1. 什么是蛋白质-能量营养不良?

蛋白质-能量营养不良是由于多种原因引起的能量和(或)蛋白质长期摄入不足,吸收不良或消耗增加,不能维持正常新陈代谢而导致自身组织消耗的营养缺乏性疾病。

2. 蛋白质-能量营养不良的原因是什么?

(1)膳食供给不足(原发性营养不足)。

(2)疾病因素(继发性营养不良)包括消化道畸形;迁延性腹泻;急、慢性传染病;过敏性肠炎;严重心、肝、肾疾病等造成营养素吸收不良或消耗。

3. 蛋白质-能量营养不良的临床表现有哪些?

(1)先体重不增,后体重下降,甚至皮下脂肪消失。

(2)皮肤干燥,肌张力减低、肌肉萎缩。

(3)精神萎靡,反应差。

(4)食欲缺乏,腹泻、便秘交替。

(5)重要脏器功能损害,如心功能异常等。

4. 蛋白质-能量营养不良可导致哪些并发症?

(1)营养性贫血。

(2)维生素及微量元素缺乏。

(3)感染。

(4)低血糖。

5. 蛋白质-能量营养不良可分为哪几种类型?

蛋白质-能量营养不良可分为体重低下型、生长迟缓性、消瘦型。

6. 蛋白质-能量营养不良的治疗要点有哪些?

早期发现,早期治疗,综合性治疗措施,主要包括以下几点。

(1)调整饮食,补充营养物质。

(2)消除病因,改进喂养方法。

(3)积极治疗原发病。

(4)控制继发感染。

(5)促进消化和改善代谢功能。

(6)纠正并发症。

7. 蛋白质-能量营养不良的护理要点有哪些?

(1)调整饮食,补充营养物质。

(2)供给能量、蛋白质。

(3)补充维生素及微量元素。

(4)尽量保证母乳喂养。

(5)选择合适的补充途径。

(6)建立良好的饮食习惯。

(7)促进消化、改善食欲。

(8)预防感染。

(9)观察病情。

8. 对不同程度的营养不良患儿如何进行饮食管理?

根据营养不良严重程度采取相应措施。轻度营养不良多因膳食供给不足致儿童原发性营养不良,去除病因,改善家长喂养方法或行为,适量补充蛋白质、能量和相应的营养素;中、重度营养不良,应积极治疗原发病,控制感染,高蛋白、高能量饮食,婴幼儿以乳制品为主,较大儿童逐渐增加蛋类、肝泥、肉末、鱼粉等高蛋白食物,必要时使用等热卡配方奶粉、氨基酸混合液或要素饮食。

9. 重度营养不良患儿的病情观察要点有哪些？

重度营养不良可有精神萎靡、反应差、体温偏低、脉细无力、无食欲、腹泻便秘交替等表现，甚至有心脏功能下降、心音低钝、血压偏低、脉搏变缓、呼吸浅表等表现。清晨警惕低血糖的发生。

三、小儿单纯性肥胖症

1. 什么是儿童单纯性肥胖症？

儿童单纯性肥胖是指由于长期能量摄入超过人体的消耗，使体内脂肪过度聚集、体重超过一定范围的一种营养障碍性疾病。目前此病在我国呈逐步增加的趋势。肥胖不仅影响小儿健康，还将成为成年期高血压、糖尿病、冠心病、胆石症、痛风等疾病和猝死的诱因，因此，对此病的防止应引起社会及家庭的重视。小儿单纯性肥胖占肥胖的95%～97%，不伴有明显的内分泌和代谢性疾病。

2. 小儿肥胖症的病因有哪些？

(1)能量摄入过多：是本病的主要原因，如长期摄入淀粉类、高脂肪的食物过多，超过机体代谢需要，多余的能量便转化为脂肪储存在体内，导致肥胖。

(2)活动量过少：是发生肥胖症的重要因素，虽然摄入不多，但消耗减少也可导致肥胖。

(3)遗传因素：肥胖有高度的遗传性，父母皆肥胖的后代肥胖率高达70%～80%；双亲之一肥胖者，后代肥胖发生率40%～50%；双亲正常的后代肥胖只有10%～14%。

(4)其他疾病：进食过快、精神创伤和心理因素等均可引起小儿肥胖。

3. 小儿单纯性肥胖如何诊断？

体重超过同性别、同身高参照人群均值10%～19%者为超重，超过20%以上者为肥胖。其中，超过20%～29%者为轻度肥胖；超过30%～49%者为中度肥胖；超过50%者为重度肥胖。

4. 什么是体重指数？

体重指数是用体重(kg)÷身高(长)的平方(m^2)得出的数字，是目前国际上常用的衡量人体胖瘦程度及是否健康的一个标准。儿童BMI因年龄性别而异。

5. 小儿单纯性肥胖的病理生理变化如何?

肥胖的主要病理改变是脂肪细胞数量的增多或体积增大,在婴儿出生前3个月、出生后第1年和11～13岁这三个阶段为脂肪细胞数量增多时期,在这三个阶段发生的肥胖,主要为脂肪细胞数目增多性肥胖,治疗较困难且易复发。而不在这三个阶段发生的肥胖仅出现脂肪细胞体积增大,而数目无增多,治疗较易奏效且不宜复发。

肥胖患儿可发生代谢和内分泌改变:对环境温度变化的反应不敏感,有低体温现象;血脂和血尿酸水平增高,易并发动脉硬化、高血压、冠心病、痛风等疾病;血清生长激素减少,男性雄激素水平下降,女性雌激素水平增加等。

6. 小儿单纯性肥胖的体格检查特点?

体格检查可见患儿皮下脂肪丰满,分布均匀,以颈、肩、乳、胸、背、腹、臀为明显。严重肥胖者可因皮下脂肪过多,使胸腹、臀部及大腿皮肤出现白纹或紫纹;因体重过重,走路时两下肢负荷过度可致膝外翻和扁平足。女孩胸部脂肪过多应与乳房发育相鉴别,后者可触及到乳腺组织的硬结。男性患儿因大腿内侧和会阴部脂肪过多,阴茎可隐匿在脂肪组织中而被误诊为阴茎发育不良。肥胖小儿性发育常较早,故最终身高常略低于正常小儿。

7. 儿童单纯性肥胖的治疗要点有哪些?

(1)控制饮食。

(2)适量运动。

(3)消除心理障碍。

(4)配合药物治疗。

8. 儿童单纯性肥胖的护理要点有哪些?

(1)饮食疗法:在满足小儿基本营养和生长发育的前提下,限制患儿每日能量的摄入,其摄入量应低于机体消耗的总能量,推荐低脂、低糖和高蛋白质食品,鼓励患儿进食体积大、饱腹感强而能量低的蔬菜类食品,如萝卜、莴苣、冬瓜、竹笋等。尽量避免油炸食品和甜食，养成良好饮食习惯。

(2)运动疗法：是减轻肥胖者体重的重要手段。鼓励患儿选择喜欢和有效的易于坚持的运动，如游泳、散步、打乒乓球等。每日坚持运动不少于30min，活动量以运动后轻松愉快、不感到疲劳为宜。运动要循序渐进，持之以恒。

(3)缓解心理压力：鼓励患儿建立自信心，让患儿参与制订饮食控制和运动计划，自觉接受治疗，解除精神负担，消除自卑心理，建立健康的生活方式。为患儿多创造参加社会交往的机会。

(4)健康教育：向父母宣传科学喂养知识，培养良好的饮食习惯，不偏食高能量的食物。让患儿和家长认识到肥胖的危害，强调减肥是一个长期过程，家长要帮患儿树立信心，坚持饮食和运动治疗。

四、营养性维生素D缺乏性佝偻病

1. 什么是营养性维生素D缺乏性佝偻病？

营养性维生素D缺乏性佝偻病指儿童体内维生素D不足，引起钙、磷代谢失常，产生的一种以骨骼病变为特征的全身慢性营养性疾病。主要见于2岁以下婴幼儿。

2. 营养性维生素D缺乏性佝偻病的病因有哪些？

(1)围生期维生素D不足。

(2)日光照射不足。

(3)生长速度增加。

(4)维生素D摄入不足。

(5)疾病与药物的影响。

3. 营养性维生素D缺乏性佝偻病的临床表现有哪些？

(1)初期：①多见于3个月至2岁的婴幼儿；②神经精神症状：易激惹，烦躁，睡眠不安，多汗，枕秃，夜间啼哭。

(2)激期：①骨骼改变：方颅，前囟宽大，肋骨串珠，郝氏沟，鸡胸，漏斗胸，脚、手镯，膝内翻、膝外翻；②运动功能发育迟缓；③神经精神发育迟缓。

(3)恢复期：①临床症状减轻或消失；②精神活泼；③肌张力

恢复。

(4)后遗症期:①多见于2岁以后儿童;②临床症状消失;③留有不同程度畸形。

4. 营养性维生素D缺乏性佝偻病不同发病期的X线检查有哪些特点?

(1)初期:X线检查可正常或钙化带稍模糊。

(2)激期:X线长骨片显示钙化带消失,干骺端呈毛刷样、杯口状改变,骨密度减低,骨皮质变薄。

(3)恢复期出现不规则的钙化线,以后钙化带致密增厚。

(4)后遗症期:X线检查骨骼干骺端病变消失。

5. 营养性维生素D缺乏性佝偻病不同发病期的血生化检查有哪些特点?

(1)初期:血清25-羟维生素D_3[25-(OH)D_3]下降,甲状旁腺素(PTH)升高,血钙下降,血磷降低,碱性磷酸酶正常或稍高。

(2)激期:除血清钙稍低外,其余指标改变更加明显。

(3)恢复期:血钙、血磷逐渐恢复正常,碱性磷酸酶需1~2个月降至正常。

(4)后遗症期:血生化正常。

6. 营养性维生素D缺乏性佝偻病的治疗要点有哪些?

治疗的目的在于控制病情活动,防止骨骼畸形。

(1)口服维生素D治疗。

(2)加强营养,保证足够奶量。

(3)及时添加换乳期食物。

(4)坚持户外活动。

(5)适量补充钙剂。

(6)严重骨骼畸形者须手术治疗。

7. 营养性维生素D缺乏性佝偻病的护理要点有哪些?

(1)户外活动:活动时间由短到长,从数分钟增加至1h以上,夏季气温太高,应避免太阳直射,可在荫凉处活动,尽量多暴露皮肤。冬季室内活动时开窗,让紫外线能够透过。

(2)补充维生素D:提倡母乳喂养,按时引入换乳期食物。补充维生素D制剂,注意谨防中毒。

(3)加强生活护理,预防感染。

(4)预防骨骼畸形和骨折。

(5)加强体育锻炼。

8. 如何预防营养性维生素D缺乏性佝偻病?

(1)指导孕妇及时、合理补充富含维生素D、钙、磷和蛋白质的饮食,多晒太阳、会晒太阳。

(2)产后加强营养,保证母乳质量。

(3)新生儿维生素D的补充:出生后2周开始每日给予预防剂量维生素D,400~800IU/g,早产儿前3个月剂量加倍。有低钙抽搐史或以淀粉食物喂养为主的患儿应同时补钙。

(4)处于生长发育高峰的婴幼儿更应加强户外活动,给予预防剂量维生素D和钙剂,并及时引入换乳期食物。

(5)积极治疗所患疾病。

9. 维生素D的来源是什么?

(1)母体-胎儿的转运,胎儿可通过胎盘从母体获得维生素D,胎儿体内25-羟维生素D(25-OHD)的储存可满足出生后一段时间的生长需要。

(2)食物中的维生素D含量较少,肉、鱼、奶中含少量维生素D。

(3)皮肤的光照合成,是体内维生素D的主要来源,皮肤中的7-去氢胆固醇经紫外线照射生成内源性维生素D。

10. 如何对维生素D缺乏性佝偻病的患儿及家长进行健康教育?

给孕妇及患儿父母讲述有关疾病的预防、护理知识、鼓励孕妇、患儿多进行户外活动和晒太阳,选择富含维生素D、钙、磷和蛋白质的食物;宣传母乳喂养,尽早开始户外活动;新生儿出生2周后每日给予维生素D400~800IU,合理添加辅食。

11. 怎样评估儿童佝偻病的治疗已达到恢复期?

经适当治疗后患儿临床症状和体征减轻或接近消失,精神活泼,肌张力恢复。血清钙、磷浓度、钙磷乘积随之正常。碱性磷酸酶开始下降，4～6周恢复正常。X线检查骨骼异常明显改善。

五、维生素D缺乏性手足搐搦症

1. 什么是维生素D缺乏性手足搐搦症？

维生素D缺乏性手足搐搦症是指由于维生素D缺乏致血钙降低，而出现惊厥、手足肌肉抽搐或喉痉挛等神经肌肉兴奋性增高的症状，多见于6个月以下小婴儿。

2. 维生素D缺乏性手足搐搦症典型发作有哪些表现？

维生素D缺乏性手足搐搦症典型发作在血清钙低于1.75mmol/L时，可出现惊厥、手足抽搐、喉痉挛。

3. 维生素D缺乏性手足搐搦症隐匿型表现有哪几种？

患儿的血清钙在1.75～1.88mmol/L时，无典型发作的症状，但可以通过刺激神经肌肉引出体征：面神经征、陶瑟征、腓反射。

4. 维生素D缺乏性手足搐搦症治疗要点包括哪些？

(1)急救处理：①吸氧，保持呼吸道通畅：迅速控制惊厥或喉痉挛，可用10%水合氯醛保留灌肠，每次40～50mg/kg；②肌内注射或静脉注射地西泮，每次0.1～0.3mg/kg。

(2)钙剂治疗：尽快给予钙剂缓慢静脉注射或滴注。常用10%葡萄糖酸钙滴注，惊厥发作时可每日注射1～2次。

(3)维生素D治疗：急诊情况控制后，采用维生素D治疗。

5. 维生素D缺乏性手足搐搦症护理要点包括哪些？

(1)控制惊厥、喉痉挛。

(2)防止窒息。

(3)定期户外活动，补充维生素D。

六、维生素A缺乏症

1. 什么是维生素A缺乏病？

维生素A缺乏病以婴幼儿多见，目前仍是不发达国家中威胁儿童健康的主要疾病之一。其临床主要表现为皮肤黏膜改变(毛囊角化、结膜干燥、角膜软化等)和夜盲,还可以在上述改变出现之前出现免疫功能损伤(亚临床状态维生素 A 缺乏)。

2. 维生素 A 的来源?

维生素 A 为脂溶性,其化学名为视黄醇,主要存在于动物食物,如动物的内脏、乳类和蛋类内。另一种维生素 A 的供应来源为胡萝卜素,存在于植物中,深色蔬菜中含量较高,其中最具维生素 A 生物活性的是 β-胡萝卜素,但其在人类肠道中吸收利用率很低。

3. 维生素 A 对人体的生理功能和病理改变?

(1)维持皮肤黏膜的完整性:维生素 A 是调节糖蛋白合成一种辅酶对上皮细胞膜起稳定作用,维持上皮细胞的形态完整和正常功能。维生素 A 缺乏时形成过度角化和腺体分泌减少,累及全身上皮组织。最早受累的器官是眼睛的角膜和结膜,角膜和结膜干燥、软化甚至穿孔。其次为呼吸道,泪腺和泌尿道黏膜。皮肤的改变为毛囊角化,皮脂腺及汗腺萎缩。呼吸道黏膜上皮萎缩、干燥、纤毛减少,防御细菌的能力降低等。

(2)构成视觉细胞内的感光物质视网膜对暗光敏感的杆状细胞含有感光物质视紫红质,是暗视觉的必需物质,维生素 A 对视网膜杆状细胞中的视紫红质的合成具有重要作用。缺乏时可影响视紫红质的合成,影响暗光视觉过程,出现夜盲症。

(3)维持和促进免疫功能维生素 A 缺乏时,免疫细胞内的视黄酸受体表达降低,影响机体的免疫功能,包括细胞免疫和体液免疫功能。

(4)促进生长发育和维持生殖系统正常功能维生素 A 对细胞分化、组织更新有一定影响。参与软骨内成骨,缺乏时长骨形成和牙齿的发育障碍。维生素 A 缺乏时还会引起男性睾丸萎缩,精子数量减少、活力下降,影响女性胎盘发育。

4. 维生素 A 缺乏病的病因有哪些?

(1)摄入不足:维生素 A 不易通过胎盘进入胎儿体内,新生儿血清和肝脏中维生素 A 水平明显低于母体,如果出生后不及时补充极易出现缺乏。长期素食或未及时添加辅食的小儿容易发生维生素 A

缺乏症。

(2)吸收不良:维生素 A 为脂溶性维生素,膳食中的脂肪含量对它的吸收有密切关系。膳食中脂肪含量过低。消化道疾病引起胆汁和胰液的分泌减少及腹泻引起的胃肠功能紊乱等都可影响维生素 A 和胡萝卜素的消化、吸收。

(3)需要量增加:生长发育迅速的早产儿,各种急、慢性传染病,长期发热和肿瘤等均可导致相对缺乏。

(4)影响维生素 A 的储存和利用:肝脏功能异常影响维生素 A 的储存,缺乏蛋白质和锌可影响维生素 A 的转运和利用。

5. 维生素 A 缺乏病有哪些临床表现?

(1)眼部症状:维生素 A 缺乏病的早期表现:①最初为暗适应时间延长,以后再暗光下视力减退,发展成夜盲症;②随后出现眼干燥不适,继而眼结膜和角膜失去光泽和弹性,眼球向两侧转动可见球结膜折叠形成与角膜同心的皱纹圈,在近角膜旁有泡沫状小白斑,即为毕脱斑;③角膜干燥、浑浊而形成溃疡,影响视力,重者发生角膜穿孔、失明。

(2)皮肤损害:初期干燥、易脱屑,有痒感。以后角膜增生,角化物充塞与毛囊并突出于皮面,状似“鸡皮”,摸之有粗糙感。毛发干枯、易脱落,指(趾)甲脆薄多纹、易折断。

(3)生长发育障碍长骨发育迟滞表现为身高落后,牙釉质细胞发育落后并出现牙釉质易剥脱、无光泽、易发生龋齿。常伴营养不良,贫血和其他维生素缺乏。

(4)易患呼吸道和消化道感染性疾病,且易迁延不愈。

6. 维生素 A 缺乏病的诊断标准是什么?

有维生素 A 摄入不足、吸收障碍或消耗增加病史,以及眼部和皮肤的改变,即可做出诊断。

7. 维生素 A 缺乏病有哪些治疗措施?

(1)一般治疗:祛除病因,治疗并存的营养缺乏症。调整饮食给予富含维生素 A 和胡萝卜素的食物。

(2)维生素 A 制剂的治疗:①亚临床状态维生素 A 缺乏者每日

口服维生素A 1500μg/kg(5000IU/kg)即可;②轻症及消化吸收功能良好者每日口服维生素A 1500μg/kg(2.5万~5万IU/kg),分2~3次口服,2d后减至每日口服1500μg/kg;③重症或有消化功能障碍者也可用维生素AD注射剂,每日0.5~1ml(每支0.5ml含维生素A 7500μg,维生素D 62.5μg)深部肌内注射,每日1次,经3~5d病情好转后改为口服,需1~2个月方能恢复。治疗应注意避免维生素A过量而中毒。

(3)眼部病变治疗预防结膜和角膜的继发感染,可应用抗生素眼药水和药膏(0.25%的氯霉素眼药水,0.5%的红霉素或金霉素眼药膏)。如果出现角膜软化或溃疡时,双眼可交替应用抗生素眼药水和消毒的鱼肝油,约1次/h,每日不少于20次。治疗时动作要轻柔,勿压迫眼球,避免角膜穿孔。

8. 维生素A缺乏病如何预防?

(1)提倡母乳喂养,注意膳食的营养均衡。鼓励多食富含维生素A和胡萝卜素的动物性食物和深色蔬菜。

(2)患有慢性消化紊乱及消耗性疾病的小儿应尽早补充维生素A。

(3)正常婴幼儿每日维生素A供给量为400μg,学龄儿750μg,青少年800μg,孕妇1000μg,乳母1200μg。

(4)对维生素A缺乏症高发地区的小儿,口服维生素A1/d预防措施。大于1岁的儿童每次60 000μg(20万IU),6~12个月的婴儿每次30 000μg(10万IU),小于6个月的婴儿每次15 000μg(5万IU),可预防维生素A缺乏。

9. 什么是胡萝卜素血症?

因为进食过多富含胡萝卜素的食物,如南瓜、橘子、胡萝卜,不能全部转化为维生素A,引起血中胡萝卜素水平升高,出现胡萝卜素血症,致使黄色素沉积在皮肤下和皮下组织,表现为皮肤黄染,以鼻尖、鼻唇、手掌和足底部位明显,但巩膜无黄染。停止大量食用富含胡萝卜素的食物后,胡萝卜素血症可在2~6周逐渐消退,不需特殊处理。

七、锌缺乏症

1. 什么是锌缺乏症?

锌缺乏症是机体长期缺乏微量元素锌引起的以食欲缺乏、味觉迟缓、异食癖、生长发育迟缓、皮炎为主要表现的慢性营养障碍性疾病。

2. 锌缺乏症的病因是什么?

(1)摄入不足:这是引起锌缺乏症的主要原因。谷类等植物性食物含锌量比肉、蛋奶等动物性食物少,故素食者易缺锌。生长发育期和营养不良恢复期锌需要量相对增多,孕妇与乳母需锌亦较多。如摄入不足,可致母亲与胎儿、乳儿缺锌。全胃肠道外营养如未加锌或加锌不足可致严重缺锌。感染、发热时锌需要量增加,同时食欲下降,入量减少,易致缺锌。

(2)吸收障碍:各种原因所致的腹泻皆可妨碍锌的吸收。谷类植物中含多量植酸和粗纤维,这些均可与锌结合而妨碍吸收。牛乳含锌量与母乳相似,但牛乳锌的吸收率(39%)远低于母乳(65%)的吸收率,故长期纯牛乳喂养亦可致缺锌。肠病性支端皮炎是一种常染色体隐形遗传病,因小肠缺乏吸收锌的载体,故可表现为严重缺锌。

(3)需要量增加:小儿生长发育迅速,尤其是婴儿对锌的需要量相对较多,易出现缺锌,如早产儿可因体内锌储量不足,加之生长发育较快,而发生锌缺乏,此外,营养不良恢复期、外科术后与创伤后恢复期等锌的需要量亦增加,若未及时补充,易致缺锌。

(4)丢失过多:常见于慢性失血、溶血(红细胞内有大量的锌,随红细胞的破坏而丢失);长期多汗、组织损伤(创伤、烧伤的渗出液含锌);肝肾疾病、糖尿病以及使用利尿剂噻嗪类等(尿中锌排泄量增加);长期使用螯合剂如 EDTA、青霉胺等药物(与锌形成不溶性的复合物);单纯牛奶喂养者(牛奶内有干扰锌吸收的络合物)。

3. 锌的生理功能是什么?

锌是人体所含重要的微量元素之一,参与体内含锌酶和锌依赖性酶的组成和活性,在组织呼吸及蛋白质、脂肪、糖及核算代谢中起重要的作用；此外，味觉素含有锌原子，可维持味觉，促进食欲；锌影响视网膜视黄醇还原酶活性，并参与视黄醛的合成。锌缺乏时可影响感光物质的合成和肝内维生素A的动员而发生夜盲；锌可促进与免疫有关酶的合成，增加机体免疫功能。

4. 锌缺乏症的临床表现是什么？

正常人体含锌2～2.5g，锌参与体内100多种酶的形成，缺锌可影响核酸和蛋白质的合成及其他生理功能。

（1）消化功能减退：锌影响味蕾细胞更新和唾液磷酸酶的活性，使舌黏膜增生，角化不全，以致未敏感度降低，发生食欲缺乏、厌食、异食癖等症状。

（2）生长发育落后：缺锌直接影响核酸和蛋白质合成和细胞分裂，并妨碍生长激素轴的成熟，故常表现为生长发育迟缓，体格矮小，性发育迟缓。

（3）免疫功能降低：缺锌会严重损坏细胞免疫功能而易发生感染。

（4）智能发育迟缓：缺锌可使脑DNA和蛋白质合成障碍，脑内谷氨酸浓度降低，从而引起只能迟缓。

（5）其他：如地图舌、反复口腔溃疡、创伤愈合迟缓、视黄醛结合蛋白减少出现视敏度降低等。

5. 锌缺乏症的实验室检查有哪些？

（1）血清锌测定空腹正常最低值为11.47μmol/L(75μg/dl)。

（2）餐后血清锌浓度反应试验（PICR），测空腹血清锌浓度作为基础水平，然后给予标准饮食(按全天热量的20%计算，其中蛋白质为10%～15%，脂肪为30%～35%，碳水化合物为50%～60%)，2h后复测血清锌，若PICR＞15%，提示缺锌。

（3）发锌测定：不同部位的头发和不同的洗涤方式均可影响测定结果，轻度缺锌时发锌浓度降低，严重时头发生长减慢，发锌值反而增高，故发锌不能反映近期体内的锌的营养状况。

6. 锌缺乏症的诊断依据是什么？

根据缺锌的病史和临床表现，血清锌＜11.47μmol/L；PICR＞

15%,锌剂治疗有效即可诊断。

7. 锌缺乏症的治疗要点是什么?

(1)针对病因治疗原发病。

(2)饮食治疗:鼓励多进食富含锌的动物性食物如肝、鱼、瘦肉、禽蛋、牡蛎等。初乳含锌丰富。

(3)补充锌剂:常用葡萄糖酸锌,每日剂量为锌元素0.5～1.0mg/kg,相当于葡萄糖酸锌3.5～7mg/d,疗程一般为2～3个月。其他制剂如硫酸锌、甘草酸锌、醋酸锌均较少应用。长期静脉输入高能量者,每日锌用量为:早产儿0.3mg/kg;足月儿至5岁0.1mg/kg,>5岁2.5～4mg/d。锌剂的毒性较小,但剂量过大也可引起恶心、呕吐、胃部不适等消化道刺激症状,甚至脱水和电解质紊乱。长期服用高浓度锌盐可抑制铜的吸收而造成贫血、生长迟缓、肝细胞中细胞色素氧化酶降低等中毒表现。

8. 锌缺乏症的护理措施有哪几点?

(1)增加体内锌的含量:改善营养,鼓励母乳喂养,及时添加肝、鱼、瘦肉等富含锌的动物性食物,及坚果、豆类等含锌丰富的植物性食物。

(2)补充锌剂:遵医嘱口服锌剂。口服锌剂最好在饭前1～2h。锌剂的毒性较小,但剂量过大也可引起恶心、呕吐、胃部不适等消化道刺激症状,甚至脱水和电解质紊乱。

(3)预防感染:保持居室空气清新,做好口腔护理和皮肤护理,防止交叉感染。

9. 如何预防锌缺乏?

元素锌的推荐每日摄入量为:0～6个月1.5mg,7～12个月8mg,1～4岁12mg,4～7岁13.5mg。另外要提倡母乳喂养,科学喂养小儿,适量加用锌的强化食品。

参考文献

[1] 沈曲,郑鸿.儿科护士一本通.北京:化学工业出版社,2009:325-433
[2] 蔡文智,谢婉花.儿科护理细节问答全书.北京:化学工业出版社,2013:

425-588
[3] 沈晓明,王卫平.儿科学.8版.北京:人民卫生出版社,2011:144-256
[4] 王敬华.儿科护理学.长沙:中南大学出版社,2009:131-186
[5] 中华医学会肠外肠内营养学分会儿科协作组.中国儿科肠内肠外营养支持临床应用指南.中华儿科杂志,2010,4(6):436-441

第4章

神经系统疾病

一、小儿病毒性脑膜炎和病毒性脑炎

1. 小儿病毒性脑炎和病毒性脑膜炎的定义?

病毒性脑炎和病毒性脑膜炎均是指由多种病毒引起的颅内急性炎症。由于病原体致病性能和宿主反应过程的差异,形成不同类型疾病。若炎症过程主要在脑膜,临床重点表现为病毒性脑膜炎。主要累及大脑实质时,则以病毒性脑炎为临床特征。若脑膜和脑实质同时受累,此时称为病毒性脑膜脑炎。大多患者病程呈自限性。小儿病毒性脑膜炎是儿科临床比较常见的,由各种病毒引起的中枢神经系统感染性疾病,病情轻重不等,轻者可自行缓解。危重者呈急进性过程,可导致死亡及后遗症。

2. 引起小儿病毒性脑膜炎的病因是什么?

小儿病毒性脑膜炎约80%以上是由肠道病毒引起(如柯萨奇病毒、埃可病毒),其次为虫媒病毒(如乙型脑炎病毒)、腮腺炎病毒和单纯疱疹病毒等。不同病毒导致的脑膜炎有不同的发病季节、地理、接触动物史等特点,如肠道病毒感染多发生在夏季,在人与人之间传播;人类虫媒病毒是通过携带病毒的蚊、虱等叮咬致病,常有季节流行性。

3. 小儿病毒性脑膜炎的发病机制是什么?

病毒自呼吸道、肠道或经由昆虫叮咬等途径侵入人体后,先在淋巴系统内繁殖后通过血液循环到达全身各脏器，导致患儿出现发热、头痛、呕吐、腹泻等全身症状。病毒进一步繁殖，通过血脑屏障感染脑实质。另一种途径为病毒直接侵犯中枢神经系统，如单纯疱疹病毒可通过嗅觉神经直接侵犯脑实质，导致病变。

4. 小儿病毒性脑膜炎和病毒性脑炎的临床表现是什么？

病情轻重差异很大，取决于病变主要是在脑膜或脑实质。一般说来，病毒性脑炎的临床经过较脑膜炎严重，重症脑炎更易发生急性期死亡或后遗症。

(1)病毒性脑膜炎：急性起病，或先有上感或前驱传染性疾病。主要表现为发热、恶心、呕吐、软弱、嗜睡。年长儿会诉头痛，婴儿则烦躁不安、易激惹。一般很少有严重意识障碍和惊厥。可有颈项强直等脑膜刺激征。但无局限性神经系统体征。病程在 1～2 周。

(2)病毒性脑炎：起病急，但其临床表现因主要病理改变在脑实质的部位、范围和严重程度而有不同。

①大多数患儿因弥漫性大脑病变而主要表现为发热、反复惊厥发作、不同程度意识障碍和颅压增高症状。惊厥大多呈全身性，但也可有局灶性发作，严重者呈惊厥持续状态。患儿可有嗜睡、昏睡、昏迷、深度昏迷，甚至去皮质状态等不同程度意识改变。若出现呼吸节律不规则或瞳孔不等大，要考虑颅内高压并发脑疝可能性。部分患儿尚伴偏瘫或肢体瘫痪表现。

②有的患儿病变主要累及额叶皮质运动区，临床则以反复惊厥发作为主要表现，伴或不伴发热。多数为全身性或局灶性强直-阵挛或阵挛性发作，少数表现为肌阵挛或强直性发作。皆可出现癫痫持续状态。

③若脑部病变主要累及额叶底部、颞叶边缘系统，患者则主要表现为精神情绪异常，如躁狂、幻觉、失语、以及定向力、计算力与记忆力障碍等。伴发热或无热。多种病毒可引起此类表现，但由单纯疱疹病毒引起者最严重，该病毒脑炎的神经细胞内易见含病毒抗原颗粒的包涵体，此时被称为急性包涵体脑炎，常合并惊厥与昏迷，病死率高。

④其他还有以偏瘫、单瘫、四肢瘫或各种不自主运动为主要表现者。不少患者可能同时兼有上述多种类型表现。当病变累及锥体束时出现阳性病理征。

全身症状可为病原学诊断提供线索，如手-足-口特异分布的皮疹提示肠道病毒感染，肝脾及淋巴结肿大提示EB病毒、巨细胞病毒感染，西尼罗河病毒感染则可能表现为腹泻和躯干皮肤红斑。

5. 小儿病毒性脑膜炎需做哪些检查？

(1)脑脊液检查：多数压力增高，外观清亮，白细胞总数为0至数百，病初多以中性粒细胞为主，以后淋巴细胞为主，脑脊液直接涂片无细菌发现。发病早期应收集大便、咽分泌物和脑脊液等做病毒学诊断，病毒性脑膜炎脑脊液中病毒培养的阳性率虽高于脑炎，但仍有1/3病例无法肯定致病病毒。

(2)脑电图：脑电图均有异常改变，主要为高波幅慢活动，呈弥漫性分布。痫样放电的阳性率也明显高于无菌性脑膜炎。在昏迷病人，脑电图还可以用于诊断临床表现不典型的癫痫发作。在疱疹病毒性脑炎，脑电图可记录到特殊的异常式样，例如周期性一侧痫样放电。

(3)神经影像学检查：对急性脑炎的诊断与评价具有重要意义。对于单纯疱疹病毒脑炎，CT可见高密度强化性病变，位于颞叶底部或额叶。这种病变在MRI的T_2加权像可能更为明显，表现为多发性病灶。CT或MRI均可能发现继发性出血性脑梗死。

(4)病毒学检查：部分患儿脑脊液病毒培养及特异性抗体测试阳性。恢复期血清特异性抗体滴度高于急性期4倍以上有诊断价值。可通过PCR检测脑脊液病毒DNA或RNA帮助明确病原。

6. 儿童行腰椎穿刺的位置如何确定？

婴幼儿以第4—5腰椎间隙为宜；4岁后以第3—4腰椎间隙为宜。

7. 小儿病毒性脑膜炎的鉴别诊断有哪些？

(1)某些药物也可引起类似症状，血中也可出现较高比例的异常淋巴细胞，但血清嗜异凝集反应阴性或抗体效价很低，停用药物后，病情迅速好转,异淋百分比很快下降。此种情况称为传染性单核细胞增多综合征。

(2)急性淋巴细胞白血病Ⅰ型异常淋巴细胞较多时须与病毒性脑膜炎鉴别,必要时做骨髓穿刺明确诊断。

8. 小儿病毒性脑膜炎的治疗措施有哪些?

(1)一般治疗,退热、保证水电解质和营养供给,重症病儿应在ICU监护治疗。

(2)控制惊厥发作,处理颅内压增高和呼吸、循环功能障碍,在未完全除外细菌感染前,应常规给予青霉素等抗生素治疗,疑似疱疹病毒脑炎时,应尽早给予阿昔洛韦治疗,使用地塞米松对急性期病情有一定的疗效。

(3)各种减毒病毒疫苗(麻疹、流行性腮腺炎、风疹等)已明显减少了这些病毒感染性疾病的发病总数。

9. 小儿病毒性脑膜炎的高压氧治疗效果如何?

小儿病毒性脑炎在临床上之所以表现出一系列中枢神经受损症状,是由于脑白质水肿、液化、坏死及充血或点状出血而造成血流淤滞,颅脑水肿,颅压增高,使病变区的循环及供氧发生障碍,在急性期它又阻碍脑组织可逆性损害的恢复。在治疗过程中增加供氧,对于保护脑细胞和促进脑损伤的恢复是关键的治疗,而高压环境下吸纯氧能迅速大幅度增加氧含量,显著提高血氧张力,加强血氧向组织间弥散,在短期内有效地纠正脑和机体的缺氧状态,降低颅内压,减轻脑水肿,改善脑组织血液循环,降低脑代谢,可减慢或中止病变恶化,为受损的脑细胞恢复创造条件。恢复期患儿行高压氧治疗能加速智力、记忆、思维、运动等功能的恢复,减少或减轻后遗症的发生,因此,应积极给予高压氧治疗以促进临床康复。

10. 小儿病毒性脑膜炎的护理措施有哪些?

(1)发热的护理:监测体温、观察热型及伴随症状。出汗后及时更换衣物。体温>38.5℃时给予物理降温或药物降温、静脉补液。

(2)精神异常的护理:向患儿介绍环境,以减轻其不安与焦虑。

明确环境中可引起患儿坐立不安的刺激因素，可能的话，使患儿离开刺激源。纠正患儿的错误概念和定向力错误，如患儿有幻觉，询问幻觉的内容，以便采取适当的措施，为患儿提供保护性的看护和日常生活的细心护理。

（3）昏迷的护理：患儿取平卧位，一侧背部稍垫高，头偏向一侧，以便让分泌物排出；上半身可抬高20°～30°，利于静脉回流，降低脑静脉窦压力，利于降低颅内压；每2小时翻身1次，轻拍背促痰排出，减少坠积性肺炎，动作宜轻柔；密切观察瞳孔及呼吸，防止因移动体位致脑疝形成和呼吸骤停；保持呼吸道通畅、给氧，如有痰液堵塞，立即气管插管吸痰，必要时做气管切开或使用人工呼吸机。对昏迷或吞咽困难的患儿，应尽早给予鼻饲，保证热卡供应；做好口腔护理；保持镇静，因任何躁动不安均能加重脑缺氧，可使用镇静药。

（4）瘫痪的护理：做好心理护理，增强患儿自我照顾能力和信心。卧床期间协助患儿洗漱、进食、大小便及个人卫生等。使家长掌握协助患儿翻身及皮肤护理的方法。定时翻身，用棉垫抬高受压部位，预防压疮。保持瘫痪肢体于功能位置。病情稳定后，及早督促患儿进行肢体的被动或主动功能锻炼，活动时要循序渐进，加强保护措施，防碰伤。在每次改变锻炼方式时给予指导、帮助和正面鼓励。

11. 小儿病毒性脑膜炎的预后如何？

本病病程大多2～3周。多数患儿完全恢复。不良预后与病变严重程度、病毒种类（单纯疱疹病毒感染）、患儿年龄（＜2岁）相关。临床病情重、全脑弥漫性病变者预后差，往往遗留有惊厥及智力、运动、心理行为、视力或听力残疾。

12. 小儿病毒性脑膜炎如何预防？

（1）小儿出生后按时接种计划免疫，这些预防疫苗能防止因感染某些病毒（如麻疹脑炎、流行性乙型脑炎）而造成的脑炎。

（2）远离家中的小动物，如猫、狗、松鼠等。因这些小动物身上可能带有不同种类的病毒，一旦被其咬伤，就可能有病毒进入体内。

（3）对正在流行的传染病（如腮腺炎脑炎、疱疹性脑炎）没有接种疫苗的，要尽可能做好隔离工作。

(4)对于以节足动物为媒体的病毒性脑炎除接种预防疫苗外，还要防蚊虫叮咬，积极采取灭蚊防蚊措施。

二、癫痫发作和癫痫

1. 什么是癫痫？

癫痫是由多种原因引起的脑部慢性疾病，是脑神经元反复发作性异常放电导致突发性、暂时性脑功能失常。临床出现意识、运动、感觉、精神或自主神经运动障碍，多数癫痫在儿童期发病。

2. 什么是癫痫发作？

癫痫发作是脑部神经元发作性异常放电引起脑功能障碍的一组临床症状，表现为意识障碍、抽搐、精神行为异常等，多数癫痫发作持续时间短暂呈自限性。

3. 癫痫发作的病因是什么？

(1)症状性癫痫与脑内器质性、结构性病变有关，又称继发性癫痫。常见病因：①脑部病变：脑发育畸形、脑变性病和脱髓鞘病、中枢神经感染等；②缺氧性脑损伤：肺疾病、休克等缺氧性疾病所致的脑损伤；③代谢紊乱：先天性代谢异常，水、电解质代谢紊乱，维生素缺乏、高血压脑病等；④中毒：异烟肼、类固醇等药物的中毒，铅中毒等。

(2)隐源性癫痫脑内病变不能确定，可能为症状性癫痫。

(3)多种因素均可诱发癫痫发作，如饥饿、劳累、睡眠不足、换气过度等。

4. 癫痫发作的临床表现是什么？

癫痫发作分为局灶性发作与全部性发作两大类型。局灶性发作多表现为面部或四肢部分的抽动，头眼持续向相同方向偏斜，无意识丧失，发作时间在10～20s，发作后无不适症状。全部性发作是临床最常见的类型，又称大发作。表现为突然意识丧失，全身骨骼肌出现强直-阵挛发作。

5. 癫痫发作的临床表现有什么特点？

(1)局灶性感染(单纯、复杂)单纯局灶性发作最常见，表现为面、颈、四肢某部分的强直或痉挛性抽动，无意识丧失，发作时间10～20s；复杂局灶性发作伴有意识部分丧失，精神行为异常。

(2)全部性发作、强直-阵挛发作、失神发作、肌阵挛发作、失张力发作、痉挛发作。

6. 儿童癫痫分为哪几类？

(1)特发性癫痫又称原发性癫痫，在脑部未能找到相关的结构变化及代谢异常，而与遗传因素有关的癫痫，如小儿失神性癫痫、良性新生儿惊厥等是已证实的遗传病的癫痫类型。

(2)症状性癫痫又称继发性癫痫，与脑内器质性病变密切相关，如脑发育畸形、颅内出血、颅内感染、脑外伤、脑肿瘤等。

(3)隐源性癫痫未能找到病因，但疑为症状性癫痫。

7. 什么是癫痫持续状态？

癫痫持续状态是指癫痫一次发作持续30min以上，或反复发作间歇期意识不能完全恢复达30min以上者。临床多见强直-阵挛持续状态，为儿科急症。

8. 癫痫发作和癫痫的治疗要点包括哪些？

(1)一般治疗：注意安全防护。

(2)药物治疗：先选择单种药物、小剂量开始，直至完全控制发作，如单种药物不能控制癫痫，可选用多种药物联合治疗。常见的药物为丙戊酸钠、氯硝西泮、新型抗癫痫药物左乙拉西坦等。

(3)手术治疗：药物治疗无效的难治性癫痫，在充分术前评估的前提下实施手术治疗。

(4)心理及功能障碍治疗：根据患儿心理状态，有针对性进行心理辅导和治疗。

9. 癫痫发作和癫痫常见的护理问题有哪些？

(1)有窒息的危险：与喉痉挛、呼吸道分泌物增多有关。

(2)有受伤的危险：与癫痫发作时的抽搐有关。

(3)潜在并发症：脑水肿、酸中毒、呼吸衰竭、循环衰竭。

10. 癫痫和癫痫发作的护理要点包括哪些？

(1)保持呼吸道通畅。

(2)安全防护:操作时勿强直按压身体,防骨折。发作时防坠床和舌咬伤、骨折等。

(3)病情观察:包括观察癫痫发作状态、呼吸变化、有无循环衰竭以及治疗后症状有无减轻。

(4)保持环境安静,减少外部刺激。

(5)健康教育:宣传防御知识,加强围生期保健。指导家长合理安排日常生活与学习,指导日常用药,重视患儿心理护理,减少其心理负担。

11. 为什么要在婴儿抽搐发作时将患儿的头部偏向一侧?

因为癫痫发作时常伴有气道分泌物过多或呕吐,头偏向一侧的目的是为了防止食物、分泌物等进入气道,防止误吸。患儿癫痫发作时,会存在意识一过性丧失的问题,如果患儿正在吃饭或饮水极易发生窒息甚至误吸。

12. 为什么做脑电图之前要剥夺睡眠?

(1)睡眠期的脑电活动与清醒期的有很大不同,认识睡眠期脑电图的特点对认识睡眠生理机制,判断睡眠周期和诊断与睡眠有关的各种疾病均有重要意义。

(2)睡眠对很多癫痫样放电和癫痫发作有激活作用。临床可采用夜间自然睡眠记录、药物诱导睡眠或剥夺睡眠的方法。

(3)剥夺睡眠要比自然睡眠出现癫痫样放电和癫痫发作概率更大。

(4)根据小儿的不同年龄在检查前夜的不同时间开始禁睡,一般10 岁以上儿童须全夜禁睡,10 岁以下儿童从凌晨 0～3 时后禁睡,婴幼儿比习惯的晨醒时间提前 1～2h 即可。

(5)做脑电图剥夺睡眠的告知由护士完成,只有家长了解并理解患儿做脑电图前剥夺睡眠的意义,才会增加其依从性,使患儿顺利完成脑电图的检查。

13. 儿童癫痫的预后如何?

儿童癫痫总的完全缓解率为 75%～80%,能正常入学者为75%。从发作类型看,儿童失神发作的完全缓解率是 80%,原发性全身强直-阵挛癫痫完全缓解率是70%～80%，原发性良性部分性癫痫完全缓解率是95%～100%，症状性部分性癫痫完全缓解率是35%～65%，婴儿痉挛症有15%～45%的患儿能达完全缓解，但智力正常者只有5%～10%。

三、热性惊厥

1. 惊厥的定义是什么？

热性惊厥是指由于神经细胞异常放电引发全身或局部肌群不自主的强直性或阵挛性收缩，同时伴有意识障碍的一种神经系统功能暂时紊乱的状态，是小儿时期较常见的中枢神经系统功能异常的紧急症状。热性惊厥在婴幼儿更为多见，好发年龄为6个月至5岁，以9～20个月为高峰，其发病率为2%～4%，男孩稍多于女孩。绝大多数热性惊厥孩子5岁后不再发作。

2. 什么是惊厥持续状态？

惊厥发作持续30min以上，或两次发作期间意识不能恢复者称惊厥持续状态，为惊厥危重型，多见于癫痫大发作。由于惊厥时间过长，可引起缺氧性脑损害、脑水肿甚至死亡。

3. 热性惊厥的病因是什么？

热性惊厥大多由于各种感染性疾病引起，其中以上呼吸道感染最为多见。热性惊厥的发作均与发热性疾病中体温骤然升高有关，提示若干家系连锁分析结果提示，热性惊厥的发生常与遗传因素有关，提示常染色体显性遗传伴不同外显率的可能性，其病理基因位点在19p和8q13-21。

4. 热性惊厥的临床表现是什么？

意识突然丧失，多伴有双眼球上翻、凝视或斜视，面肌或四肢肌强直，痉挛或不停地抽动。发作时间可由数秒至数分钟，有时反复发作，甚至呈持续状态。严重的热性惊厥可遗留神经系统的后遗症。

5. 热性惊厥的诊断要点有哪些？

(1)热性惊厥的特点是年龄偏小，多半是6岁以下。

(2)发热高峰期发生惊厥。

(3)惊厥 2 周后复查脑电图正常。

(4)热惊厥家族史。发热可以提高神经细胞的兴奋性,因此,可以诱发癫痫发作,应该注意区别。

6. 热性惊厥的鉴别诊断有哪些?

一般根据年龄、病史、临床表现不难诊断,但一定要与如下疾病相鉴别:①代谢性疾病,如苯丙酮酸尿症、低钙、低钠、高钠、低钾、低血糖、维生素 B_6 依赖症;②各种中毒性脑病;③中枢神经系统病变,包括脑先天性畸形、脑外伤等;④癔症、癫痫等。

上述疾病通常不发热,但有时因惊厥时间较长,也可以引起体温升高。此时发热为惊厥的后果而不是原因。

7. 复杂性热性惊厥的概念和主要特征是什么?

(1)少数热性惊厥呈不典型经过,称复杂性热性惊厥。

(2)复杂性热性惊厥主要特征包括:①一次惊厥发作持续 15min 以上;②24h 内反复发作≥2 次;③局灶性发作;④反复频繁的发作,累计发作总数 5 次以上。

8. 热性惊厥的癫痫危险因素有哪些?

若干因素使热性惊厥患儿发生癫痫的危险性增加,称为癫痫危险因素。主要包括:①复杂性热性惊厥;②直系亲属中癫痫病史;③首次热性惊厥前已有神经系统发育延迟或异常体征。具有其中 2～3 个危险因素者,7 岁时癫痫发生率平均达 9%以上,而无危险因素的热性惊厥不到 1%。对复杂性热性惊厥患儿,若脑电图中新出现痫性波发放,则可能提示癫痫发生的危险性。

9. 出现何种情况考虑诱发癫痫?

(1)发生抽搐之前体温低于 38.5℃。

(2)发病年龄小于 6 个月或大于 6 岁。

(3)发作表现为一侧肢体抽搐或存在局部性发作证据(如双眼向一侧偏斜、口角向一侧偏斜等)。

(4)发作时间较长(一般大于 5min),或意识恢复的较慢。

(5)一次发热病程中出现多次抽搐。

(6)可同时伴有运动、语言发育迟缓。

(7)癫痫病家族史。

(8)怀疑癫痫发作的原发病,如脑部检查有影像学改变、尿筛查可见代谢异常改变。

(9)癫痫的定义中可以认识到,癫痫是大脑神经元的异常放电导致的突然、短暂的、反复的临床发作。因此,一般来说2次以上的发作病史。

(10)脑电图检查中发现与发作相关的棘波、尖波、棘慢综合波等痫样放电波形等。

10. 热性惊厥的处理原则是什么?

对单纯性热性惊厥,仅针对原发病处理,包括退热和其他物理降温措施即可。但对有复发倾向者,可于发病开始即使用地西泮0.02～0.05mg/(kg·次),3/d,口服,连服2～3d,或直到本次原发病体温恢复正常为止,对复杂性热性惊厥或总发作次数已5次以上者,若以地西泮临时口服未能阻止新的发作,可长期口服丙戊酸钠或苯巴比妥钠,疗程1～2年,个别需适当延长,其他传统抗癫痫药对热性惊厥发作的预防作用较差。药物的服用必须是在专科医生的指导下服用,注意不良反应的发生,不可乱用,否则后果严重。

11. 小儿惊厥的护理措施有哪些?

(1)预防窒息的护理:①惊厥发作时不要搬运,应就地抢救;②立即松解衣服领口,去枕取仰卧位,头偏向一侧;③将舌轻轻向外牵拉,防止舌后坠,及时清除呼吸道分泌物及口腔呕吐物,保持呼吸道通畅;④按医嘱给予止惊药物。

(2)预防外伤的护理:①防止皮肤摩擦受损:在患儿的手中或腋下放置纱布;②防止舌咬伤:已出牙的患儿应用纱布包裹压舌板并置于患儿上下磨牙之间;③放置坠床:床边设置床档;④注意床上的一切硬物要移开,以免造成损伤,必要时设专人守护。

(3)高热的护理:①物理降温包括以下几种方法:温水擦浴法;冷敷或冰敷法;冷盐水灌肠法;降温毯法;30%～50%温水酒精擦浴法;②药物降温在物理降温效果不佳或无条件物理降温时,可遵医嘱给布洛芬、对乙酰氨基酚口服或赖氨匹林静脉滴注。

(4)预防脑水肿的护理:①保持安静、避免一切刺激;②吸氧;③针刺人中穴或用抗惊厥药,迅速控制惊厥,避免时间过长引起脑水肿或脑损伤;④按医嘱应用降低颅内压的药物(如甘露醇);⑤密切观察患儿生命体征、意识状况、瞳孔及呼吸节律的变化,发现异常,及时通知医生并处理。

12. 小儿惊厥的预后如何?

惊厥的预后主要取决于导致惊厥的原发病,不同的疾病的预后也迥异,一般来说热性惊厥的预后良好,因严重惊厥而致脑损伤或后遗症者很少见。

(1)热性惊厥的复发:一般认为约 1/3 的热性惊厥有复发,初次发作后 1 年内复发者占 70%,2 年内复发者占 90%。

(2)热性惊厥与癫痫:热性惊厥多数预后良好,仅有极少部分患者可转变为癫痫,其发生率为热性惊厥的 2%～7%。

(3)热性惊厥与智力发育:热性惊厥为小儿惊厥中最常见的一种,预后一般良好,引起智力低下的发生率很低,这是因为一般单纯性热性惊厥,发作次数少、时间短、恢复快、无异常神经征,因此,惊厥发作时对大脑的影响很小,甚至有人认为没有损害。

总之,如热性惊厥之前已有神经系统异常,可能导致将来智力低下,严重惊厥本身也能引起脑损伤而影响智力。

四、小儿脑性瘫痪

1. 什么是小儿脑性瘫痪?

小儿脑性瘫痪又称小儿大脑性瘫痪,俗称脑瘫。是指从出生前到出生后 1 个月内,由多种原因引起的非进行性脑损伤。临床以中枢性运动障碍和姿势异常为主要特征,可伴有癫痫、智力低下、视觉、听觉或语言功能障碍等。在发达国家患病率为 1‰～4‰,我国为 2‰左右,男孩多于女孩,为小儿常见的致残疾病之一。

2. 引起小儿脑瘫的病因是什么?

引发小儿脑瘫的原因有很多,具体归纳为以下几点:父母亲吸烟、酗酒、吸毒;母患精神病;孕期患糖尿病、阴道出血、妊娠期高血压疾病、前置胎盘、先兆流产或服用避孕药治疗不孕的药物、保胎药等；高产次、早产、流产史、双胎或多胎等；胎儿发育迟缓、宫内感染、宫内窘迫，胎盘早剥，胎盘功能不良、脐带绕颈；产钳分娩、臀位产产程长、早产儿或过期产儿低出生体重儿；生后窒息吸入性肺炎；缺氧缺血性脑病、核黄疸、颅内出血、感染、中毒及营养不良等。

3. 小儿脑瘫的临床表现是什么？

(1)患儿突然僵硬：在某些体位，如在仰卧位时给孩子穿衣，屈曲他的身体或拥抱他时感到困难。

(2)松软：婴儿的头颈松软，抬不起头，悬空抱时，其四肢下垂。婴儿很少活动。

(3)发育迟缓：学会抬头、坐和运用双手却迟于同龄孩子，可能用身体某一部分多于另一部分，如：有些患儿常用一只手而不用双手。

(4)进食差：吸和吞咽差。舌头常将奶和食物推出。闭嘴困难。异常行为，可能好哭、易激怒、睡眠差，或者非常安静，睡得太多，或者3个月时还不会笑。

4. 小儿脑瘫的早期症状有哪些？

(1)新生儿或3个月婴儿易惊、啼哭不止、厌乳和睡眠困难。

(2)早期喂养、进食咀嚼、饮水、吞咽困难，以及有流涎、呼吸障碍。

(3)感觉阈值低，表现为对噪声或体位改变易惊，拥抱反射增强伴哭闹。

(4)出生后不久的正常婴儿，因踏步反射影响，当直立时可见两脚交互迈步动作。3月龄时虽然可一度消退，但到了3个月仍无站立表示或迈步者，即要怀疑小儿脑瘫。

(5)过“百天”的婴儿尚不能抬头，4～5个月挺腰时头仍摇摆不定。

(6)握拳：一般出生后3月内婴儿可握拳不张开，如4个月仍有拇指内收，手不张开应怀疑小儿脑瘫。

(7)正常婴儿应在3～5个月时看见物体会伸手抓，若5个月后还不能者疑为小儿脑瘫。

(8)一般出生后4～6周会笑,以后认人。痉挛型小儿脑瘫患儿表情淡漠,手足徐动型常呈愁眉苦脸的样子。

(9)肌肉松软不能翻身,动作徐缓。触摸小儿大腿内侧,或让小儿脚着床或上下跳动时,出现下肢伸展交叉。

(10)僵硬,尤其在穿衣时,上肢难穿进袖口;换尿布清洗时,大腿不易外展;擦手掌时,以及洗澡时出现四肢僵硬。婴儿不喜欢洗澡。

(11)过早发育:小儿脑瘫患儿可出现过早翻身,但是一种突然的反射性翻身,全身翻身如滚木样,而不是有意识的节段性翻身。痉挛性双瘫的婴儿,坐稳前可出现双下肢僵硬,像芭蕾舞演员那样的足尖站立。

5. 小儿脑瘫的主要症状有哪些?

(1)运动障碍:运动自我控制能力差,严重的则双手不会抓东西,双脚不会行走,有的甚至不会翻身,不会坐起,不会站立,不会正常的咀嚼和吞咽。

(2)姿势障碍:各种姿势异常,姿势的稳定性差,3个月仍不能头部竖直,习惯于偏向一侧,或者左右前后摇晃。孩子不喜欢洗澡,洗手时不易将拳头掰开。

(3)智力障碍:智力正常的孩子约占1/4,智力轻度、中度不足的约占1/2,重度智力不足的约占1/4。

(4)语言障碍:语言表达困难,发音不清或口吃。

(5)视听觉障碍:以内斜视及对声音的节奏辨别困难最为多见。

(6)生长发育障碍:矮小。

(7)牙齿发育障碍:质地疏松、易折。口面功能障碍,脸部肌肉和舌部肌肉有时痉挛或不协调收缩,咀嚼和吞咽困难,口腔闭合困难及流口水。

(8)情绪和行为障碍:固执、任性、易怒、孤僻,情绪波动大,有时出现强迫、自伤、侵袭行为。

(9)有39%～50%的脑瘫儿童由于大脑内的固定病灶而诱发癫痫,尤其是智力重度低下的儿童。

6. 小儿脑瘫的诊断依据有哪些？

脑瘫的表现由于病因及分型的不同而各种各样，脑瘫婴儿(6个月以内)的早期症状：①身体发软及自发运动减少；②身体发硬；③反应迟钝及对呼叫无反应；④头围异常；⑤体重增加不良、哺乳无力；⑥固定姿势；⑦不笑；⑧手握拳；⑨身体扭转；⑩头不稳定(斜视、不能伸手抓物、注视手)。

7. 小儿脑瘫应与哪些疾病相鉴别？

进行性脊髓肌萎缩症；运动发育迟缓；先天性肌弛缓；智力低下。

8. 小儿脑瘫的治疗有哪些？

(1)综合康复医疗：如运动疗法，包括粗大运动、精细运动、平衡能力和协调能力训练；如爬行、有目的的指认(鼻、耳等)、训练抓物、持物、起坐、摇摆、扶行(背靠墙、面朝墙)、原地运动(弯腰拾物、抬脚训练、单脚独立、原地起跳)、行、跑；再如物理疗法，包括神经电刺激疗法、温热疗法、水疗法；还有作业疗法即能力训练，但疗效一般。

(2)药物疗法：口服或注射有关药物，脑神经营养药、肌肉松弛药、活血药等。能修复因外伤、出血、缺氧造成的脑细胞膜损害，保护神经细胞，加快神经兴奋传导，改善学习与记忆功能。积极补充多种维生素，如21-金维他。

(3)中医疗法：包括针刺疗法(肌张力高的脑瘫慎用)、按摩疗法、中药疗法。

(4)小儿脑瘫运动疗法：运动疗法是以运动学和神经生理学为基础，使用器具或者治疗者徒手手技或利用儿童自身的力量，通过主动和被动运动，使全身和局部功能达到恢复和治疗的方法。

9. 小儿脑瘫如何预防？

(1)怀孕时应防止风疹病毒感染，怀孕后进行定期健康检查，注意排除难产的因素，如果有高血压、糖尿病应积极治疗。保证营养，防止早产。避免不必要的服药。按预产期选择好产院，有准备地进行安全分娩。

(2)婴儿出生后重点保护未成熟儿，窒息、重症黄疸婴儿，并进行必要的处理，如吸氧、进保温箱等。脑损伤儿应建卡随访，定期筛查。

(3)鼓励母乳喂养为婴儿进行二三联疫苗、脊髓灰质炎、风疹或结核的免疫接种。

(4)教育家长识别脑膜炎的早期症状,如发热、颈硬、嗜睡等,一旦发现,及时治疗。

(5)发热病儿要脱去衣服,温水擦身,足量饮水,及时治疗。

(6)教育家长要注意为腹泻儿童补水,如果腹泻严重,应及时就诊。

(7)对运动发育落后,姿势异常,哺乳不良,惊叫不睡,肌肉过软或过硬者,应注意脑部病变。

10. 脑性瘫痪的护理要点包括哪些?

(1)饮食护理:保证充足的营养供给。

(2)功能训练:体能运动、生活技能、语言的训练。

(3)安全管理:保证环境安全,专人护理。

(4)心理关爱:社会、家庭、学校全方位的关爱。

(5)健康教育:预防引起脑瘫的各种危险因素,以家庭教育为主。

11. 小儿脑性瘫痪的预后如何?

尽管脑瘫患儿的期望寿命比一般人群短,但90%以上可以活到成年乃至老年。脑瘫患儿的预后与以下因素有关。

(1)与脑损伤的程度有关:如重症脑瘫患儿由于运动功能障碍严重、进食困难、身体虚弱,加之合并有一种或多种合并症,因此预后较轻症脑瘫差。

(2)与是否早期发现、早期干预有关:小儿脑瘫的早期发现和早期干预,是抑制异常运动发育,促进正常运动发育,防止挛缩和畸形的关键。因此,早期发现和早期干预,早期控制并发症可以取得最佳的康复治疗效果。

(3)与康复治疗有关:小儿脑瘫应该做到早期发现早期康复治疗,同时应该做到持之以恒和正确的康复治疗,综合性的康复治疗。不应该仅仅迷信于某一种治疗方法,如"一次手术解决终身问题"的说法是不科学和不实事求是的。康复治疗的方法不得当,可能产生适得其反的效果,加重病情。

(4)与康复预防有关:做好脑瘫的三级预防和并发症、继发损伤的预防,对于脑瘫的预后十分重要。

(5)与社会因素有关:包括脑瘫患儿自身和家庭成员在内的全社会对残疾和康复的认识,对于脑瘫患儿的康复效果及将来能否真正回归社会、成为主流社会成员十分重要。脑瘫的预后与是否开展社区康复,是否将医疗康复、教育康复、职业康复和社会康复有机地相结合直接相关。当然,脑瘫的预后还与家庭的文化、经济状况、社会的发展水平有关。

五、急性感染性多发性神经根神经炎

1. 什么是吉兰-巴雷综合征?

急性感染性多发性神经根神经炎又称吉兰-巴雷综合征,是儿童时期常见的急性周围神经系统病变的一种疾病。本病以夏秋季为高发季节,农村多于城市,常见10岁以内小儿。临床可见以急性、对称性、弛缓性肢体瘫痪,伴有周围性感觉障碍为主要特征。病程自限,大多数在数周内恢复。严重者急性起病,死于呼吸衰竭。

2. 吉兰-巴雷综合征的病因及发病机制是什么?

急性感染性多发性神经根神经炎,病因及发病机制并不明确。发病机制仍在研究之中。可能与病毒感染等前驱症状所诱发的脱髓鞘病变有关,并涉及细胞和体液免疫功能紊乱。65%以上病人患病前有病毒感染史。此外,受凉、疲劳也是本病的诱发因素。

3. 吉兰-巴雷综合征的临床表现是什么?

(1)前驱感染:一年四季均可发病,7～9月为高峰。起病前1～6周,为非特异性病毒感染,有数天的上呼吸道感染或轻度肠道感染病史。部分患儿有受凉或劳累诱发因素。

(2)起病初期:先有肌肉不适或疼痛,常出现下肢肢体无力、麻木、疼痛,尤其在大腿前后侧,疼痛感觉尤为明显,可伴有发热,2周内达到高峰。

(3)运动障碍：自肢体远端开始，首先表现为行走无力，易摔倒，肌肉呈对称性无力，2～3d，发展到上肢、腰背、躯干，患儿不能坐起和翻身，手足下垂，肢体瘫痪等，随着病情的逐渐发展，肢体近端也呈弛缓性瘫痪。

(4)脑神经障碍：表现为不能抬头，吞咽困难、进食时有呛咳，患侧眼裂增大，鼻唇沟变浅或消失，口角向健侧歪斜。

(5)呼吸障碍：呼吸肌麻痹后，可使呼吸浅表、咳嗽无力、声音微弱、呼吸困难。单纯的肋间肌麻痹，吸气时胸廓下陷，上腹隆起。如单纯膈肌麻痹，则吸气时上腹部下陷呈现矛盾样呼吸。

(6)自主神经障碍：自主神经受累时，表现可有视物不清、多汗、面色潮红、腹痛、直立性低血压、心律失常，甚至发生心搏骤停。

(7)感觉障碍：年长儿可诉手足麻木、疼痛，早期可出现手套或袜套状感觉减退。

4. 吉兰-巴雷综合征的辅助检查有哪些?

(1)血液：中性粒细胞增高，血清免疫球蛋白 IgM、IgA、IgG 均有增高。IgM 增高最为显著。肌酸激酶可轻度升高。

(2)脑脊液检查：80%～90%患儿脑脊液蛋白含量逐渐增高，2～3 周可达正常时的 2 倍，4 周后逐渐下降。细胞数正常，蛋白细胞分离现象为本病的特征，糖含量正常，细菌培养阴性。

(3)神经传导功能测定：运动及感觉神经传导速度显著减慢，10 岁以上的患儿神经速度更慢，神经传导速度的减慢往往与其外周神经髓鞘抗体升高一致，肌电图显示急性肌肉失神表现，混合肌肉动作电位幅度减低有纤颤电位。

5. 吉兰-巴雷综合征的并发症有哪些?

由于本病患儿常会出现长时间卧床，故容易并发坠积性肺炎、脓毒血症、压疮、深静脉血栓形成、肺栓塞、尿潴留、焦虑、抑郁等症，且若病变累及呼吸肌可致死。

6. 吉兰-巴雷综合征的治疗原则有哪些?

生命支持、对症处理、呼吸肌麻痹抢救。药物治疗、血浆置换和静脉滴注大剂量免疫球蛋白能明显地缩短病程，改善预后。

7. 吉兰-巴雷综合征的护理措施有哪些?

(1)呼吸功能维持:评估清理呼吸道无效的程度。保持室内空气新鲜、温湿适宜,温度20～22℃,湿度55%～60%,每2～4小时观察患儿的神志、面色、呼吸、心律、心率、血压及胸廓起伏的深度,了解患儿呼吸肌及膈肌麻痹的情况;保持呼吸道通畅,鼓励患儿咳嗽、有咳嗽动作时应双手挤压膈肌,协助排痰。及时清理口鼻腔分泌物。口腔护理2～3/d。呼吸困难者应给予低流量氧气吸入。患儿自主呼吸不能提供足够的氧气量时,可遵医嘱给予机械人工呼吸;烦躁者可遵医嘱给予镇静药;每1～2小时监测呼吸机的各项指标,观察患儿生命体征,每1～2小时翻身、拍背1次,促进痰液排出,防止发生坠积性肺炎。

(2)皮肤的护理:评估皮肤受压的程度。保持床单位的干净、整洁、无渣屑。衣服无皱褶,可将衣服反穿于身上,便于进行操作。骨隆突处给予棉垫或减压贴保护,定时翻身,减轻局部皮肤压力,防止压疮发生。每日用温水擦浴一次,并做全身按摩。每日评估皮肤的完整程度。

(3)营养维持:评估患儿的营养状况。监测患儿的营养摄入情况。每周测体重一次。给予高蛋白、高热量、高维生素易消化的饮食,少量多餐,根据患儿的咀嚼和吞咽能力,给予流食或半流食,并添加患儿喜爱的食品,促进食欲。不能进食者,遵医嘱留置胃管。必要时,静脉给予高营养支持疗法。

(4)预防感染:保持病室空气新鲜、温湿度适宜,病室每日空气消毒2次,缩短探视的时间与次数。严格执行无菌操作技术。与感染的病人分室居住,尽量避免接触。根据天气变化增减衣服,防止受凉。

(5)运动障碍的护理:评估躯体障碍的损伤程度。急性期保持瘫痪肢体功能位置,肢体做被动锻炼;恢复期进行肢体的被动或主动功能锻炼,如吹气球、手握笔、持物、抬腿等,恢复肢体活动功能。肢体功能锻炼时,要循序渐进,防止意外发生。协助生活护理,完成日常生活能力。

(6)对症护理:评估体温的变化程度。每4小时测体温1次。保持体温在36～37.4℃。体温增高时可给予物理降温或药物降温。遵医嘱给予抗生素。

(7)心理护理根据不同年龄的患儿采取不同的安慰方式,根据家长的理解程度,告知患儿的病情及治疗方法和目的,使其主动配合,增强战胜疾病的信心。

8. 吉兰-巴雷综合征的预后如何?

吉兰-巴雷综合征可自行缓解,预后一般良好。少数发展迅速,早期脑神经即受影响,四肢瘫痪,出现呼吸困难和心动过速,预后不良。预后取决于患者年龄,病前感染史,以及治疗方法和时机等。早期有效的治疗吉兰-巴雷综合征,合理使用辅助呼吸对预后至关重要,大部分患者可完全恢复或仅留下轻微的下肢无力。

六、小儿急性颅内压增高症

1. 什么是小儿急性颅内压增高症?

急性颅内压增高,简称颅内高压,是多种疾病引起脑实质及颅内液体量增加所致,临床上常出现头痛、呕吐、视乳头水肿的一种较为常见的综合征。重者可迅速发展成脑疝而危及生命。

2. 小儿急性颅内压增高症的病因是什么?

(1)急性感染:颅内感染如各种病因引起的脑炎、脑膜炎等。全身性感染如中毒性痢疾、中毒性肺炎、败血症、暴发性病毒性肝炎等。

(2)中毒:如氧化碳中毒、乙胺嘧啶中毒、酒精中毒、苯中毒、二氧化碳中毒以及某些食物中毒等。

(3)颅脑损伤:如外伤性颅脑损伤、分娩性颅脑损伤等。

(4)颅内占位性病变:如脑肿瘤、脑脓肿、脑囊虫病等。

(5)脑血循环障碍:如脑血管栓塞、脑血栓形成、脑血管畸形等。

(6)其他:如肾炎、心搏骤停、癫痫、DIC、水电解质紊乱(低钠血症、水中毒)等。

3. 小儿急性颅内压增高症的发病机制如何?

颅内压正常时保持相对恒定70～200mmH_2O(0.69～1.96kPa)。

导致颅内压增高征的疾病很多,因此,其发病机制也因不同疾病而异。如颅内占位性病变可因其容积的增大而引起颅内压增高;脑脊液循环障碍时,发生脑积水,可致颅内压增高;动脉血二氧化碳分压增高或严重缺氧时,可因脑血管扩张、脑血流量增加而引起颅内压增高;严重感染或中毒时,可致脑血管通透性增加,脑细胞及细胞间水分增加,形成急性弥漫性脑水肿,便引起颅内压增高。

4. 小儿急性颅内压增高症的临床表现是什么?

颅内压增高的症状轻重,与颅内压增高的程度和速度有关。其主要症状和体征包括以下内容。

(1)剧烈头痛是最常见的症状:颅内压增高时,由于脑膜、血管或神经受压、牵扯,或因炎性变化的刺激引起头痛。头痛开始时程度不重,以后进行性加重且较剧烈,甚至有撕裂样感觉,清晨多较重,常因咳嗽或用力而加剧。婴幼儿因颅缝裂开、前囟膨隆,起到缓冲作用,头痛不如儿童与成人明显,又因不能自诉,病儿常表现为躁动不安,或用手拍打头部,新生儿常表现睁眼不眠和尖叫。

(2)喷射性呕吐:由于颅内压增高,刺激延髓呕吐中枢所引起。很少恶心,与饮食无关。早起时重,以后不定时。

(3)烦躁不安:在出现头痛呕吐的同时,常有烦躁不安的表现,有时尖声惊叫,不能使之安静,这种情况往往是出现意识障碍的先兆症状。

(4)意识障碍:常在出现头痛、呕吐和烦躁之后。早期表现为淡漠、迟钝、昏睡或躁动等,若颅内压进一步发展,则发生昏迷。这是颅内高压引起两侧大脑皮质广泛损害和脑干网状结构的损伤所致。

(5)肌张力增高和抽搐:由于脑干网状结构受刺激,肌张力明显增高,当颅内高压刺激大脑皮质运动区时,可出现惊厥。

(6)血压、脉搏及呼吸的改变:刺激延髓血管运动中枢时,可产生代偿性血压增高。如延髓迷走神经核受压时,脉搏可减慢。延髓呼吸中枢受到损害时,呼吸开始增快,严重时呼吸节律不整,甚至暂停。

(7)眼底改变:可复视、落日眼、视物模糊甚至失明等。眼底多有双侧视乳头水肿。

(8)脑疝:颅内高压征如果得不到及时有效的治疗,病情继续发展,颅内压不断增高,出现两侧瞳孔大小不等,呼吸节律不整及颈项强直时,应考虑发生脑疝的可能。临床上脑疝主要有以下两型:小脑幕切迹疝(颞叶沟回疝);小脑扁桃体疝(枕骨大孔疝)。

5. 小脑幕切迹疝临床表现有什么特点?

(1)颅内压增高症状:剧烈头痛、频繁呕吐、烦躁不安。

(2)意识改变:表现为嗜睡、浅昏迷以至昏迷。

(3)瞳孔变化:双侧瞳孔不等大,光反射消失。

(4)运动障碍:出现对侧肢体上运动神经元瘫痪。

(5)生命体征紊乱:血压升高、呼吸慢而深,脉搏慢而有力。

6. 枕骨大孔疝临床表现有什么特点?

(1)颅内压增高的症状。

(2)颈项强直、强迫头位。

(3)生命体征紊乱较早,意识改变较晚。

(4)早期出现呼吸暂停。

7. 小儿急性颅内压增高症的诊断依据是什么?

颅内高压征的诊断主要依据为颅内高压的临床表现,如头痛、呕吐、躁动不安、脉搏缓慢、血压偏高,婴儿前囟饱满以及眼底改变等。结合有导致颅内压增高的疾病存在,即可做出诊断。在颅内压增高的基础上,特别是在腰椎穿刺后,若出现瞳孔不等大,呼吸节律改变,则提示小脑幕切迹疝,若突然发生深昏迷、瞳孔固定并出现呼吸衰竭甚至突然呼吸停止,则应考虑小脑扁桃体疝的可能性。此外,根据临床需要及条件,可选择以下几项检查作为病因学诊断的依据。

(1)脑超声波检查:幕上肿块(包括血肿、脓肿、肿瘤)可使中线偏移。

(2)颅骨透照法:适应于婴儿,有助于脑积水、双侧或单侧硬脑膜下积液的诊断。

(3)头颅X线摄片检查:颅内高压可表现为颅骨指压痕增加,蝶鞍扩大,婴幼儿还可见颅缝增宽等。

(4)硬脑膜下穿刺:有硬脑膜下血肿、积液或积脓等,应做硬脑膜下穿刺。

(5)腰椎穿刺测脑脊液压力:怀疑为颅内高压者,腰椎穿刺要慎重,以免诱发脑疝。

(6)电子计算机X断层扫描(CT):是一种无损伤性的可靠诊断方法,对于原因不明的颅内高压病儿,做CT检查,有助于寻找病因,如颅内肿瘤、脑脓肿、颅内出血及脑积水等。

8. 小儿急性颅内压增高症如何治疗?

急性颅内压增高征病情进展迅速,经常危及生命,若能早期明确病因,对症治疗,可使病儿生命得以挽救,但有时也会残存智力障碍等后遗症。因此,必须力争早期诊断,及时而合理治疗。

(1)病因治疗:去除病因,制止病变的继续发展,是治疗的根本。重症感染者应给予抗生素;循环障碍者应改善脑血液循环;呼吸衰竭者应增加通气功能,排出潴留的二氧化碳;颅内占位性病变则须进行手术治疗。

(2)降低颅内压:降低颅内压系利用脱水剂、利尿剂以及肾上腺皮质激素等药物使颅内压降低。

(3)肾上腺素皮质激素的应用能改善血脑屏障功能、降低毛细血管屏障与神经细胞膜的通透性,减少脑脊液的生成,增加Na^+、K^+、Cl^-的排泄而利尿,并有非特异性抗炎作用,故对脑水肿有较好的疗效。

(4)强心苷类药物能抑制脑室脉络丛细胞的Na^+、K^+及ATP系统,使脑脊液生成减少,尤以地高辛作用最好,在使用时应按毛地黄量给药,之后给维持量。如剂量过小反可使脑脊液生成增加。

(5)液体疗法:急性颅内压增高征的液体疗法原则为"补脱兼顾"。不宜过分强调限制入水量,也不应过分补液。要保持病儿呈现轻度脱水状态,即双眼稍下陷,眼球张力稍低,但皮肤弹性及血压正常,尿量适宜。既要防止脑水肿的加重,又要避免电解质紊乱或出现脱水性休克。

(6)氧疗法:缺氧可致脑水肿,脑水肿又使颅内压增加和加重脑缺氧。因此,氧疗法对小儿急性脑水肿的治疗极为重要,可提高治愈率，减少后遗症。

（7）人工冬眠及物理降温：氯丙嗪可抑制皮质下中枢，起镇静作用，较大剂量可使体重下降，基础代谢率降低，脑耗氧量减少，并增加脑对缺氧的耐受性。

（8）呼吸兴奋剂与镇静剂的应用：急性颅内压增高症若出现呼吸不规则或减慢等呼吸衰竭征象，同时也发生惊厥，对此情况可交替使用呼吸兴奋剂与镇静剂，因这两类药物对神经中枢的作用部位不同，故不互相干扰。

（9）促进脑细胞功能恢复的药物：常用有三磷腺苷（ATP）、细胞色素C、辅酶A、肌苷、γ-氨酪酸等。其中ATP为人体中一种重要的辅酶，也是推动钠泵的主要动力，故为临床所常用。

9. 小儿急性颅内压增高症的护理措施有哪些？

（1）严格卧床休息，保持安静，卧床姿势要求头部抬高15°～30°，以利头部血液回流，减轻颅内压。

（2）有脑疝前驱征时，以平卧、头部稍低为宜，以防脑疝发生。

（3）要保持头部稳定，避免不必要的搬动，以免促使脑疝形成。

（4）对昏迷病儿，应注意做好眼、耳、鼻、口腔和皮肤的护理，防止发生并发症。

（5）注意呼吸道畅通，防止痰液堵塞和剧烈咳嗽。

（6）为了按时服药和维持适当营养，在意识恢复清醒前，一律采用管饲。

10. 使用20%的甘露醇时有哪些注意事项？

（1）15～30min进入才能达到高渗利尿的目的。注射过快，可产生一时性头痛加重、视物模糊，眩晕及注射部位疼痛；注射过慢，将影响脱水效果。

（2）避免药物外漏引起组织坏死，一旦发生药物漏出血管，需要尽快用红霉素软膏外敷，或用25%～50%硫酸镁局部湿敷和抬高患肢。

（3）甘露醇在室温较低时易产生结晶，冬季使用时需略加温溶解后静脉注射，静脉滴入时最好应用带过滤网的输液器，以防甘露醇结晶进入血管内。

七、小儿多发性硬化

1. 什么是小儿多发性硬化？

小儿多发性硬化为一种累及中枢神经系统白质的自身免疫性脱髓鞘性疾病，是以病灶播散、多发，病程常有缓解与复发为特征。起病常在成年早期，但近年来也有较多儿童病例的报告。由于脑和脊髓内存在着多灶的脱髓鞘斑块，临床上常表现为神经系统多部位的功能障碍。

2. 小儿多发性硬化的病因是什么？

病因尚不明确。目前认为本病是由于病毒感染所诱发的T淋巴细胞介导的自身免疫性疾病。免疫抑制功能丧失或免疫平衡失调是多发性硬化的主要发病机制。遗传因素及环境因素在本病的发病中也起着某些作用。

3. 小儿多发性硬化的临床表现有哪些？

发病年龄多为20～40岁，10岁以下发病者占3%～5%。起病可急可缓，儿童患者起病多较急。首发症状有视力减退（单眼或双眼）、复视或眼外肌麻痹，单肢或多肢麻痹，感觉异常，共济失调，尿、便障碍，智能或情感改变等。多发性硬化发病常从某一局灶性症状开始，随后或同时出现一个或数个与前一症状无明显关系的症状，即标志着中枢神经系统内存在多个病灶，从而表现为本病的临床特征。本病的典型病程是缓解与复发交替发生。每一次复发均遗留新的、永久性神经功能损害。典型的缓解与复发患儿占2/3；少部分患儿表现为良性型，即发作次数少（1～2次），神经损害轻，恢复几乎完全；另有部分病例病情持续进展而无明显缓解，称为进展型；极少数病例起病急骤，发展迅速，常于发病数周或数月死亡，称为急性型或恶性型。

4. 小儿多发性硬化的辅助检查有哪些？

（1）脑脊液检查：细胞数轻度升高或为正常，主要是淋巴细胞；糖和氯化物正常;蛋白质正常或轻度升高;70%~90%病例免疫球蛋白可增高;脑脊液IgG指数增高;寡克隆区带阳性;病情复发或恶化期可测出髓鞘碱性蛋白抗体阳性。

(2)电生理学检查:多数患者可有异常脑电图,如高波幅慢波,但并无特异性。视觉诱发电位、脑干诱发电位及体感诱发电位检查结果如异常,可提供多发性亚临床病灶的客观证据,有助于多发性硬化的早期诊断。

(3)CT或MRI检查:CT或MRI检查可显示脑室周围白质内的脱髓鞘病灶,MRI被认为是诊断脑白质病最敏感的技术,对多发性硬化的早期诊断有重要价值,一组对3~15岁儿童的观察发现,CT的阳性率为42%,MRI的阳性率则为87%,且多显示多灶性损害。

5. 小儿多发性硬化的诊断标准是什么?

(1)2次或2次以上发作,每次持续时间24h以上。临床症状和体征提示有2个或2个以上病变部位。

(2)有2次发作,临床表现有1个病变部位,另一个为亚临床病变证据,每次持续时间24h以上。临床确诊多发性硬化病程大于1个月,发作间期即缓解期必须大于1个月。

(3)实验室检查支持确诊多发性硬化:2次发作,临床症状和体征反映1个病变部位或1个亚临床病变部位证据,脑脊液寡克隆区带阳性或IgG含量增加等。

6. 小儿多发性硬化的治疗包括什么?

主要为免疫抑制剂的治疗,如皮质类固醇、环磷酰胺或血浆交换疗法等。甲泼尼龙冲击治疗加口服泼尼松是目前常用的治疗方案,可减少由视神经炎转变为多发性硬化症的发生率。大剂量丙种球蛋白也可试用,但价格较贵。

同时应做好生活护理,避免感染、发热、外伤、过度疲劳,急性期应卧床休息,减少精神紧张。恢复期可进行体育疗法,促进神经功能的恢复。

7. 小儿多发性硬化症的日常防护保健措施有哪些?

(1)预防感冒:感冒是多发性硬化患儿病情反复的一大诱因,所以遇到天气变化时，及时的加减衣物，避免接触流感人群尤为重要，另外，可选择适当食疗进行预防感冒。

(2)避免劳累：过度的劳累，超负荷的运动对患有多发性硬化的患儿都是不可取的。

(3)避免高温：避免极高温的热水浴，或过度温暖的环境，以免引发此症。

(4)遗传因素和积极防治病毒感染性疾病：多认为本症属病毒感染有关的T淋巴细胞介导的自身免疫疾病，遗传因素在本病易感中占重要地位，应重视遗传因素和积极防治病毒感染性疾病。

8. 小儿多发性硬化症的预后如何？

儿童多发性硬化症以10岁以下多见，复发-缓解型为主，发病第1年内复发率较高，脑脊液OB阳性和阴性组发病年龄和复发次数无差异。临床表现多样，视神经受累、肢体瘫痪、头痛、感觉异常和尿便障碍等多见，可表现为发热伴急性脑病和无热抽搐。急性期激素治疗与联合IVIG治疗疗效无差异，预后较好。

八、小儿偏头痛

1. 什么是小儿偏头痛？

小儿偏头痛是常见的儿科神经系统慢性复发性头痛病症，患儿年龄多在6～12岁，10岁以前男略多于女，青春期女性高于男性。其特点为：额颞部疼痛，以跳痛、剧痛或阵发性加剧为主；发作时间短，一般持续2～3h，很少超过12h；多为双侧性头痛，多伴有头晕、恶心及腹痛。

2. 小儿偏头痛的病因是什么？

目前认为偏头痛是在遗传素质基础上形成的局部颅内外血管对神经-体液调节机制的阵发性异常反应，紧张，恐惧，激动，睡眠不足，气候变化，噪声，闪光刺激，疲劳，某些特殊食物的摄入如奶酪、巧克力等因素，均可诱发偏头痛发作。

3. 小儿偏头痛的临床表现是什么？

(1)无先兆型偏头痛：反复发作性头痛（至少5次，且符合以下特征):头痛持续时间1~72h,头痛发作时伴有恶心、呕吐或畏光、怕声,排除其他器质性疾病引起的头痛。头痛性质具备以下4条中至少2条:局限于单侧;搏动性质;程度为中度或重度;因上楼梯或其他类似日常躯体活动而加重。

(2)有先兆型偏头痛:反复发作性头痛(至少2次,且符合以下特征中至少3条):有一种或多种完全可逆的先兆症状[表现为局灶性大脑皮质和(或)脑干的功能障碍],至少有一种先兆症状逐渐发生且持续时间超过4min,或者有两种以上先兆症状连续发生,先兆症状持续时间不超过60min(若先兆症状超过一种,则症状持续时间相应增加),头痛发生在先兆之后,且间隔时间少于60min(头痛可以在先兆之前或与先兆症状同时发生)。

(3)再发性呕吐型偏头痛:反复发作性剧烈恶心和呕吐(至少5次,且符合以下特征):反复出现,持续时间达1~5d,每次呕吐发作至少1h,每小时至少呕吐5次,发作间期症状完全缓解,发作时可伴有面色苍白和嗜睡,以往体检无胃肠道疾病。

(4)复发性腹痛型偏头痛:反复发作性脐周或中腹部局限性疼痛(至少5次,且符合以下特征):腹痛发作时间持续1~72h,程度为中、重度,性质为钝痛,发作时伴随有恶心、呕吐、厌食、面色苍白中至少两项,以往体检未发现胃肠道或肾脏疾病,或者即使曾经患有这些疾病,也已完全得到控制。

4. 小儿偏头痛的辅助检查有哪些?

神经系统查体无明显阳性体征。脑电图和脑血流图检查,可发现异常。头颅MRI及CT检查无明显异常。胃肠道症状重者可致代谢性酸中毒,应做血钠、钾、氯、钙,血pH等检查。

5. 小儿偏头痛的诊断标准是什么?

小儿偏头痛目前主要根据临床症状及阳性家族史做出诊断。诊断可以依靠以下特点。

(1)头痛发作时伴有腹痛、恶心或呕吐。

(2)偏侧头痛。

(3)头痛性质呈跳动或搏动性、刺痛性。

(4)经短暂时间后能完全缓解。

(5)有视觉、感觉或运动性先兆。

(6)在一级亲属中有一个或更多成员有头痛史。

(7)头痛特征。如具有以上几项中的三项以上,则可确定偏头痛的诊断。须排除颅内感染、颅内占位、脑外伤等器质性疾病。

6. 小儿偏头痛的治疗措施包括什么?

(1)药物治疗

①发作期治疗:目前应用于临床的主要有非甾体类抗炎药(布洛芬)、对乙酰氨基酚、5-HT受体激动剂(曲坦类)。

②预防性治疗:目前比较常用的种类有β受体阻滞剂(普萘洛尔)、5-HT受体拮抗剂(苯噻啶)、钙离子通道阻滞剂(尼莫地平、氟桂利嗪)、三环类抗抑郁药(阿米替林、曲拉唑酮)及其他影响单胺代谢的药物、抗惊厥药物等。

(2)非药物治疗

①清除诱因:偏头痛的预防第一步就是要消除或减少发作的诱发因素,随着气候变化、异味及某些食物和药物有可能诱发偏头痛的发作,并且要避免情绪紧张,避免服用血管扩张剂等药物。发作期宜在光线较暗的房间内静卧休息,一般患儿若能入睡,醒后头痛可自行缓解。

②生物反馈疗法:是一种自我调节方法,可减轻应激反应,尤其适用于由于偏头痛而需长期服药的儿童患者,可减少长期服药产生的副作用。

③生活压力的自我调节:可有效减少偏头痛的发作频率及程度,从心理上放松,消除紧张情绪,增强战胜疾病的信心。

④良好睡眠习惯:可以减少偏头痛的发作。

⑤饮食调节:提倡尽量避免食用可能诱发或加重偏头痛发作的食物,如奶酪、巧克力、油炸品、酒类饮料等。

⑥神经阻滞疗法:能阻断疼痛刺激、解除肌肉痉挛和血管收缩,较适用于顽固性、反复发作或一般药物治疗不佳的偏头痛患儿,具有头痛缓解率高、副作用小的优点,是一种值得提倡的疗法。

7. 小儿偏头痛的预后如何？

偏头痛病程较长，但预后良好。据对确诊的 73 例偏头痛儿童 30 年观察随访，在发病开始 6 年内缓解率为 62%，在 30 岁时缓解率降为 40%(部分人再发)，但大多数发作程度轻，频度较儿童期少，30%病人自始至终头痛。近年有报道小儿偏头痛发作过程中有时并发脑梗死，被称为偏头痛中风(migrainous apoplexy)，其机制不明，可能与血小板聚集后的微血栓形成有关。

九、小儿重症肌无力

1. 什么是小儿重症肌无力？

小儿重症肌无力包括 3 种综合征，即短暂性新生儿重症肌无力；先天性重症肌无力；儿童型重症肌无力。其中新生儿及儿童重症肌无力是一种神经-肌肉接头传递障碍的获得性自身免疫性疾病，90%成人烟碱型乙酰胆碱受体抗体(nAChRab)阳性，儿科病例 nAChRab 多为阴性。儿童型重症肌无力最多见，发病最小年龄为 6 个月，发病年龄高峰在出生后第 2 年及第 3 年。

2. 小儿重症肌无力的病因是什么？

(1)遗传性疾病：如横纹肌突触后膜 nAChR 自身免疫性疾病；T 细胞依赖的自身免疫疾病；遗传基因和病毒感染。

(2)环境因素：MG 的发病除了与遗传基因有关外，还包括外在环境影响，如本病常因病毒感染而诱发或使病情加重。胸腺为免疫中枢，不论是胸腺淋巴细胞(特别是 T 细胞)，还是上皮细胞(特别是肌样细胞，含有 nAchR 特异性抗原)，遭到免疫攻击，打破免疫耐受性，引起针对 nAchR 的自身免疫应答，因此使 MG 发病。

3. 小儿重症肌无力的临床表现有哪些？

小儿重症肌无力一般分为 3 型：短暂性新生儿重症肌无力、先天性重症肌无力、儿童型重症肌无力。

(1)临床特点：本病起病隐袭，也有急性暴发者，首先受累者常常为脑神经支配的肌肉，最常见者为上睑下垂，少数以球部肌肉无力或四肢躯干肌肉无力为首发症状，肌无力的症状及体征均为晨轻暮重，亦可多变，后期可处于不全瘫痪状态，肌无力活动后加重，休息后减轻，一般无肌萎缩，无肌束颤动，腱反射正常或减弱，无感觉障碍，个别病例以急性暴发型肌无力起病，多见于2～10岁小儿，既往无肌无力病史，以呼吸衰竭为首发表现，在24h内出现急性延髓性麻痹。

(2)MG分型：为标明MG肌无力分布部位，程度及病程，一般还采用Ossernen改良法分为以下类型。

①Ⅰ型(眼肌型)：病变仅眼外肌受累，临床多见，更多见于儿童。

②Ⅱ型(全身型)：ⅡA型表现眼、面和肢体肌无力；ⅡB型全身无力并有咽喉肌无力，又称延髓性麻痹型。

③Ⅲ型(暴发型)：突发全身无力，极易发生肌无力危象。

④Ⅳ型(迁缓型)：病程反复2年以上，常由Ⅰ型或Ⅱ型发展而来。

⑤Ⅴ型(肌萎缩型)：少数患者有肌萎缩。

本病病程迁延，其间可缓解、复发、或恶化。感冒、腹泻、激动、疲劳、月经、分娩或手术等常使病情加重，甚至出现危象，危及生命。

(3)MG危象：是指肌无力突然加重，特别是呼吸肌(包括膈肌，肋间肌)及咽喉肌严重无力，导致呼吸困难。多在重型基础上诱发，感染是危象发生的最常见的诱发因素，伴有胸腺瘤者易发生危象。危象可分为3种。

①肌无力危象：为疾病本身肌无力加重所致，此时胆碱酯酶抑制剂往往剂量不足，加大药量或静脉注射依酚氯铵后肌力好转。常由感冒诱发，也可发生于应用神经-肌肉阻滞作用的药剂，大剂量皮质类固醇，胸腺放射治疗或手术后。

②胆碱能危象：是由于胆碱酯酶抑制剂过量，使乙酰胆碱(Ach)免于水解，在突触积聚过多，表现胆碱能毒性反应，可见肌无力加重，肌束颤动，瞳孔缩小(于自然光线下直径小于2mm)，出汗，唾液增多(毒蕈碱样反应)，头痛，精神紧张(中枢神经反应)。注射依酚氯铵无力症状不见好转，反而加重。

4. 小儿重症肌无力的辅助检查有哪些？

(1)实验室检查

①乙酰胆碱受体抗体浓度测定：在小儿全身型重症肌无力患儿有 90％的病例血中抗乙酰胆碱受体抗体度升高，多＞10nmol/L；眼肌型的抗体水平低，浓度为 0～10nmol/L。

②抗横纹肌抗体检查：合并胸腺瘤的重症肌无力患儿，90％以上可测出抗横纹肌抗体，但在小儿重症肌无力中，很少可见到合并胸腺肿瘤。

③肌肉活体组织检查：对个别诊断困难的患者可做肌肉活体组织检查，若神经肌肉接头处突触后膜皱襞减少、平坦，突触上的 nAChR 数目减少则可确诊 MG。

(2)其他辅助检查

①腾喜龙或新斯的明试验：腾喜龙是溴化新斯的明的类似物。肌内注射或静脉注射腾喜龙 1min，患者常出现明显疗效，5min 作用消失，肌无力症状恢复如初则为阳性。甲基硫酸新斯的明肌内注射后 15min 内，患者症状即有明显改善，30min 改善最明显，45min 后作用逐渐消失。新斯的明试验 0.03～0.04mg/kg 肌内注射，比较注射前后 30min 各受累肌群的肌力的变化，肌力明显改善者有助于 MG 的诊断。

②肌电图重复电刺激：常见肌肉动作电位逐渐由正常变为异常，波幅与频率逐渐降低。

③胸腺影像学检查：胸部 X 射线或 CT 检查有助于发现是否合并有胸腺肿瘤或胸腺肥大。

5. 小儿重症肌无力的诊断依据是什么？

主要根据病史，典型的临床特点即受累骨骼肌活动后疲劳无力，眼部受累最常见，经休息或用胆碱酯酶抑制剂可以缓解，此外可进一步进行下列之一检查确诊。

(1)疲劳实验(Jolly 实验)：让患儿做受累肌群的持续运动(或收缩)，如睁闭眼睑、眼球向上凝视、持续吸气、咀嚼或双臂侧平举等动作，常在持续数十秒钟后迅速出现眼睑外翻，复视明显，咀嚼无力或两臂下垂等症状，此等反应即为肌疲劳现象。

(2)抗胆碱酯酶试验：疲劳实验改善不明显者可肌内注射甲基硫

酸新斯的明或依酚氯铵试验。

(3)神经重复频率刺激试验和单纤维肌电图检查。

(4)血清 nAChRab 的检测:该检测是 MG 诊断重要的参考依据,若阳性者有助于诊断,阴性者不能排除 MG,眼肌型、儿童 MG 病例 nAChRab 多阴性。

(5)肌肉活体组织检查:可确诊 MG。

6. 小儿重症肌无力的并发症有哪些?

当肌无力患儿因呼吸、吞咽困难而不能维持基本生活及生命体征时,称为肌无力危象,发生率占肌无力总数的 9.8%～26.7%。重症肌无力可伴有其他疾病,如胸腺瘤,其次为甲状腺功能亢进,少数可伴有类风湿关节炎,红斑狼疮和自体溶血性贫血等。

7. 小儿重症肌无力的治疗包括什么?

(1)抗胆碱酯酶药:为常用药物,包括溴新斯的明、嗅吡斯的明等。主要作用为抑制胆碱酯酶活性,减少乙酰胆碱的降解,从而提高突触间隙中乙酰胆碱的浓度,起到治疗作用。胆碱酯酶抑制剂作为一种有效的对症、辅助治疗药物,不宜长期单独应用。

(2)免疫抑制药:①皮质类固醇:为最常用的免疫治疗药物,无论是眼肌型还是全身型都可选用;②其他免疫抑制药:可选用环磷酰胺、硫唑嘌呤或环孢素,对难治病例、发生危象病例、胸腺切除术后疗效不佳者有效。须注意血象和肝、肾功能的变化。

(3)血浆置换及其他疗法:血浆置换能迅速清除血浆中 AChRab 及免疫复合物等,有助于病情缓解,用于抢救危象,可使症状迅速缓解,但作用短暂,必须接上后续治疗。其他治疗方法包括加用氯化钾或麻黄碱等,价格昂贵。

(4)人血丙种球蛋白:用大剂量人血丙种球蛋白静脉滴注,连用 5d。治疗病情严重全身型 MG 患者,迅速扭转危象,或用于手术前准备,安全有效。用后需及时加用其他治疗。

8. 小儿重症肌无力胸腺切除适用于什么情况?

胸腺切除仍然是 MG 的基本疗法。适应于激素治疗 1 年以上停药后症状复发者,或激素治疗无明显疗效者。于疾病的最初数年手术效果较好，甚至可获痊愈。手术后继续用泼尼松 1 年。手术治疗主要适用于：

(1)全身型 MG 患者：药物疗效不佳，宜尽早手术。发病 3～5 年中年女性患者手术疗效甚佳。

(2)伴有胸腺瘤的各型 MG 患者：疗效虽较差，应尽可能手术切除病灶。

(3)儿童眼肌型患者：手术虽有效，是否值得手术仍有争议。做好围术期的处理，防治危象，是降低病死率的关键。

9. 小儿重症肌无力应避免使用哪些药物？

(1)肌肉松弛剂如筒箭毒类为绝对禁忌。

(2)吗啡、乙醚、巴比妥类、安定剂（氯丙嗪）对神经肌肉传递有阻滞作用的药物及其他麻醉镇痛剂应慎用。

(3)抗心律失常药如奎宁、奎尼丁、普鲁卡因酰胺、普萘洛尔、利多卡因等应禁用。

(4)大剂量苯妥英钠应禁用。

(5)氨基糖苷类、四环素类、黏菌素、多黏菌素、紫霉素、巴龙霉素和洁霉素禁用。

10. 小儿重症肌无力危象及胆碱能危象的抢救措施有哪些？

小儿重症肌无力危象发生率 2.2%，病死率 0.8%。一旦发生危象，呼吸肌瘫痪，要特别注意保证呼吸道通畅。应立即进行气管插管或气管切开，应用人工呼吸器辅助呼吸，同时明确何种危象，进行对症处理。在危象处理过程中保持气道护理的无菌操作、雾化吸入、保持呼吸道通畅、防止肺部感染及肺不张等并发症是抢救成功的关键。发生肌无力危象时应用足量抗胆碱酯酶药物。胆碱能危象时则要停用抗胆碱酯酶药，可给予阿托品对抗其毒蕈碱样作用。

11. 小儿重症肌无力的预后如何？

小儿肌无力的预后，一些病例在发病后数月或数年后自行缓解；一些儿童期病例可持续到成人时期。眼肌型在青春前发病者预后较青春后发病者好，单纯眼肌型约 1/4 患儿在最初 2 年内可有 1 次自然缓解。但以眼部症状起病者，约 80%可逐渐累及其他肌群，只有

20%患儿仅仅累及眼肌。多数病例经免疫抑制药、胸腺切除及胸腺放疗等治疗可能得以治愈。

重症肌无力患儿最初几年的病死率为5%～7%，死于重症肌无力本身者，多数病程在5年以内；死于继发感染者，多见于病程5～10年的患儿；死于呼吸功能衰竭者，常见于病程10年以上患儿。

参考文献

[1] 左启华.小儿神经系统疾病.2版.北京:人民卫生出版社,2002:589-598

[2] 李雪莲,邹永红.小儿癫痫的发病原因与治疗分析.医学信息,2011:9:4327-4328

[3] 钟建民.儿童惊厥的诊断与急救处理.中国小儿急救医学,2011,15(5):388-393

[4] 谢冬青,吴素英.脑性瘫痪患儿116例临床分析.湖北民族学院学报,2012,3:66-67

[5] 锡霞,张东明,陈彤.小儿神经系统疾病诊断与治疗.济南:山东大学出版社,2008:431-440

[6] 吴希如,林庆.小儿神经系统疾病基础与临床.2版.北京:人民卫生出版社,2009:823-827

[7] 周莉莉.儿科护理学.2版.北京:高等教育出版社,2010:512-519

[8] 樊永平,张星虎.多发性硬化100问.北京:中国中医药出版社,2009:199-202

[9] 左启华.小儿神经系统疾病.2版.北京:人民卫生出版社,2002:691-702

[10] 黄志,徐秀娟.小儿重症肌无力诊断与治疗的新认识.实用儿科临床杂志,2006,21(12):725-727

第5章

呼吸系统疾病

一、小儿呼吸系统特点

1. 小儿上呼吸道有什么解剖特点？

婴幼儿鼻根扁而宽，鼻腔相对较短，后鼻道狭窄，黏膜柔嫩，血管丰富，无鼻毛，因此易受感染。感染后鼻腔堵塞而致呼吸困难和吸吮困难。由于鼻窦黏膜与鼻腔黏膜相延续，鼻窦口相对较大，故急性鼻炎可累及鼻窦，其中以上颌窦和筛窦最易感染。婴儿鼻咽和咽部相对窄小而垂直。咽扁桃体在出生后6个月已发育，腭扁桃体在1岁末才逐渐增大，在4～10岁时发育达高峰，14～15岁时又逐渐退化，因此，扁桃体炎常见于年长儿，而1岁以内少见。婴儿咽部富有淋巴组织，咽后壁淋巴组织感染时，可发生咽后壁脓肿。婴幼儿的咽鼓管宽、短、直，呈水平位，富有淋巴组织，故鼻咽炎时易发生充血、水肿，从而引起喉头狭窄。喉部较长，狭窄，呈漏斗形，黏膜柔嫩，血管丰富易发生炎症肿胀，故喉炎时易因梗阻导致窒息、痉挛及声嘶和吸气性呼吸困难。

2. 小儿下呼吸道有什么解剖特点？

婴幼儿气管和支气管的管腔相对狭窄，软骨柔软，缺乏弹性组织，支撑作用小，黏膜血管丰富，黏液腺分泌不足，气道较干燥，纤毛运动差，清除能力弱，因此，易发生感染且易导致呼吸道阻塞。儿童右侧支气管粗短，走向垂直，似气管的直接延伸，因此，异物易进入右侧支气管。儿童肺泡数量较少，肺的弹性纤维发育差，血管丰富，间质发育旺盛，使肺含血量丰富而含气量相对较少，故易发生肺部感染，感染时又易引起间质性炎症、肺不张或肺气肿等。肺门处有大量的淋巴结与肺脏各部分相联系，肺部炎症可引起肺部淋巴结反应。

3. 小儿胸廓和纵隔有什么特点？

婴幼儿胸廓上下径较短，前后径相对较长，圆桶状；肋骨呈水平位，膈肌位置较高；呼吸肌发育差。呼吸时胸廓运动幅度小，肺不能充分扩张、通气和换气，易因缺氧和二氧化碳潴留而出现青紫。婴儿胸壁柔软，很难抵抗胸腔内负压增加所造成的胸廓塌陷，因而肺的扩张受限。婴儿膈肌和肋间肌中耐疲劳的肌纤维数量少，故易引起呼吸衰竭。儿童的纵隔相对较成人大，占胸腔内相当大的空间，因而肺的扩张易受到限制。纵隔周围组织松软，富有弹性，在气胸或胸腔积液时易发生纵隔移位。

4. 小儿的呼吸有什么特点？

儿童年龄越小，呼吸频率越快。婴儿尤其是早产儿、新生儿，由于呼吸中枢发育尚未成熟，呼吸调节功能不完善，易出现呼吸节律不齐，甚至呼吸暂停(表 5-1)。

表 5-1　不同年龄儿童呼吸频率

年龄	呼吸(次/min)	脉搏(次/min)	呼吸∶脉搏
新生儿	40～44	120～140	1∶3
1 个月至 1 岁	30～40	110～130	1∶3～1∶4
1～3 岁	24～30	100～120	1∶3～1∶4
4～7 岁	20～25	80～100	1∶4
8～14 岁	18～20	70～90	1∶4

儿童呼吸频率受诸多因素影响，如激动、哭闹、活动、发热、贫血、呼吸系统和循环系统的疾病等，均可使呼吸增快。因此，须在儿童安静或睡眠时测量呼吸频率。

婴幼儿呼吸肌发育不全，胸廓活动范围小，呈腹膈式呼吸。随着年龄增长，呼吸肌逐渐发育，膈肌下降，肋骨逐渐变为斜位，开始出现胸式呼吸。7 岁以后以混合式呼吸为主。

5. 小儿呼吸功能有什么特点？

(1)肺活量：小儿肺活量为 50～70ml/kg。在安静情况下，年长儿仅用肺活量的 12.5%来呼吸，而婴幼儿则需用 30%左右，说明婴幼儿呼吸储备量较小。小儿发生呼吸障碍时其代偿呼吸量最大不超过正常的 2.5 倍，而成人可达 10 倍，因此易发生呼吸衰竭。

(2)潮气量：小儿潮气量为 6～10ml/kg，年龄越小，潮气量越小。无效腔与潮气量比值大于成人。

(3)每分通气量和气体弥散量：前者按体表面积与成人相近；后者按单位肺容积计算与成人相近。

(4)气道阻力：由于气道管径细小，小儿气道阻力大于成人，因此，小儿发生喘息的机会较多。随着年龄增大，气道管径逐渐增长，从而阻力递减。

6. 小儿呼吸系统的免疫功能有哪些特点？

小儿呼吸道的非特异性和特异性免疫功能均较差。如咳嗽反射及纤毛运动功能差，难以有效清除吸入的尘埃和异物颗粒。肺泡吞噬细胞功能不足，婴幼儿辅助性 T 细胞功能暂时低下，分泌型 IgA、IgG 尤其是 IgG 亚类含量低微。此外，乳铁蛋白、溶菌酶、干扰素及补体等的数量和活性不足，故易患呼吸道感染。

7. 小儿呼吸系统疾病有哪些检查方法？

(1)体格检查：①呼吸频率的改变：呼吸困难的第一征象为呼吸频率增快，年龄越小越明显。WHO 中“儿童急性呼吸道感染防治规划”特别强调呼吸增快是儿童肺炎的主要表现。呼吸急促指：婴幼儿＜2 月龄，呼吸≥60/min；2～12 月龄，呼吸≥50/min；1～5 岁，呼吸≥40/min。呼吸频率减慢或节律不规则也是危险征象。②发绀：是血氧下降的重要表现。末梢性发绀指血流较慢、动静脉氧差较大的部位发绀；中心性发绀指血流较快、动静脉氧差较小部位的发绀。中心性发绀较末梢性发绀晚，但更有意义。③吸气时胸廓凹陷：上呼吸道梗阻或严重肺病变时，胸骨上窝，锁骨上窝及肋间隙软组织凹陷，称为"三凹征"。④吸气喘鸣和呼气喘息：正常儿童吸呼时间比(I∶E)为1∶1.5～1∶2.0，如果吸气时出现喘鸣音，同时伴吸气延长，是上呼吸道梗阻的表现。呼气时出现哮鸣音，同时伴呼气延长，是下呼吸道梗阻的表现。⑤肺部听诊：哮鸣音常于呼气相明显，提示细小支气管梗阻。不固定的中、粗湿啰音来自支气管的分泌物。于吸气相，特别是深吸气末，听到固定不变的细湿啰音提示肺泡内存在分泌物，常见于各种肺炎。小婴儿因呼吸浅快，啰音可不明显，刺激其啼哭方可在吸气末闻及。⑥其他：小婴儿呼吸困难时常有呻吟、鼻翼煽动和口吐泡沫等表现。

(2)血气分析：反映气体交换和血液的酸碱平衡状态，为诊断和治疗提供相应依据。小儿血气分析正常值(表5-2)。

表5-2 小儿血气分析的正常值范围

项目	新生儿	～2岁	>2岁
pH	7.35～7.45	7.35～7.45	7.35～7.45
PaO_2(kPa)	8～12	10.6～13.3	10.6～13.3
$PaCO_2$(kPa)	4.00～4.67	4.00～4.67	4.67～6.00
HCO_3^-(mmol/L)	20～22	20～22	22～24
BE(mmol/L)	−6～+2	−6～+2	−4～+2
SaO_2(%)	90～97	95～97	96～98

当动脉血氧分压(PaO_2)<50mmHg(6.67 kPa)，动脉二氧化碳分压($PaCO_2$)>50mmHg(6.67kPa)，动脉血氧饱和度(SaO_2)<85%为呼吸衰竭。

(3)胸部影像学：胸部平片仍为呼吸系统疾病影像学诊断的基础，可基本满足70%以上的临床需要。胸透对儿童生长发育影响较大，目前已经不用于儿童常规检查。高分辨率CT和螺旋CT技术的发展，使小儿呼吸系统疾病的诊断率已大为提高。MRI在显示肿块与肺门、纵隔血管关系方面优于CT。

(4)支气管镜检查：利用纤维支气管镜和电子支气管镜不仅能直

视气管和支气管内的各种病变，还能利用黏膜刷检技术、活体组织检查技术和肺泡灌洗技术提高对儿童呼吸系统疾病的诊断率。近年来球囊扩张、冷冻、电凝等支气管镜下介入治疗也已应用于儿科临床。

(5)肺功能检查：5岁以上儿童可进行较全面的肺功能检查。脉冲震荡需要儿童配合较少，可对3岁以上的患儿进行检查。应用人体体积描记法和潮气-流速容量曲线技术使婴幼儿肺功能检查成为可能。

二、上呼吸道感染

1. 什么是上呼吸道感染?

急性上呼吸道感染系由各种病原引起的上呼吸道急性感染，简称上感，俗称“感冒”，是小儿最常见的疾病。该病主要侵犯鼻、鼻咽和咽部，根据主要感染部位的不同可诊断为急性鼻炎、急性咽炎、急性扁桃体炎等。

2. 上呼吸道感染的主要病因是什么?

病毒引起者占90%以上，主要有鼻病毒、呼吸道合胞病毒、流感病毒、副流感病毒、腺病毒、柯萨奇病毒、冠状病毒、艾柯病毒等，病毒感染后继发细菌感染，最常见的是溶血性链球菌，其次为肺炎链球菌、流感嗜血杆菌等。肺炎支原体不仅可引起肺炎，也可引起上呼吸道感染。

婴幼儿由于上呼吸道的解剖生理和免疫特点而易患本病。若患有维生素D缺乏性佝偻病、营养不良、贫血、锌或铁缺乏症、免疫缺陷病等，或因护理不当、气候改变、被动吸烟和环境不良等因素，易反复发生上呼吸道感染或使病程迁延。

3. 上呼吸道感染的临床表现是什么?

由于年龄大小、体质弱强、病原体及病变部位的不同，病情的缓急、轻重程度也不同，年长儿症状较轻，婴幼儿则重。

(1)一般类型上呼吸道感染：①局部症状：鼻塞、流涕、喷嚏、咽部不适和咽痛等，可伴干咳及声嘶，新生儿和小婴儿可因鼻塞而致张口呼吸或拒乳。多于3～4d自然痊愈，年长者以局部症状为主，可仅有轻度发热。②全身症状：发热、烦躁不安、头痛、全身不适、乏力等，部分患儿有食欲缺乏、呕吐、腹泻、腹痛等消化道症状，腹痛多为脐周阵发性疼痛，无压痛，与发热所致肠痉挛或并发急性肠系膜淋巴结炎有关。婴幼儿起病急，以全身症状为主，多有发热，体温高达39～40℃，热程2d至1周，可因高热引起惊厥。③体征：可见咽部充血、扁桃体肿大，有时可见下颌和淋巴结肿大。肠道病毒引起者可出现不同形态的皮疹。肺部听诊一般正常。

(2)两种特殊类型上呼吸道感染：①疱疹性咽峡炎(herpangina)：柯萨奇A组病毒引起，好发于春秋季。主要表现为起病急骤，高热、咽痛、流涎、厌食、呕吐等。②咽结合膜热(pharyngo-conjunctival fever)：病原体为腺病毒，好发于春夏季，以发热、咽炎、结膜炎为特征，可散发或发生小流行。主要表现为高热、咽痛、眼部刺痛、畏光、流泪等。

4. 上呼吸道感染的并发症有哪些？

以婴幼儿多见，病变若向邻近器官和组织蔓延可引起中耳炎、鼻窦炎、咽后壁脓肿、扁桃体周围脓肿、颈淋巴结炎、喉炎、支气管炎及肺炎等。年长儿若患A组β溶血性链球菌咽峡炎，以后可引起急性肾小球肾炎和风湿热，其他病原体也可以引起类风湿等结缔组织病。

5. 上呼吸道感染的实验室检查有哪些？

病毒感染者外周血白细胞计数正常或偏低，中性粒细胞减少，淋巴细胞计数相对增高。细菌感染者外周血白细胞可增高，中性粒细胞增高，在使用抗菌药物前行咽拭子培养可发现致病菌。

6. 上呼吸道感染可与哪些疾病进行鉴别诊断？

(1)流行性感冒：由流感病毒、副流感病毒引起。伴明显的流行病史，局部症状较轻，全身症状较重。常有高热、头痛、四肢肌肉酸痛等，病程较长。

(2)急性传染病早期：急性上呼吸道感染常为各种传染病的前驱症状，如麻疹、流行性脑脊髓膜炎、百日咳、猩红热等，应结合流行病史、临床表现及实验室资料并观察病情演变加以鉴别。

(3)急性阑尾炎：本病腹痛常先于发热，腹痛部位以右下腹为主，呈持续性，有固定压痛点、反跳痛及腹肌紧张、腰大肌试验阳性等体征，白细胞及中性粒细胞增高。

（4）过敏性鼻炎：某些学龄前或学龄儿童“感冒”症状，如流涕、打喷嚏持续超过 2 周或反复发作，而全身症状较轻，则应考虑过敏性鼻炎的可能。

7. 上呼吸道感染的治疗要点是什么？

（1）抗病毒药物：病毒感染时可用利巴韦林（三氮唑核苷），10～15mg/（kg · d），静脉滴入，或 2mg 含服，每 2 小时 1 次，每日 6 次，3～5 日为 1 疗程。中药治疗亦有一定效果。

（2）抗生素：细菌感染或病毒感染继发细菌感染者可选用抗生素治疗，常选用青霉素类、头孢菌类及大环内酯类。如为链球菌感染或既往有风湿热、肾炎病史者，应用青霉素 10～14 日。

（3）对症治疗：高热者可口服对乙酰氨基酚或布洛芬，亦可冷敷、温湿敷或乙醇拭浴降温，高热惊厥者可予以镇静、止惊等处理；咽痛者可含服咽喉片。

8. 上呼吸道感染的护理措施有哪些？

（1）促进舒适：保持温度 18～22℃，湿度 50%～60%，及时清除鼻腔及咽喉部分泌物和干痂，保持鼻孔周围的清洁，鼻塞严重时，应先清除鼻腔分泌物，然后用 0.5%麻黄碱液滴鼻，每次 1～2 滴，每日 2～3 次。咽部不适时可给予润喉片或雾化吸入。

（2）维持体温正常：注意休息，减少活动。室内应安静、温度适中、通风良好，但应避免空气对流，做好呼吸道隔离。衣被不可过厚，以免影响机体散热，引起体温进一步升高。体温超过 38.5℃时给予物理降温，如温水擦浴、头部冷敷、腋下及腹股沟处放置冰袋等。保证充足的营养和水分，给予营养丰富、易消化的清淡饮食，应少食多餐。要鼓励患儿多饮水，补充大量维生素 C，入量不足时按医嘱静脉补液。

（3）病情观察：密切观察体温变化，警惕高热惊厥的发生，注意观察咳嗽的性质和神经系统症状，观察咽部充血、水肿、化脓情况，使用解热剂后应观察有无体温骤降。

9. 如何为上呼吸道感染的患儿做健康指导？

（1）应告诉家长该病的自限性和治疗目的，使家长了解上呼吸道感染的预防知识和护理要点，按时预防接种。

（2）居室应宽敞、整洁、采光好。室内应采取湿式清扫，经常开窗通气，避免在小儿居室内吸烟，保持室内的空气清新，并注意手的卫生。

（3）多进行户外活动，加强体格锻炼，增强体质，加强呼吸肌的肌力与耐力，提高呼吸系统的抵抗力与适应环境的能力。

（4）指导家长合理饮食起居，提倡母乳喂养，及时添加辅食，纠正偏食，保证充足的营养和睡眠。

（5）呼吸道疾病流行期间，尽量避免去人多拥挤的公共场所。在气候骤变时，应及时增减衣服，避免过冷过热。

（6）预防主要靠加强体格锻炼以增强抵抗力，避免被动吸烟，防治佝偻病及营养不良，避免去人多拥挤、通风不畅的公共场所。

三、急性喉炎

1. 什么是急性喉炎？

急性喉炎是指喉部黏膜急性弥漫性炎症。以犬吠样咳嗽、声嘶、喉鸣、吸气性呼吸困难为临床特征。冬春季节多发，多见于婴幼儿，新生儿极少发病。

2. 急性喉炎的病因有哪些？

可由病毒或细菌引起，亦可并发于麻疹、百日咳和流感等急性传染病。常见的病毒为副流感病毒、流感病毒和腺病毒，常见的细菌为金黄色葡萄球菌、链球菌和肺炎链球菌。由于小儿喉部解剖特点，炎症时易充血、水肿而出现喉梗阻。

3. 急性喉炎的临床表现有哪些？

该病起病急、症状重。可有发热、犬吠样咳嗽、声嘶、吸气性喉鸣和三凹征。严重时可出现发绀、烦躁不安、面部苍白、心率加快、咽部充血，间接喉镜检查可见喉部、声带有不同程度的充血、水肿。一般白天症状轻，夜间入睡后加重。喉梗阻者若不及时抢救，可窒息死亡。

4. 急性喉炎按吸气性呼吸困难的轻重可将喉梗阻分几度？

分为四度：Ⅰ度：患儿仅于活动后出现吸气性喉鸣和呼吸困难，肺部听诊呼吸音及心率无改变；Ⅱ度：于安静时亦出现喉鸣和吸气性呼吸困难，肺部听诊可闻喉传导音或管状呼吸音，心率加快；Ⅲ度：除上述喉梗阻症状外，患儿因缺氧而出现烦躁不安、口唇及指(趾)发绀、双眼圆睁、惊恐万状、头面部出汗、肺部呼吸音明显降低、心率快、心音低钝；Ⅳ度：患儿渐显衰竭、昏睡状态，因无力呼吸，三凹征不明显，面色苍白，肺部听诊呼吸音几乎消失，仅有气管传导音，心律失常，心音钝、弱。

5. 急性喉炎应与哪些疾病相鉴别？

急性起病时的犬吠样咳嗽、声嘶、喉鸣、吸气性呼吸困难等临床表现不难诊断，但应与白喉、急性会厌炎、喉痉挛、喉或气管异物、喉先天性畸形等所致的喉梗阻鉴别。

6. 急性喉炎首优的护理问题是什么？目标是什么？有哪些解决措施？

首优的护理问题是低效性呼吸形态，与吸入性呼吸困难有关。护理目标是改善喉头水肿，使吸气通畅。具体措施如下。

(1)保持呼吸道通畅：可用 1%～3%麻黄碱和吸入性糖皮质激素如布地奈德溶液雾化吸入，促使黏膜水肿消退。

(2)控制感染：及时静脉输入足量抗生素，一般给予青霉素、大环内酯类或头孢菌素类等，严重者给予两种以上抗生素。

(3)糖皮质激素有抗炎和抑制变态反应等作用，能及时减轻喉头水肿，缓解喉梗阻。病情较轻者可口服泼尼松，Ⅱ度喉梗阻以上的患儿应给予静脉滴注地塞米松、氢化可的松或甲泼尼龙。

(4)对症治疗缺氧者予以吸氧，烦躁不安者可用异丙嗪，除镇静外还有减轻喉头水肿的作用；痰多者可选用祛痰剂，必要时直接喉镜吸痰；不宜使用氯丙嗪和吗啡。

(5)经上述处理仍有严重缺氧症状或Ⅲ度以上喉梗阻者，应及时行气管切开术。

7. 急性喉炎应如何护理？

(1)提高患儿的舒适度提供足够的休息，各种治疗护理操作尽量集中完成，保证患儿有足够的休息时间；及时清除鼻腔及咽喉部分泌物，保证呼吸道通畅；要注意通风，保持室内空气清新，控制病室温度，维持在22～24℃，不仅可改善血液循环，对减轻呼吸道症状亦有明显效果；注意观察咽部充血、水肿、化脓情况，及时发现病情变化；咽部不适可给予润喉含片或雾化吸入。

（2）高热的护理应密切监测体温变化，体温在39℃以上时应对症治疗，采取正确、合理的降温措施，如冰袋冷敷或温水擦浴、乙醇擦浴、冷盐水灌肠等。遵医嘱使用退热药物。及时更换汗湿衣物，保持口腔及皮肤清洁。

（3）密切观察病情警惕高热惊厥。经常检查患儿口腔黏膜及皮肤，疑有咽后壁脓肿时应及时报告医师，同时防止脓肿破溃后脓液流入气管引起窒息。

（4）防止窒息、缺氧视病情轻重可间断或持续的给氧，增加氧气吸入，减少喉痉挛，减轻呼吸困难和心脏负担，避免心力衰竭。蒸汽或雾化吸入湿化喉内黏膜，使喉内分泌物变稀易于咳出，有利于黏膜炎症和水肿消退。遵医嘱使用肾上腺皮质激素，可减轻水肿，缓解症状。重症患儿做好气管切开的准备工作，床头备好气管切开包，以备急用。

（5）保证充足的营养和水分鼓励患儿多饮水，给予易消化的高营养饮食，宜少食多餐并经常变换食物种类，必要时静脉补充营养和水分。

四、急性支气管炎

1. 什么是急性支气管炎？

是指由于各种致病原引起的支气管黏膜的急性炎症，气管常同时受累，故又称为急性气管支气管炎，婴幼儿多见。常继发于上呼吸道感染，或为一些急性呼吸道传染病（麻疹、百日咳等）的一种临床表现。

2. 急性支气管炎的病因有哪些？

病原体常为各种病毒或细菌，或为混合感染。凡能引起上呼吸道感染的病原体均可引起支气管炎。免疫功能低下、特异性体质、营养不良、佝偻病和支气管局部结构异常等均为本病的危险因素。

3. 急性支气管炎有哪些临床表现?

大多先有上呼吸道感染症状,咳嗽为主要症状,初为干咳,以后有痰。婴幼儿全身症状较明显,常有发热、乏力、食欲减退、呕吐、腹泻等症状,一般无气促和发绀。体征随疾病时期而异,双肺呼吸音粗,或有不固定的散在的干、湿啰音。

4. 什么是哮喘性支气管炎?

婴幼儿可发生一种特殊类型的支气管炎,称为哮喘性支气管炎,又称喘息性支气管炎。泛指以喘息为突出表现的婴幼儿急性支气管感染。患儿除有上述临床表现外,主要特点有如下。

(1)多见于有湿疹或其他过敏史的婴幼儿。

(2)有类似哮喘的临床表现,如呼气性呼吸困难,肺部叩诊呈鼓音,听诊两肺布满哮鸣音及少量粗湿啰音。

(3)部分病例复发与感染有关。

(4)近期预后大多良好,3～4 岁后发作次数减少渐趋康复,但少数可发展为支气管哮喘。目前有学者认为哮喘性支气管炎实际是婴幼儿哮喘的一种表现。

5. 急性支气管炎的辅助检查有何特点?

病毒感染者白细胞正常或偏低,细菌感染者白细胞增高,胸部 X 线检查多无异常改变,或有肺纹理增粗,肺门阴影加深。

6. 急性支气管炎有哪些治疗原则?

主要是控制感染和止咳、化痰、平喘等对症治疗。常口服的祛痰剂如复方甘草合剂等可止咳祛痰,口服氨茶碱止喘,也可行超声雾化吸入。一般不用镇咳剂或镇静剂,以免抑制咳嗽反射,影响痰液咳出。

(1)一般治疗:经常变换体位,多饮水,使呼吸道分泌物易于咳出。

(2)控制感染:由于病原体多为病毒,一般不采用抗生素。疑有细菌感染者可用 β 内酰胺类抗菌药物,如系支原体感染,则应予以大环内酯类抗菌药物。

(3)对症治疗:应使痰易于咳出,故不用镇咳剂。祛痰药:如N-乙酰半胱氨酸、氨溴索和一些中药制剂等。平喘:对喘憋严重者,可雾化吸入沙丁胺醇等β_2受体激动剂。喘息严重者可短期使用糖皮质激素,如口服泼尼松3~5d。抗过敏:有过敏体质者可酌情选用抗过敏药物。

7. 急性支气管炎的护理措施有哪些?

(1)保持室内空气新鲜,温湿度适宜(温度20℃左右,湿度60%左右)。患儿应注意休息,避免剧烈活动及游戏,以防咳嗽加重。卧床时须经常更换体位,使呼吸道分泌物易于排出。鼓励患儿多饮水,稀释痰液易于咳出。给予营养丰富、易消化的饮食,鼓励患儿进食,但应少量多餐,以免咳嗽引起呕吐。由于患儿发热、咳嗽、痰多且黏稠,咳嗽剧烈时常引起呕吐等,故要保持口腔卫生,以增加舒适感,增进食欲。婴幼儿可在进食后喂适量温开水,以清洁口腔。年长儿在晨起、餐后、睡前漱口。

(2)保持呼吸道通畅:要经常观察咳嗽、咳痰的性质,指导并鼓励患儿有效咳嗽;对咳嗽无力的患儿,经常更换体位,拍背,促使呼吸道分泌物的排除及炎症消散;痰液黏稠可适当提高空气湿度,以湿化空气,湿润呼吸道,也可采用超声雾化吸入;如果分泌物多,影响呼吸时,可用吸引器吸痰,以及时清除痰液,保持呼吸道通畅。

(3)注意观察呼吸变化,若有呼吸困难、发绀,应给予吸氧,积极处理。观察药物的疗效及不良反应,口服止咳糖浆后不要立即喝水,以使药物更好地发挥疗效。

8. 急性支气管炎的健康指导有哪些?

(1)居室要经常通风,保持室内空气清新。

(2)在小儿集体机构中,应及早隔离患儿,如有流行趋势,可用食醋熏蒸法进行空气消毒。

(3)呼吸道疾病流行期间,尽量避免去人多拥挤的公共场所。

(4)合理饮食起居,保证充足的营养和睡眠,提倡母乳喂养,加强体格锻炼，多进行户外活动，增强机体对气温变化的适应能力。

(5)按时预防接种，增强机体免疫力。

五、肺　　炎

1. 什么是肺炎？

肺炎是由不同致病原或其他因素所引起的肺部炎症。临床上以发热、咳嗽、气促、呼吸困难及肺部固定湿啰音为特征。肺炎是婴幼儿时期的常见病，多由急性上呼吸道感染或支气管炎向下蔓延所致，一年四季均可发病，以冬春季节多见。

2. 肺炎的分类有哪些？

(1)按病理分类：大叶性肺炎、小叶性肺炎(支气管肺炎)、间质性肺炎。

(2)按病因分类：①感染性肺炎：如病毒性肺炎、细菌性肺炎、真菌性肺炎、支原体肺炎、衣原体肺炎、原虫性肺炎；②非感染性肺炎：如吸入性肺炎、过敏性肺炎等。

(3)按病程分类：①急性肺炎：病程＜1 个月；②迁延性肺炎：病程 1～3 个月；③慢性肺炎：病程＞3 个月。

(4)按病情分类：轻症肺炎、重症肺炎。

(5)按临床表现典型与否分类：典型性肺炎、非典型性肺炎。

(6)按发生地点分类：社区获得性肺炎、院内获得性肺炎。

3. 哪种肺炎小儿最常见？哪些小儿容易患肺炎？

支气管肺炎为小儿时期最常见的肺炎，以 2 岁以下婴幼儿最多见。起病急，四季均可发病，我国北方以春、冬季较多，南方以夏季较多。肺炎高危儿包括：早产和低出生体重儿，出生时窒息和羊水吸入，重度营养不良、维生素 D 缺乏性佝偻病、先天性心脏病、营养性贫血、免疫缺陷。

4. 支气管肺炎常见的病原体是什么？

支气管肺炎常见的病原体是病毒和细菌。病毒以呼吸道合胞病毒最多见，其次是腺病毒、流感病毒、副流感病毒等；细菌以肺炎链球菌多见，其他有链球菌、葡萄球菌、革兰阴性杆菌及厌氧菌等。婴幼儿机体的免疫功能不健全，加上呼吸系统解剖生理特点，使得婴幼儿不仅容易发生肺炎，且一旦发生大多病情严重。

5. 轻型支气管肺炎临床表现有什么特点？

轻型支气管肺炎主要表现为发热、咳嗽、气促和肺部固定的中、细湿啰音。发热多为不规则热，最初有较频的刺激性干咳，以后有痰。新生儿、早产儿仅表现为口吐白沫。肺部体征早期不明显或仅有呼吸音粗糙，以后可听到较固定的中、细湿啰音。除上述症状外，患儿常有精神不振、食欲减退、烦躁不安、轻度腹泻或呕吐等全身症状。

6. 重型肺炎有什么临床表现？

重型肺炎除呼吸系统症状和全身中毒症状外，常有循环、神经和消化系统受累的表现。

(1)循环系统轻度缺氧可致心率增快，重症肺炎可合并心肌炎、心力衰竭。心肌炎主要表现为：面色苍白、心动过速、心音低钝、心律失常及心电图 ST 段下移、T 波平坦或倒置；心力衰竭主要表现为：呼吸困难加重，呼吸突然加快超过 60/min，心率突然增快超过 180/min，心音低钝、奔马律，骤发时患者极度烦躁不安，面色苍白或发灰。肝脏迅速增大，尿少或无尿。

(2)神经系统表现为精神萎靡、烦躁或嗜睡；脑水肿时，出现意识障碍、惊厥、前囟膨隆，可有脑膜刺激征阳性，呼吸不规则，瞳孔对光反射迟钝或消失；中毒性脑病。

(3)消化系统表现为食欲减退、呕吐、腹泻；中毒性肠麻痹；消化道出血时，可吐咖啡渣样物，大便隐血试验阳性或柏油样便。

(4)弥散性血管内凝血表现为血压下降，四肢凉，脉细数，皮肤、黏膜及胃肠道出血。

(5)酸碱失衡及电解质紊乱，严重缺氧时引起代谢性酸中毒；二氧化碳排出受阻产生呼吸性酸中毒。

7. 重症肺炎可引起哪些并发症？

重症肺炎可引起以下并发症：脓胸、脓气胸、肺大疱。以上三种并发症多见于金黄色葡萄球菌肺炎、耐药肺炎链球菌肺炎和某些革兰阴性杆菌肺炎。

8. 支气管肺炎的治疗要点包括哪些?

支气管肺炎的治疗原则是控制炎症,改善通气功能,对症治疗,防止和治疗并发症。

(1)一般治疗:保持空气流通和适宜的温湿度,给予营养丰富的饮食,注意隔离,以防交叉感染。

(2)抗感染治疗:明确为细菌感染或病毒感染继发细菌感染者应使用抗菌药物。根据不同的病原菌选择抗菌药物。

(3)用药时间一般应持续体温正常后 5～7d,症状、体征消失后 3d 停药。支原体肺炎至少使用抗菌药物 2～3 周。

(4)对症治疗:有缺氧症状时及时吸氧;发热、咳嗽、咳痰者,给予退热、祛痰、止咳,保持呼吸道通畅;喘憋严重者可用支气管解痉剂;腹胀伴低钾者及时补钾,中毒性肠麻痹者,禁食、胃肠减压、皮下注射新斯的明等;纠正水、电解质和酸碱平衡紊乱。

(5)防治心力衰竭、中毒性肠麻痹、中毒性脑病等,积极治疗脓胸、脓气胸等并发症。

9. 支气管肺炎的护理要点包括哪些?

(1)改善呼吸功能,必要时可给予氧气吸入。

(2)保持呼吸道通畅,及时清除口鼻分泌物,经常变换体位,促进肺部炎症吸收。

(3)维持体温正常:①每 4 小时测量体温 1 次,超高热或有高热惊厥史者须每 1～2 小时测量 1 次;②体温超过 38.5℃时给予物理降温或药物降温。

(4)营养及水分的补充:①给予高热量、高蛋白、高维生素、易消化饮食,少量多餐,避免给予油炸食品及易产气的食物;②耐心喂哺,每次喂哺时必须将头部抬高或抱起,以免呛入气管发生窒息;③进食确有困难者,可按医嘱静脉补充营养;④鼓励患儿多饮水;⑤重症患儿记录 24h 出入量,严格控制静脉滴注速度,最好使用输液泵,保持液体均匀滴入,以免发生心力衰竭。

(5)病情观察:①有心力衰竭表现时,报告医生,减慢输液速度,准备强心药、利尿药;②有肺水肿的表现时,吸入经乙醇湿化的氧气,每次吸入时间不宜超过 20min;③有颅内高压表现时,立即通知医生抢救;④观察有无中毒性肠麻痹及胃肠道出血。

(6)健康教育:①指导家长加强患儿的营养,增强体质,多进行户外活动;②及时接种各种疫苗;③养成良好的卫生习惯;④有营养不良、佝偻病、贫血及先天性心脏病的患儿应积极治疗;⑤教会家长处理呼吸道感染的方法,使患儿在疾病早期能得到及时控制;⑥出汗较多者,加强皮肤护理。

10. 如何改善支气管肺炎患儿的呼吸功能?

(1)环境调整与休息:保持室内的空气新鲜,室温 18～22℃,湿度 55%～60%为宜;嘱患儿卧床休息,减少活动;被褥要轻暖,穿衣不要过多;勤换尿布,保持皮肤清洁;各种处置应集中进行,使患儿安静,以减少机体的耗氧量。

(2)氧疗:气促、发绀患儿应及早给氧;一般采用鼻导管给氧,氧流量为 0.5～1L/min;缺氧明显者用面罩给氧,氧流量 2～4L/min;出现呼吸衰竭时,应使用人工呼吸器;吸氧过程中经常检查导管是否通畅,患儿缺氧症状是否改善,发现异常及时处理。

11. 如何指导支气管肺炎的患儿保持呼吸道通畅?

(1)体位可取半卧位或高枕卧位,胸痛的患儿鼓励其患侧卧位。

(2)指导患儿进行有效咳嗽,排痰前协助转换体位,帮助清除呼吸道分泌物。

(3)超声雾化吸入稀释痰液有利于咳出。

(4)用上述方法不能有效咳出痰液者,可用吸痰器吸出痰液。

(5)密切监测生命体征和呼吸窘迫程度。

12. 呼吸道合胞病毒肺炎有什么临床特点?

(1)呼吸道合胞病毒肺炎由呼吸道合胞病毒感染所致,是小儿最常见的病毒性肺炎。

(2)1 岁内婴儿多见。

(3)轻者表现为高热及呼吸困难等,症状不重。

(4)重者出现以下症状:中低度发热或高热、喘憋明显;肺部体征：中、细湿啰音；X线表现为两肺可见小点片状、斑片状阴影，部分患儿有不同程度的肺气肿；白细胞总数大多正常。

13. 喘憋性肺炎的临床特点有哪些？

喘憋型肺炎是呼吸道合胞病毒肺炎的一种，多见于2岁以内的幼儿，尤其是2～6个月的婴儿。该病起病急骤，喘憋明显，很快出现呼气性呼吸困难及缺氧症状，肺部体征以喘鸣音为主，可听到细湿啰音，全身中毒症状明显。

14. 腺病毒肺炎有什么临床特点？

(1)腺病毒肺炎由腺病毒感染引起。

(2)多见于6个月至2岁婴幼儿。

(3)起病急骤，全身中毒症状明显，呈稽留热。

(4)咳嗽较剧烈、阵发性喘憋、呼吸困难、发绀。

(5)肺部体征出现晚，可出现喘憋。

(6)X线胸片改变较肺部体征早。

(7)易并发肺气肿。

15. 金黄色葡萄球菌肺炎有什么临床特点？

(1)金黄色葡萄球菌肺炎多见于新生儿及婴幼儿。

(2)起病急，病情重，发展快。

(3)中毒症状明显。

(4)肺部体征出现早。

(5)皮肤可见猩红热样皮疹或荨麻疹样皮疹。

(6)易并发脓胸、脓气胸。

16. 肺炎支原体肺炎有什么临床特点？

(1)各年龄段的小儿均可发病。

(2)刺激性干咳为主要临床表现。

(3)肺部体征不明显，中毒症状不重。

(4)常伴有咽痛和肌肉酸痛，有些患儿有胸痛症状。

(5)重症患儿可出现多系统损害，如心血管系统、神经系统、消化系统等。

(6)检查有4种改变：肺门阴影增浓，支气管肺炎改变，间质性肺炎改变,均一的片状影。

17. 如何对肺炎患儿的家长做健康指导?

指导家长加强患儿的营养,培养良好的饮食和卫生习惯。从小养成锻炼身体的习惯,多户外运动,增强体质,改善呼吸功能。婴幼儿应少去人多的场所,尽可能的避免接触呼吸道感染患者。积极治疗营养不良、佝偻病、贫血及先天性心脏病。教会家长处理呼吸道感染的方法,早期控制,定期体检、按时预防接种。评估家长的心理状态,患儿家长因患儿住院时间长、知识缺乏等产生的焦虑不安、抱怨的情绪,及时给予相应的指导。

六、支气管哮喘

1. 什么是小儿支气管哮喘?

支气管哮喘简称哮喘,是儿童期最常见的慢性呼吸道疾病。哮喘是由嗜酸性粒细胞、肥大细胞和 T 淋巴细胞等多种细胞参与的气道慢性炎性疾病。这种炎症导致易感个体气道高反应性,当接触物理、化学、生物等刺激因素时,发生广泛多变的可逆性气流受限,从而引起反复发作的喘息、咳嗽、气促、胸闷等症状,常在夜间和(或)清晨发作或加剧,多数患儿可经治疗缓解或自行缓解。

2. 小儿支气管哮喘的主要症状是什么?

哮喘的典型症状是咳嗽、胸闷、喘息及呼吸困难,呈阵发性发作,以夜间和晨起为重。婴幼儿起病较缓,发病前 1～2d 常伴有上呼吸道感染;年长儿大多起病较急,且多在夜间发作。发作前常有刺激性干咳、喷嚏、流泪、胸闷等先兆症状,随后出现咳嗽、喘息,接着咳大量白色黏痰,伴有呼气性呼吸困难和喘鸣声。重者烦躁不安、面色苍白、鼻翼煽动、口唇及指甲发绀、呼吸困难、甚至大汗淋漓,被迫采取端坐位。体检可见桶状胸、三凹征,同时颈静脉显著怒张。叩诊如呈鼓音,并有膈肌下移,心浊音界缩小,提示已发生肺气肿;听诊呼吸音减弱,全肺可闻及哮鸣音及干性啰音。发作间歇期多数患儿可无任何症状和体征。

儿童慢性或反复咳嗽有时候可能是支气管哮喘的唯一症状,即咳嗽变异性哮喘，常在夜间或清晨发作，运动可加重咳嗽。

哮喘发作一般可自行缓解或服用平喘药物后缓解。若哮喘严重发作，经合理应用缓解药物后仍有严重或进行性呼吸困难者，称为哮喘危重状态（哮喘持续状态）。此时，由于通气量减少，两肺几乎听不到呼吸音，称"闭锁肺"，是支气管哮喘最危险的体征。随着病情变化，患儿由严重呼吸困难的挣扎状态转为软弱无力，甚至死于急性呼吸衰竭。反复发作者，常伴营养障碍和生长发育落后。

3. 小儿支气管哮喘的治疗原则是什么？

坚持长期、持续、规范个体化的治疗原则。急性发作期：重点是抗炎、平喘，以便快速缓解症状；慢性持续期和临床缓解期：防止症状加重和预防复发，如避免触发因素、抗炎、降低气道高反应性、防止气道重塑，并做好自我管理。注重药物治疗和非药物治疗相结合，应重视哮喘防治教育、避免接触变应原、患儿心理问题的处理、生命质量的提高、药物经济学等方面在哮喘长期管理中的作用。

4. 小儿支气管哮喘的治疗目标是什么？

达到并维持症状的控制；维持正常活动，包括运动能力的提高，使肺功能水平尽量接近正常；预防哮喘急性发作；避免因哮喘药物治疗导致的不良反应，预防哮喘导致死亡。

5. 如何去除小儿支气管哮喘的病因？

避免接触过敏原，去除各种诱发因素，积极治疗和清除感染病灶。

6. 小儿哮喘急性发作期如何治疗？

主要是解痉和抗炎治疗。用药物缓解支气管痉挛，减轻气道黏膜水肿和炎症，减少黏液分泌。

（1）糖皮质激素：最有效的抗炎药物。病情较重的急性病例应给予口服泼尼松短程治疗1～7d。严重哮喘发作时，可静脉应用琥珀酸氢化可的松或氢化可的松或甲泼尼龙。极少病例需在短期内（3～5d）使用较大剂量糖皮质激素，最好应用琥珀酸氢化可的松或甲泼尼龙。

（2）气管扩张剂：①β_2受体激动剂：可舒张气道平滑肌，增加黏液纤毛清除功能，调节肥大细胞、嗜碱性粒细胞介质的释放。常用药物有沙丁胺醇，特布他林等。可采用吸入、口服等方式给药，其中吸入治疗具有用量少、起效快、副作用少等优点，是首选的药物治疗方法。②茶碱类药物：可舒张支气管平滑肌，并可强心、利尿、扩张冠状动脉。静脉滴注氨茶碱可作为儿童危重哮喘附加治疗的选择。但浓度不能过高，静滴速度不能太快，以免引起心律失常、血压下降等不良反应。③抗胆碱药物：抑制迷走神经释放乙酰胆碱，使呼吸道平滑肌松弛。常用的吸入型抗胆碱药如溴化异丙托品，其不良反应少，长期使用不易产生耐药，但比 β_2 受体激动剂的作用弱，起效慢。可与 β_2 受体激动剂联合吸入。④抗生素：疑伴呼吸道细菌感染时，同时选用适当的抗生素。

7. 小儿哮喘慢性持续期如何治疗？

(1)吸入型糖皮质激素(ICS)：局部吸入糖皮质激素是目前控制哮喘最有效的首选药，通过吸入药物直接作用于气道黏膜，局部抗炎作用强，不良反应少。通常需长期规范吸入1～3年才能起到预防作用。常用的有丙酸倍氯米松、布地奈德、丙酸氟替卡松。

(2)白三烯受体拮抗剂：具有舒张支气管平滑肌，预防和减轻黏膜炎性细胞浸润等作用。常用的有孟鲁司特和扎鲁司特。该药耐受性好，副作用少，服用方便。

(3)缓释茶碱：主要是协助吸入型糖皮质激素抗炎。口服茶碱与糖皮质激素、抗胆碱药有协同作用，但须慎与口服 β_2 受体激动剂联合应用，易诱发心律失常，如两药合用应减少剂量。

(4)长效 β_2 受体激动剂：常用的有福莫特罗、沙美特罗、班布特罗等。

(5)肥大细胞膜稳定剂：常用的药物是色甘酸钠，用于预防运动及其他刺激诱发的哮喘，副作用少。

(6)全身性糖皮质激素：在长期使用高剂量吸入型糖皮质激素加吸入型长效 β_2 受体激动剂及其他控制药物疗效欠佳的情况时可短期使用。

(7)联合治疗：对重度持续、单用ICS病情控制不住的中度持续的哮喘提倡长期联合治疗，如ICS联合吸入型长效β_2受体激动剂、ICS联合白三烯调节剂和ICS联合缓释茶碱。

(8)特异性免疫治疗：在无法避免接触变应原或药物治疗无效时，可考虑针对过敏原的特异性免疫治疗，需要在有抢救措施的医院进行。对其远期疗效和安全性尚待进一步研究和评价，且过敏原制备的标准化及纯化也有待加强及规范。特异性免疫治疗应与抗炎及平喘药物联用，坚持足够疗程。

8. 什么是哮喘持续状态？

哮喘发作在合理应用常规缓解药物治疗后，仍有严重或进行性呼吸困难者，称为哮喘持续状态(哮喘危重状态)。表现为哮喘急性发作，出现咳嗽、喘息、呼吸困难、大汗淋漓或烦躁不安，甚至出现端坐呼吸、语言不连贯、严重发绀、意识障碍及心肺功能不全的状态。

9. 小儿哮喘持续状态如何进行治疗？

(1)氧疗：所有危重哮喘患儿均存在低氧血症，需用密闭的面罩或双鼻导管提供湿化氧气，初始吸氧浓度以40%为宜，流量为4～5L/min。

(2)补液、纠正酸中毒：注意维持水、电解质平衡，纠正酸碱紊乱。

(3)糖皮质激素：全身应用糖皮质激素作为儿童危重哮喘治疗的一线药物，应尽早使用。病情严重时不能以吸入治疗替代全身糖皮质激素治疗，以免延误病情。

(4)支气管舒张剂的使用：①吸入型速效β_2受体激动剂；②氨茶碱静脉滴注；③抗胆碱能药物；④肾上腺素皮下注射。

(5)镇静剂：可用水合氯醛灌肠，慎用或禁用其他镇静剂；在插管条件下，亦可用地西泮镇静。

(6)抗菌药物治疗：儿童哮喘发作主要由病毒引起，抗菌药物不作为常规应用，如同时发生下呼吸道细菌感染，则选用病原体敏感抗菌药物。

(7)辅助机械通气的指征：①持续严重的呼吸困难；②呼吸音减低或几乎听不到哮鸣音及呼吸音；③因过度通气和呼吸肌疲劳而使胸廓运动受限；④意识障碍、烦躁或抑制，甚至昏迷；⑤吸氧状态下发绀进行性加重；⑥$PaCO_2 \geq 65mmHg$。

10. 怎样预防小儿哮喘的复发？

应避免接触过敏原，积极治疗和清除感染灶，祛除各种诱发因素。吸入维持量糖皮质激素，控制气道反应性炎症，是预防复发的关键。此外，特异性的免疫治疗，可使机体对过敏原产生耐受性。

11. 如何护理小儿支气管哮喘的患者？

(1)环境与休息：保持室内空气清新，温湿度适宜，避免有害气味及强光的刺激。给患儿提供一个安静、舒适的环境以利于休息，护理操作应尽可能集中进行。

(2)维持气道通畅，缓解呼吸困难：①使患儿采取坐位或半卧位，以利于呼吸。给予鼻导管或面罩吸氧，定时进行血气分析，及时调整氧流量，保持 PaO_2 在 70～90mmHg(9.3～12.0kPa)。②遵医嘱给予支气管扩张剂和糖皮质激素，观察其效果和副作用。③给予雾化吸入，以促进分泌物的排出；对痰液多而无力咳出者，及时吸痰。④保证患儿摄入足够的水分，以降低分泌物的黏稠度，防止痰栓形成。⑤有感染者，遵医嘱给予抗生素。⑥教会并鼓励患儿做深而慢的呼吸运动。

(3)密切观察病情变化：监测生命体征，注意呼吸困难的表现及病情变化。若出现意识障碍、呼吸衰竭等及时给予机械呼吸；若患儿出现发绀、大汗、心率增快、血压下降、呼吸音减弱等表现，应及时报告医师并共同抢救。

(4)做好心理护理：发作时，守护并安抚患儿，鼓励患儿将不适及时告诉医护人员，尽量满足患儿合理的要求。允许患儿及家长表达感情，向患儿家长解释哮喘的诱因、治疗过程及预后，指导他们以正确的态度对待患儿，并发挥患儿的主观能动性，采取措施缓解患儿的恐惧心理。

(5)健康教育：①指导呼吸运动：以加强呼吸肌的功能。在执行呼吸运动前，应先清除呼吸道分泌物。腹部呼吸运动方法：平躺，双手平放在身体两侧，膝弯曲，脚平放；用鼻吸气并放松上腹部，但胸部不扩张；缩紧双唇，慢慢吐气直到吐完；重复以上动作 10 次。向前弯曲运动方法：坐在椅上，背伸直，头向前向下低至膝部，使腹肌收缩；慢慢上升躯干并由鼻吸气，扩张上腹部；胸部保持直立不动，由口将气慢慢吹出。胸部扩张运动：坐在椅子上，将手掌放在左右两侧的最下肋骨上；吸气，扩张下肋骨，然后由口吐气，收缩上胸部和下胸部；用手掌下压肋骨，可将肺底部的空气排出；重复以上动作10次。②介绍用药方法及预防知识：指导家长给患儿增加营养，多进行户外活动，多晒太阳，增强体质，预防呼吸道感染；指导患儿及家长确认哮喘发作的诱因，避免接触可能的过敏原，去除各种诱发因素（如避免寒冷刺激、避免食入鱼虾等易致过敏的蛋白质等）；教会患儿及家长对病情进行监测，辨认哮喘发作的早期征象、发作表现及掌握适当的处理方法；教会患儿及家长选用长期预防与快速缓解的药物，正确、安全用药（特别是吸入技术），掌握不良反应的预防和处理对策；在适当时候及时就医，以控制哮喘严重发作。

哮喘对患者、患者家庭及社会有很大的影响。但通过有效的哮喘防治教育与管理，建立医患之间的伙伴关系，可以实现哮喘临床控制。哮喘防治教育是达到哮喘良好控制目标最基本的环节。

12. 小儿支气管哮喘的致病因素是什么？

病因目前尚未完全清楚。遗传过敏体质与本病有密切关系，多数患儿有婴儿湿疹、过敏性鼻炎和（或）食物（药物）过敏史部分患儿伴有轻度免疫缺陷。本病大多为多基因遗传病，70%～80%患儿发病于5岁以前，20%的患儿有家族史，发病常与环境因素（呼吸道感染、过敏原吸入、气候变化）有关。

13. 小儿支气管哮喘为什么要长期治疗？

支气管哮喘（简称哮喘）是气道慢性炎症性疾病，慢性炎症导致气道高反应性，通常出现广泛多变的可逆性气流受限，并引起反复发作的喘息、气急、胸闷或咳嗽等症状，常在夜间和（或）清晨发作、加剧，多数患者可自行缓解或经治疗后缓解。正是由于哮喘是个慢性气道炎性疾病，且具有反复多变的特点，所以临床上需要进行长期的治疗，规律应用抗炎药物可使近80%患者的病情得到良好控制，其主要治疗目标是达到并维持哮喘控制。

14. 支气管哮喘患儿饮食上应注意什么?

应提供清淡、易消化、足够热量的饮食,避免进食硬、冷、油煎食物。若能找出与哮喘发作有关的食物,如鱼、虾、蟹、蛋类、牛奶等,应避免食用。某些食物添加剂如酒石黄和亚硝酸盐可诱发哮喘发作,应当引起注意。

15. 支气管哮喘的分期有哪些?

(1)急性发作期是指患儿出现以喘息为主的各种症状,其发作和持续的时间和程度不尽相同。

(2)慢性持续期是指许多患儿即使没有急性发作,但在相当长的时间内总是不同频度和(或)不同程度地出现症状(喘息、咳嗽和胸闷)。因此,依据就诊前日间状态、夜间状态和肺功能情况进行评价,可分为四级。一级为轻度间歇;二级为轻度持续,可能影响活动;三级为中度持续,每日有症状,影响活动;四级为重度持续,体力活动受限。

(3)临床缓解期是指经过治疗或者未经治疗症状、体征消失,肺功能恢复到急性发作前水平,并维持3个月以上。

16. 小儿支气管哮喘能否治愈?

本病预后较好,到成年期后,70%~80%病例症状体征完全消失,部分可留有轻度肺功能障碍。

17. 支气管哮喘辅助机械通气的指征有哪些?

(1)持续严重的呼吸困难。

(2)呼吸音减低或几乎听不到哮鸣音及呼吸音。

(3)因过度通气和呼吸肌疲劳而使胸廓运动受限。

(4)意识障碍、烦躁或抑制,甚至昏迷。

(5)吸氧状态下发绀进行性加重。

(6)$PaCO_2 \geq 65mmHg$。

18. 如何指导小儿支气管哮喘患儿正确使用雾化吸入器?

吸入治疗是目前缓解期哮喘治疗的重要方法。根据病情、年龄指导患儿使用定量吸入(MDI),使其掌握正确吸入技术,对保证药物的使用疗效十分重要。

正确的 MDI 使用方法是:①启盖,摇晃吸入器;②吸入器向上,患者稍向前倾,轻轻呼气;③口含吸入器奶嘴;④开始吸气的同时按动吸入器;⑤缓慢吸气到最大后屏气 10s,无不适感再缓慢呼出,第 2 次再吸 1 剂时应待 1min 后。

如使用储雾罐,首先将 MDI 与储雾罐连接好,然后口含储雾罐吸嘴,或面罩罩住儿童口鼻部,将药物喷入储雾罐后,缓慢吸气到最大,再屏气 10s。若屏气时间较短,可以呼气到储雾罐内,再次吸入,反复 15～30s。因气雾剂药物可以在储雾罐内悬浮 3～5s,所以药喷进储雾罐后应及时吸入,否则影响疗效。

即使是正确使用 MDI,每次用药仍有 80%的药物沉积在口咽部,因此每次用药后,应清水漱口。对吸入激素量大、时间过长和咽拭子检查有真菌感染而无临床症状者,可用 2%的碳酸氢钠溶液漱口;如果出现口咽症状则需按照医嘱减少吸入激素剂量,甚至停药。

19. 支气管哮喘患者长期使用激素会产生副作用吗?

长时间全身应用(如口服、静脉输注)激素会有一些副作用,如可能造成向心性肥胖、血糖升高、低血钙、骨质疏松甚至股骨头坏死等。

一方面哮喘患者需要长期应用激素,另一方面是长期口服激素又会出现严重的副作用。为了解决这一矛盾,吸入激素疗法应运而生,通过吸入激素治疗,药物直接吸入气管,直接作用于气道,进入血液循环的药物剂量极小。吸入激素治疗所需的激素剂量也比口服给药所需剂量小得多,只相当于口服剂量的 1/20～1/10,所以长期吸入激素治疗不会造成全身性的副作用。只有很少一部分患者(2%～3%)可能出现口腔溃疡、声嘶、咽喉痛等轻微反应,只要注意用药后漱口,就会使以上反应减轻或消失。相反,如果患者不了解吸入激素治疗的特点,过分担心药物的副作用,在缓解期不用任何药物,使哮喘反复发作,长期会出现气道重塑,使患者的肺功能受到不可逆的严重损害,失去了最佳的治疗时机。

20. 支气管哮喘患儿应如何避免诱发因素?

(1)避免接触或吸入过敏原:包括室内的尘螨、动物毛屑及排泄物、蟑螂、花粉、室内真菌，室外的花粉、真菌等。

(2)避免食入过敏原：异体蛋白的摄入，如鱼虾、蛋和花生等。

(3)防止感染：呼吸道感染，尤其是病毒及支原体感染。

(4)防止强烈的情绪变化。

(5)避免剧烈运动和过度通气。

(6)避免刺激性药物：如阿司匹林等。

(7)其他：避免进入空气寒冷、干燥的环境，避免吸入强烈气味的化学制剂，职业粉尘和气体等。

21. 支气管哮喘管理与教育有哪些？

(1)避免危险因素：应避免接触变应原，积极治疗和清除感染灶，去除各种诱发因素(呼吸道感染和气候变化等)。

(2)提高依从性及哮喘控制水平：哮喘患儿的教育与管理是提高疗效、减少复发、提高患儿生活质量的重要措施。通过对患儿及家长进行哮喘基本防治的教育，调动其对哮喘防治的主观能动性，提高依从性，避免各种危险因素，巩固治疗效果，提高生活质量。教会患儿及家长正确使用儿童哮喘控制测试(C-ACT))等儿童哮喘控制问卷，以判断哮喘控制水平。

(3)多形式教育：通过门诊教育、集中教育(哮喘之家等活动)、媒体宣传等多种形式，向哮喘患儿及家属宣传哮喘的基本知识。

七、儿童急性呼吸衰竭

1. 儿童急性呼吸衰竭的概念是什么？

急性呼吸衰竭简称呼吸衰竭，是儿科危重症抢救的主要问题。是指各种原因导致的中枢和(或)外周性的呼吸功能障碍，出现低氧血症和(或)高碳酸血症，并由此引起一系列生理功能和代谢紊乱的临床综合征。其血气诊断标准为动脉血氧分压 $PaO_2 < 6.5kPa$ (50mmHg) 和(或)动脉血氧二氧化碳分压 $PaCO_2 > 6.5kPa$ (50mmHg)。

2. 急性呼吸衰竭的病因有哪些？

(1)中枢性呼吸衰竭：新生儿窒息，新生儿缺血缺氧性脑病，颅内感染、缺血、损伤、肿瘤，药物中毒，有颅内压增高症所致的呼吸中枢受损。

(2)周围性呼吸衰竭：呼吸道疾病急性喉炎、气管炎和支气管炎、急性会厌炎、气管异物、急性毛细支气管炎、哮喘持续状态、肺炎、新生儿呼吸窘迫综合征；胸廓及胸腔疾病气胸、脓胸、血胸等。

(3)心血管疾病：先天性心脏病、心肌炎、充血性心力衰竭等。

(4)神经系统疾病：多发性神经根炎、脊髓灰质炎等所致的呼吸肌麻痹。

3. 不同年龄患儿发生急性呼吸衰竭的常见病因是什么？

(1)新生儿呼吸窘迫综合征、新生儿窒息、吸入性肺炎。

(2)小于 2 岁的婴幼儿支气管肺炎、哮喘持续状态、喉炎、先天性心脏病、气道异物、先天性气道畸形、较大腺体或扁桃体所致的鼻咽梗阻。

(3)2 岁以上儿童哮喘持续状态、多发性神经根炎、中毒、溺水、脑炎、损伤。

4. 急性呼吸衰竭对主要器官的影响有哪些？

呼吸衰竭的主要病理生理改变为缺氧、二氧化碳潴留和呼吸性酸中毒。低氧血症和高碳酸血症对主要器官影响如下。

(1)脑：早期使脑血管扩张，脑血流增加；晚期导致脑水肿，颅内压增高。血中 CO_2 过多又对中枢神经系统产生抑制，大脑皮质兴奋性降低。

(2)心脏：$PaCO_2$ 轻度增加时兴奋交感神经使心排血量增加，血压上升；但显著升高时，心排血量下降，血压下降。肺小动脉收缩，肺循环阻力增加，导致右侧心力衰竭。

(3)肾脏：严重缺氧或 $PaCO_2$ 明显增高时，肾血管收缩，肾血流量减少，尿量减少，导致肾功能不全。新生儿、婴幼儿的肾脏对缺氧尤其敏感。

(4)肝脏：在缺氧时可使谷丙转氨酶暂时性升高。此外，低氧血症和高碳酸血症还可影响细胞代谢和酸碱平衡，使 pH 降低。在急性呼吸衰竭失代偿期，往往同时存在呼吸性与代谢性酸中毒。

5. 儿童急性呼吸衰竭的治疗要点是什么?

(1)病因治疗:在抢救的同时对其原发病和诱因进行有效治疗。

(2)一般治疗:将患儿置于舒适体位。对于重症呼吸衰竭需要呼吸支持者,采用俯卧位可能对患儿的预后更为有利。胸部物理治疗如给予翻身、拍背、湿化、雾化、吸痰,必要时使用支气管扩张剂,使呼吸道保持通畅,可减少呼吸道的阻力和呼吸做功。给予营养支持,维持体液平衡。

(3)氧疗及呼吸支持:低氧血症较高碳酸血症的危害更大,但用氧较安全,因此,在呼吸衰竭的早期应给予氧气吸入。严重的呼吸衰竭者需以机械通气维持呼吸。

(4)特殊呼吸支持:重症呼吸衰竭在常规呼吸支持无效的情况下,可给予较特殊的呼吸或生命体征支持,包括体外膜氧合、液体通气、高频通气、一氧化氮吸入治疗等。

6. 小儿呼吸衰竭是如何分类的?

按病变部位,呼吸衰竭分为中枢性和周围性;根据呼吸功能障碍的性质,呼吸衰竭分为通气功能衰竭和换气功能衰竭;依据血气分析结果,呼吸衰竭分为Ⅰ型低氧血症型和Ⅱ型高碳酸低氧血症型。

7. 小儿呼吸衰竭有哪些临床表现?

除原发病的表现外,主要是呼吸系统症状及低氧血症和高碳酸血症引起的脏器功能紊乱。中枢性呼吸衰竭主要为呼吸节律的改变,周围呼吸衰竭主要为呼吸困难和缺氧的表现。

(1)原发病的表现:如脑炎、肺炎等症状及体征。

(2)呼吸系统症状:①中枢性呼吸衰竭:主要表现为呼吸节律和频率的改变。呼吸快慢深浅不匀,可出现各种异常呼吸,如潮式呼吸、毕奥呼吸、双呼吸、呼吸暂停和下颌式呼吸等;②周围性呼吸衰竭:主要表现为呼吸困难。呼吸增快是婴儿呼吸衰竭的最早表现。

(3)低氧血症表现:①发绀:是缺氧的典型表现;②神经系统:早期可有睡眠不安、烦躁、易激惹,继而出现神志模糊、嗜睡、意识障碍,严重时出现颅内压增高、惊厥及脑疝的表现;③循环系统:早期可有血压升高、心率增快、心排血量增加;严重时可有心音低钝、心率减慢、心律失常、心排血量减少，并可因血压下降引起休克；④肾功能障碍：出现少尿或无尿、尿中可有蛋白、红细胞、白细胞、管型。严重时血尿素氮和肌酐增高，甚至发生肾衰竭；⑤消化系统：可有食欲减退、恶心等胃肠道反应，严重时可出现消化道出血。

(4)高碳酸血症表现：$PaCO_2$ 轻度增高时，患儿出现多汗、摇头、不安，并可出现皮肤潮红、瞳孔缩小、脉速、血压升高、口唇暗红；当 $PaCO_2$ 进一步增高时，则表现为昏睡、肢体颤动、心率减慢、球结膜充血；如继续增高则出现惊厥、昏迷、视神经乳头水肿等。

(5)电解质紊乱及酸碱失衡。

8. 如何预防小儿呼吸衰竭？

(1)保持呼吸道通畅。

(2)氧疗。

(3)增加通气量，减少 CO_2 潴留。

(4)控制感染，积极治疗原发病。

(5)纠正酸碱平衡紊乱。

(6)病因治疗。

(7)重要脏器功能的监测与支持。

9. 如何观察呼吸衰竭患儿的病情？

监测呼吸频率、节律、心率、心律、血压和意识变化，发现异常及时报告医生。监测的次数根据病情而定，重症患儿须连续24h监测。除此以外，还需观察皮肤颜色、末梢循环、肢体温度、尿量等变化。昏迷患儿还需观察瞳孔、肌张力、腱反射及病理反射，受压部位是否有压疮的发生。观察患儿体温及周围血白细胞的变化、咳嗽、咳痰的性质，发现感染征象及时处理。

10. 如何护理急性呼吸衰竭患儿？

(1)保持呼吸道通畅：①协助排痰：鼓励清醒患儿用力咳嗽，对咳痰无力的患儿每2小时翻身1次，经常轻拍背部，边拍背部边鼓励患儿咳嗽，使痰易于排出。②吸痰：咳嗽无力、昏迷、气管插管或气管切开的患儿，及时给予吸痰。③湿化和雾化；可用加温湿化器，也可用超声雾化器湿化呼吸道，每日数次。④按医嘱使用支气管扩张剂等缓解支气管痉挛和气道黏膜水肿。

(2)给氧:患儿常用鼻导管及面罩吸氧,新生儿和小婴儿可采取头罩吸氧,主张低流量持续给氧。急性缺氧吸氧浓度为40%~50%;慢性缺氧吸氧浓度为30%~40%,吸纯氧不超过4~6h,以免氧中毒。注意在吸氧过程中,吸入氧应加温和湿化,以利于呼吸道分泌物的稀释和排出。

(3)机械通气:①明确使用机械通气的指征,对患儿及家长做好解释工作。②专人监护:使用呼吸机的过程中应经常检查各项参数是否符合要求,观察胸部起伏、患儿面色和周围循环状况,注意防止导管脱落、堵塞和可能发生的气胸等情况;若患儿有自主呼吸、应观察是否与呼吸机同步,否则应进行调整。③防止继发感染:做好病室空气和地面消毒,有条件的可设置空气净化装置。限制探视人数。接触患儿前后应洗手。定期清洁、更换气管内套管、呼吸管道、湿化器等物品,每日更换加温湿化器滤纸,雾化液要新鲜配制。做好口腔和鼻腔的护理。④当出现以下指征时,可考虑撤离呼吸机。患儿病情改善,呼吸循环系统功能稳定;吸入50%的氧时,$PaO_2>50mmHg$;$PaCO_2<50mmHg$;能够维持自主呼吸2~3h以上无异常改变;在间歇指令通气等辅助通气条件下,能以较低的通气条件维持血气正常。

对长期使用呼吸机的年长患儿,虽进入恢复期,但因已习惯呼吸机的辅助呼吸,对自己的自主呼吸产生怀疑,担心停机后会出现呼吸困难,会产生对呼吸机的依赖心理。因此,应耐心做好解释工作,树立其自主呼吸的信心。应根据病情逐步撤离呼吸机,同时帮助患儿进行呼吸肌功能锻炼。

(4)病情观察:监测呼吸频率、节律、心率、血压和意识变化,发现异常及时报告医生。监测的次数根据病情而定,重症患儿须连续24h监测。除此以外,还需观察皮肤颜色、末梢循环、肢体温度、尿量等变化。昏迷患儿还需观察瞳孔、肌张力、腱反射及病理反射,受压部位是否有压疮的发生。观察患儿及周围血白细胞的变化、咳嗽、咳痰的性质,发现感染征象及时处理。

(5)饮食护理:危重患儿可通过鼻饲法供给营养,选择高热量、高蛋白、易消化和富含维生素的饮食,以免产生负氮平衡。

(6)用药护理:按医嘱用洋地黄类药、血管活性药、脱水药、利尿药等,密切观察药物的疗效及副作用。呼吸兴奋剂如尼可刹米、洛贝林等适用于呼吸道通畅而呼吸不规则或浅表者,在呼吸道梗阻、广泛肺部病变或神经肌肉疾病、心搏骤停时,中枢神经系统严重缺氧、呼吸肌疲劳、低氧血症型呼吸衰竭时不宜适用。

八、小儿雾化治疗

1. 什么是雾化吸入治疗?

雾化吸入治疗是应用雾化吸入将药液分散成细小的雾化滴状悬液,使其悬浮于气体中,随着患者的呼吸进入呼吸道。其特点是可以调节雾量大小均匀,将药液随着深而慢的吸气吸到终末支气管及肺泡,达到消炎、镇咳、祛痰、解除支气管痉挛、改善通气功能等目的。吸入的药物不仅可以对呼吸道局部产生作用,还可以通过肺组织吸收而产生全身性的疗效,由于雾化吸入的药物具有起效快,药物用量较小而不良反应较轻的优点,故临床使用较普遍。

2. 雾化吸入技术包括哪几种?

雾化吸入技术包括氧气雾化吸入技术、定量雾化吸入技术、干粉雾化吸入技术。

3. 氧气雾化吸入技术的原理是什么?

氧气雾化吸入法是利用高速氧气气流,使药液形成雾状悬液,再随呼吸吸入呼吸道达到治疗的目的。基本原理是利用高速氧气气流通过毛细管口并在管口产生负压,将药液由相邻的管口吸出,所吸出的药液又被毛细管口高速的氧气流撞击成细小的雾滴,成气雾状喷出,随患者呼吸进入呼吸道而达到治疗的作用。

4. 氧气雾化吸入技术的目的是什么?

(1)治疗呼吸道感染,消除炎症,稀释痰液以有利于痰液的排出,治疗急、慢性呼吸道炎症。

(2)解痉平喘,改善通气功能的目的,用于治疗哮喘。

(3)可用于吸入麻醉药以达到术前麻醉的作用。

5. 定量雾化吸入技术的目的是什么?

定量雾化吸入的目的是通过定量喷射药液进入呼吸气道,解除各种原因引起的支气管痉挛,如慢性阻塞性疾病或其他过敏原诱发的支气管痉挛、哮喘的发作。

6. 小儿雾化治疗前后有什么注意事项?

(1)治疗前:①雾化前向家长及患儿做好解释,取得配合。吸入前30min尽量不要让患儿进食,避免雾化吸入过程中气雾刺激气道,引起呕吐;②保持病室空气新鲜,环境整洁安静,室温18～22℃,相对湿度50%～60%;③雾化前应清除口鼻腔内分泌物,保持呼吸道通畅,这是雾化发挥作用的前提。

(2)治疗时:①体位:应置患儿坐位、半卧位或侧卧位,避免仰卧位;②剂量:从小剂量开始,待患儿适应后再逐渐增大剂量,直到吸完为止;③温度:雾化吸入液的温度与人体的温度接近,防止引起气道平滑肌痉挛而导致咳嗽加剧或气急加重;④病情:对憋喘、呼吸道不通畅和缺氧、严重肺炎合并心力衰竭的患儿,可加大吸氧后再给予雾化吸入,并且注意吸入时间宜短不宜长,每次5min左右,病情不允许1次吸完时切不可1次吸完,防止加重患儿缺氧状态;⑤护理:雾化吸入期间要注意观察患儿病情,不要让雾化液进入眼睛。如有咳嗽、气促等不良情况立即停止雾化吸入,加大吸氧量,拍背,喂清水,查明原因,待症状缓解后再考虑下一次雾化治疗。

(3)治疗后:①在每次吸入后,给予翻身、拍背,促进分泌物排出,可以用生理盐水或温开水漱口,及时洗脸或用湿毛巾抹干净口鼻部;②雾化罐及时清洁,晾干后再使用,一人一套,防止交叉感染。

7. 如何给小儿进行叩背?

叩击者手指弯曲并拢,使掌侧呈环状,以手腕力量,从肺底自下而上,由外向内迅速叩击至肩部,注意避开脊柱和肾区,有节律地叩击胸壁,频率为120～180/min。也可使用叩击器进行叩击,叩击时可用毛巾或被单保护皮肤。

参考文献

[1] 王卫平，毛萌，李廷玉.儿科学.8版.北京：人民卫生出版社，2014：264-286

[2] 崔焱.儿科护理学.5版.北京：人民卫生出版社，2014：253-268

[3] 许煊，丁辉，李丹丹，等.纤维支气管镜术在PICU呼吸道危重症患儿中的应用.中国小儿急救医学，2012，19(6)：576-578

[4] 陈志敏.儿童纤维支气管镜术的安全性.临床儿科杂志，2009，27(1)：12-14

[5] 高明磊，黄燕.支气管镜在儿童呼吸系统疾病应用的安全性研究进展.国际儿科学杂志，2015，42(1)：82-85

[6] 舒林华，尚云晓.儿童支气管镜术的并发症及其防治.中国小儿急救医学，2013，20(1)：29-31

[7] 焦安夏.支气管镜术在难治性肺炎支原体肺炎诊治中的应用.实用儿科临床杂志，2012，27(4)：240-241

[8] 岑宝兴.小儿急性上呼吸道感染的临床护理体会.按摩与康复医学，2013，4(10)：143

[9] 陈静静.支气管哮喘患儿的家庭护理，中国民族民间医药，2010，9：213

[10] 赵宝英.小儿疱疹性咽峡炎的临床治疗浅探.中国医学指南，2012，4(31)：28-30

第6章

循环系统疾病

一、小儿心脏特点

1. 小儿心脏的解剖特点有哪些?

小儿出生后随着年龄的增长,心脏和血管逐渐发育成熟健全,心室的演变特别明显。出生时,左、右心室壁厚度相仿,出生时由于立即开始用肺呼吸,肺阻力急剧下降,而且随着年龄的增长,右心室所承受的肺循环负荷相对越来越轻,所以右室壁的厚度增长极慢。同时,左心室承受的体循环负荷却加重,左室壁相应的增厚。由于机体供血的需要,左室也比右室发育更快。小儿心脏的重量和容积逐渐发育成长到青春期后达到成人的水准(左、右心室壁厚度比约为2∶1)。

2. 心脏的构造及功能?

正常的心房有四个"房间",就像是一栋两层楼的房子,楼上的房间叫作"心房",楼下的房间叫"心室"。每一层又分为左右两边,各称为左、右心房及左、右心室。心脏四个房间的墙壁都是由肌肉构成的。上面两个房间(心房)收集来自身体和肺部的血液,而下面两个房间(心室)则输送血液到肺部和全身。连接心脏和身体两个部位的管道就是血管。心脏主要的功能就像是一台泵,用于将血液输送到全身,如同电梯载送来来往往的乘客一般。

一般而言,将血液带离心脏的血管称为"动脉",将血液带回心脏的血管称为"静脉"。身体所有的器官必须从新鲜的血液获得氧气和养分,血液滋养身体组织后,接受身体所产生的废物流回心脏,此程序随着每次心跳一再重复。

3. 小儿心脏的自律传导系统有什么特点?

初生时心脏的传导系统还未发育成熟,生理功能亦不够完善,随着年龄的增长,其发育日臻完善。新生儿期窦房结起搏细胞结构原始,具有发放冲动的功能,但过渡细胞相对较少,使一些不规则不协调的未经过渡细胞的滤过处理即可发放。位于窦房结中心的窦房结动脉有调节窦房结冲动的作用,新生儿期窦房结动脉小,其周围的结缔组织发育不良,因而搏动较弱,使之对窦房结冲动的调节作用差。因此,新生儿期窦性心律不稳定。婴儿期房室间常残留有房室旁路,故容易发生阵发性室上性心动过速和预激综合征。初生时房室结区及房室束较大,生后胎盘循环终止,左心室压力随之升高,促使左侧房室结区发生退行性变和再吸收,到2岁左右演变为成人型。在变性过程中,房室结区自律性增高,传导功能不一致,容易造成心律失常。如果在胚胎发育过程中房室结区及房室束不连接,则发生先天性房室传导阻滞。

4. 心脏是如何跳动的?

心脏是一个自己会跳动的器官,不能够由我们的意志所控制。心脏的指挥中枢在右心房内一个叫作"窦房结"的地方,它发出信号,命令心房收缩,再把指令传递给介于心房和心室间的"房室结",稍事休息后再把信息传递到心室,使心室收缩。

5. 心脏心管是怎样形成的?

胚胎第2～3周由中胚层形成一对半月形的薄壁管道,第3周时成对的半月形心管融合形成单一的原始心管。心管不断发育使其外形呈节段膨大,自尾端向头端可分为静脉窦、房室管、原始心室和心球。由于心管增长的速度快于心包腔,心管发生扭曲,原始心室段向右侧弯曲呈襻状(又称右襻),原始心房向后上弯曲而位于原始心室的后上方。

6. 胎儿如何进行血液循环?

胎儿不存在有效的呼吸运动,故肺循环血流量很少,加上卵圆孔与动脉导管的开放,胎儿的血液循环与成人明显不同,几乎左、右心室均经主动脉向全身输送血液。胎儿的气体交换通过胎盘和脐带进行,含氧充足的脐静脉血液约一半直接经静脉导管进入下腔静脉,其余部分经肝脏与肝门静脉血(含氧量低的血)混合后进入下腔静脉。含氧较多的下腔静脉血到达右心房后,几乎全部通过卵圆孔进入左心房、左心室供应心脏、头部及上肢。含氧较低的下腔静脉血及上腔静脉血到达右心房后,几乎完全进入右心室再流入肺动脉,小部分进入肺部,约80%的血液汇合进入降主动脉,供应腹腔器官及下肢,同时经过脐动脉回至胎盘,换取营养及氧气。

7. 出生后新生儿血液循环是如何改变的?

出生后呼吸建立,肺作为呼吸器官,而胎盘功能终止,血液循环出现一系列的变化。

(1)肺血管阻力下降:肺脏随着出生后的第一声啼哭而膨胀并开始自主呼吸,肺循环阻力大幅下降。

(2)卵圆孔关闭:生后脐带离断后,下腔静脉入右心房血量减少,右心房压力下降,同时肺膨胀后肺循环血量增加,经肺静脉回流至左心房血量增加,左心房压力增高而超过右心房,卵圆孔发生功能性关闭,5~7个月形成解剖上的关闭,留下卵圆窝。

(3)静脉导管闭合:剪断脐带后,阻力很低的胎盘循环终止,体循环阻力升高。生后静脉导管很快闭合,以后形成静脉韧带。

(4)动脉导管关闭:正常足月儿动脉导管在出生后24h内发生功能性关闭。

二、小儿高血压

1. 什么是新生儿高血压?

即把新生儿期3个不同时间测得的高于同年龄同性别收缩压/舒张压的第95百分位者称为新生儿高血压。

2. 儿童及婴幼儿高血压的原因有哪些?

其原因可分为原发性和继发性。原发性高血压常指不明显因素造成,这种高血压在幼儿少见;而继发性高血压的原因则相当多,例如遗传因素、肥胖、盐分摄取过多等,这种高血压在儿童较常见,形成的原因随年龄不同而异。在新生儿方面,常因脐动脉导管及肾动脉阻塞造成。在患有继发性高血压的病童中有 70%～80%有肾脏疾病,另外有 25%～50%的病童有泌尿道感染的病史。因此肾脏疾病常造成病童高血压。

3. 小儿高血压常见的临床表现有哪些?

轻症高血压患儿常无明显自觉症状,多在体格检查时发现,血压明显增高时可有出汗、颜面潮红、头晕、头痛、恶心、呕吐、易激惹、乏力和嗜睡等症状,严重高血压时可出现惊厥、昏迷、视力障碍等高血压脑病症状。

4. 如何诊断高血压?

原发性高血压一般较少发生于 10 岁以下的儿童。检查时需询问儿童的年龄、家族史、体重及是否有潜在的疾病。继发性高血压由于常因肾脏疾病引起,因此,必须询问是否有经常性的发热或泌尿道感染。必要时安排肾脏超声波、肾脏核医学扫描等检查(表 6-1)。

儿童高血压的标准:小儿体动脉血压的收缩压＞120mmHg,舒张压＞80mmHg。

表 6-1　不同年龄段小儿血压参考范围

年龄段	平均收缩压(mmHg)	平均舒张压(mmHg)
新生儿	80±16	46±16
婴儿(1～2 岁)	96±30 及 99±25	66±25 及 64±25
幼儿(3～4 岁)	100±2 及 99±20	67±23 及 65±20
小儿童(4～6 岁)	99±20 及 100±15	65±20 及 56±8
大儿童(7～12 岁)	102±15 及 115±19	56±8 及 59±10

5. 小儿血压如何计算?

小儿由于心搏出量较少,动脉壁的弹性较好和血管口径相对较大,故血压偏低,但随着年龄增长而逐渐增高。新生儿收缩压平均60～70mmHg(8.0～9.3kPa),1岁70～80mmHg(9.3～10.7kPa),2岁以后收缩压可按公式计算,收缩压(mmHg)=年龄×2+80mmHg(年龄×0.26+10.7kPa)。舒张压=收缩压×2/3。

6. 小儿血压的正常范围是多少?

(1)动脉血压:动脉血压的高低主要决定于心搏出量和外周血管阻力。婴儿由于心脏搏出量较少,血管口径较粗,动脉壁柔软,所以动脉压较低,其后随年龄增长而逐渐升高。为便于推算,可采用下列公式:收缩期血压=(年龄×2)+80mmHg,此数值的2/3为舒张期血压。收缩压高于此标准20mmHg为高血压,低于此标准20mmHg为低血压。小儿年龄越小血压越低,一般收缩压低于75～80mmHg为低血压。正常情况下,下肢血压比上肢血压高20mmHg。

(2)静脉血压:静脉血压的高低与心搏出能力、血管功能及循环血容量有关,上、下腔静脉的血液返回右心室受阻也影响静脉压,仔细观察小儿的颈外静脉,可以估量静脉压。正常儿童仰卧床上,背部垫高45°,颈静脉在胸骨柄上窝的水平上应隐塌不见。如颈静脉饱满,超过此水平,示静脉压增高。学龄前儿童颈静脉压一般在40mmH_2O左右,学龄儿童约为60mmH_2O。小儿哭叫不安、体力活动及变换体位时,静脉压可显著增高。

7. 测量小儿血压的注意事项有哪些?

测量儿童血压时应注意袖带宽度以相当于儿童上臂长的2/3为宜,或袖带的宽度为上臂周径的40%。袖带过窄测的血压偏高,袖带过宽测的血压偏低。儿童首次测量血压时,因处于紧张状态会影响测量值,故于测量血压前,必须在安静的诊室内休息3～5min。

8. 小儿高血压如何治疗?

由于高血压持续太久,会导致左心室肥大、心脏衰竭和脑出血,治疗时需先找出潜在的原因，如果放任不管，可能会引起心肌梗死及肾衰竭。对原发性高血压应首先试用非药物性治疗。注意规律的生活方式，消除各种精神紧张因素，加强饮食指导，限制含盐入量2～2.5g/d，肥胖儿应降低体重，加强体育锻炼，如坚持0.5～1年后血压仍无下降趋势或有靶器官受损现象或有潜在疾病时可试用药物治疗。对继发性高血压患儿应针对病因治疗。

9. 儿童高血压应该如何预防？

预防儿童高血压等于减少成人高血压的发病率，在预防教育中应做到以下几点。

(1)防止体重过胖。

(2)限制盐的摄入。

(3)防止青少年吸烟。

三、心肌疾病

1. 什么是心肌炎？

心脏发炎大部分都发生在心脏肌肉层部分，称之为心肌炎。

2. 心肌炎的病因是什么？

心肌炎的病因以病毒最为常见，如柯萨奇病毒、脊髓灰质炎病毒、流感病毒、副流感病毒、腮腺炎病毒、疱疹病毒等，其中以柯萨奇病毒最容易引起心肌炎。其他如药物的毒性或是寄生虫、细菌、真菌感染也可能引起心肌炎。

3. 病毒性心肌炎有哪些临床表现？

临床表现轻重不一，患儿常先有发热、全身酸痛、咽痛、倦怠、恶心、呕吐、腹泻等症状，然后出现心悸、胸闷、胸痛或心前区隐痛、头晕、呼吸困难、水肿，甚至Adams-Stokes综合征。大多数病例预后良好，重症患者可出现心力衰竭，心源性休克，甚至猝死。

4. 如何护理病毒性心肌炎患儿？

(1)对于急性患儿应强调卧床休息3～4周，保证充足的睡眠，减少心肌耗氧量，促进心功能恢复。有心功能不全及心脏扩大应绝对卧床休息3～6个月，直到心脏大小恢复和心功能恢复后，逐渐增加活动量。

(2)密切观察病情,并记录生命体征及精神状态变化。

(3)对症处理。必要时遵医嘱给予吸氧、镇静、强心等治疗措施,有心源性休克时,应积极扩充血容量,改善微循环。

(4)做好健康教育,指导患儿加强锻炼,预防感冒,加强营养,有病及时治疗。

5. 心肌炎如何治疗?

最重要的是支持性治疗。①卧床是最首要的;②饮食宜给予富有维生素和蛋白质而易于消化的食物,应少食多餐,忌暴饮暴食,以免增加心脏负荷;③镇静、吸氧。对哭闹,烦躁不安者应用镇静剂,有缺氧症状者给予氧气吸入,给予营养心肌等药物治疗。

6. 心肌炎的预后如何?

心肌炎的预后不佳,死亡率可高达50%~70%。大部分轻微心肌炎的病人预后尚可,但是有20%~30%的病人会发展成扩张性心肌病变,甚至猝死。这些因心肌炎而引起的扩张性心肌病变的病人必须长期使用强心剂和利尿剂来增加心脏功能的药物。若有心律失常就必须要使用抗心律失常的药物来治疗。能够完全恢复正常的只有10%~20%。

四、心律失常

1. 什么叫心律失常?

正常心脏激动起源于窦房结,然后按一定的频率和速度,遵循一定的方向和顺序,先后经由结间束、房室结、房室束(希氏束)、左右分支及浦肯野纤维,最后抵达心室,使之由心内膜向心外膜除极,此称窦性心律。如果上述的激动起源异常或传导异常,或两者同时发生异常,即可导致心脏激动的节律或频率发生异常,称心律失常。

2. 小儿正常心率是多少?

以静息时为准,小儿正常心率,见表6-2。

表 6-2　不同年龄小儿正常心率参考范围

年龄	心率(次/min)		
	平均	最小	最大
出生至 1d	115.9	81	159
1～7d	127.1	98	162
7d 至 1 个月	145.8	111	193
1～3 个月	139.0	113	176
3～6 个月	123.2	98	168
6～12 个月	117.8	91	164
1～3 岁	109.1	83	158
3～5 岁	97.0	78	125
5～8 岁	90	65	125
8～12 岁	87.3	65	115
12～16 岁	79.4	57	123

3. 心律失常的病因是什么?

小儿心律失常可以由心肌本身的疾病所引起,也可以由心脏外的其他疾病所致。

(1)先天性发育异常:见于先天性完全房室传导阻滞等。

(2)继发于心脏疾病、三尖瓣闭锁、完全性房室通道畸形等。

(3)继发于非心脏疾病:中枢神经系统疾病、内分泌及代谢性疾病等。

(4)原发性心律失常:正常健康儿童也可发生心律失常。

4. 小儿常见的心律失常有哪些?

(1)窦性心律失常:包括窦性心动过速;窦性心动过缓;窦性停搏;窦房阻滞。

(2)异位心律:包括过早搏动(期前收缩);阵发性室上性心动过速;室性心动过速。

(3)传导阻滞:包括房室传导阻滞;先天性完全性房室传导阻滞;预激综合征。

5. 小儿窦性心律失常临床表现?

临床表现为心律不规则,为小儿常见的心律失常,尤其伴有间断性屏气的早产儿。主要由于迷走神经张力变化影响窦房结起搏的频率。多数与呼吸有关,吸气时迷走神经张力降低,心率增快,呼气时相反。

6. 安装起搏器的孩子需要注意什么?

(1)居家照顾:①测量病童的脉搏,了解所设定的心跳速率,若有问题需随时与医师联络;②病童身上最好佩戴标有其起搏器资料的卡片或手环;③避免周围环境中的电气干扰:包括高压电地区(电视、广播或雷达发射站)、微波站、电器设备、品质不良的电器(易漏电)、防盗装置、检波器;④大孩子治疗牙齿时需告诉牙医,以免电钻影响起搏器的功能;⑤放置起搏器的部位要多加保护,若发现感染或突出外露时应立即通知医师;⑥注意起搏器异常或失效时,可能出现的征象及症状,如晕厥、胸痛或心悸。

(2)追踪检查:①定期体检及心电图追踪,包括:起搏器功能调整、电池位置和电量、病人反应;②每次均应记录最新调整的起搏器资料、心电图、病历等。医师和家属都需要保存一份这些材料。

五、先天性心脏病

1. 什么是"先天性"心脏病?

先天性心脏病,简称先心病,是心脏、大血管在胚胎早期发育异常或发育障碍所引起的心血管解剖结构异常的一组先天性畸形。

2. 先天性心脏病的种类有哪些?

房间隔缺损、室间隔缺损、动脉导管未闭、肺动脉狭窄、法洛四联症、完全性大动脉转位、主动脉缩窄、艾森门格综合征、三尖瓣下移畸形、肺动脉闭锁、三尖瓣闭锁、完全性肺静脉异位引流、右位心等。

3. 如何对先天性心脏病进行分类?

先天性心脏病按临床表现划分为发绀型和非发绀型两大类,包括了所有先天性心脏病的种类。发绀型先天性心脏病的主要发生机制是右向左分流伴肺血流量减少和心内氧合血与未氧合血混合;而非发绀型先天性心脏病的发生机制是左向右分流伴肺血流量增多和左侧肺梗阻性病变。

4. 发绀型和非发绀型先天性心脏病各有哪些？哪一种最常见？

根据左右心腔或大血管间有无直接分流和临床有无青紫,可将先天性心脏病分为三大类:左向右分流型(潜伏青紫型),常见有室间隔缺损、房间隔缺损、动脉导管未闭;右向左分流型(青紫型),常见有法洛四联症和大动脉错位;无分流型(无青紫型):常见有主动脉缩窄和肺动脉狭窄。小儿先天性心脏病中最常见的是室间隔缺损、房间隔缺损、动脉导管未闭、肺动脉狭窄、法洛四联症和大动脉错位。

根据心脏结构异常分2类,发绀型先天性心脏病及非发绀型先天性心脏病。常见的非发绀型先天性心脏病包括:心室中隔缺损(VSD);心房中隔缺损(ASD);心内膜垫缺损(ECD);开放性动脉导管(PDA);肺动脉瓣狭窄(PS);主动脉瓣狭窄(AS);主动脉缩窄(CoA)、中断(IAA);部分肺静脉异位连接(PAPVC);血管环(Vascular Ring);左侧冠状动脉异常出口AocA)。常见的发绀型先天性心脏病包括:法洛四联症(TOF)或合并肺动脉闭锁(PA+VSD);肺动脉闭锁合并完整的心室中隔(PA/IVS);三尖瓣闭锁(TA);完全性大动脉移位(TGA);全肺静脉异位连接(TAPVC);永存动脉干(PTA);左心发育不全综合征(HLH);埃布斯坦异常(Ebstein anomaly)等。

5. 先天性心脏病病因有哪些？

在胎儿心脏的发育阶段,如有任何因素影响了心脏胚胎发育,使心脏的某一个部分发育停顿或异常,就可以造成心脏畸形。引起先天性心脏病的因素主要有以下两大类:

(1)与遗传有关,可以是染色体异常或基因发生突然变异。

(2)外界因素,是引起先天性心脏病的主要原因。较为重要的是胎儿宫内感染,特别是母亲怀孕的早期感染了风疹病毒、流行性感冒病毒、流行性腮腺炎病毒等。

6. 先天性心脏病有哪些并发症?

(1)心力衰竭。

(2)感染性心内膜炎。

(3)脑栓塞。

(4)脑脓肿。

(5)咯血。

7. 如何护理先天性心脏病患儿?

(1)建立合理的生活制度:安排好患儿作息时间,保证睡眠和休息。根据病情安排适当活动量以减少心脏负担。保持环境安静,集中治疗和护理,尽量避免哭闹和情绪激动。必要时可卧床休息。

(2)合理喂养:供给充足的能量、蛋白质和维生素,保证营养需要。对喂养困难的患儿要耐心喂养,少量多餐,勿进食过饱,避免呛咳。心功能不全者应给予低盐或无盐饮食。

(3)预防感染:注意按气温改变及时加减衣物,避免受凉引起呼吸道感染。注意保护性隔离,以免交叉感染。做小手术时,给予抗生素预防感染,防止发生细菌性心内膜炎。一旦发生感染应积极治疗。

(4)注意观察病情,防止并发症的发生。

8. 什么是肺动脉导管未闭?

动脉导管未闭(PDA)是指婴儿在出生后 4 周左右,动脉导管未闭合而形成主动脉与肺动脉之间的先天性异常通道,位置在左锁骨下动脉远侧的降主动脉峡部和左肺动脉根部之间。胎儿期动脉导管被动开放是血液循环的重要通道,出生后 15～20h 动脉导管即发生功能性关闭,80%在出生后 3 个月解剖性关闭,逐步退化为动脉韧带。若动脉导管持续开放,并产生病理、生理改变,则为 PDA。

9. 肺动脉导管未闭如何分型?

临床上根据未闭的动脉导管形态可将之分为 5 型。

(1)管型:最常见,导管两端直径相等。

(2)漏斗型:主动脉端较肺动脉端明显粗大,形似漏斗。

(3)窗型:动脉导管呈粗短型,主、肺动脉几乎相连。

(4)哑铃型:动脉导管中间细,两短粗,似哑铃状。

(5)动脉瘤型:动脉导管中部呈瘤样扩张,管壁变薄。

10. 动脉导管未闭的临床表现有哪些?

临床表现取决于左向右分流的大小。婴儿在出生后数日内因肺动脉压仍高,所以分流量不大,可能无杂音;当肺循环阻力日趋下降后,左向右分流增多,出现响亮的杂音。如导管较粗,肺血太多,可能于出生后 2～3 个月时产生左侧心力衰竭,至 1 岁后因肺血管床大量增长,心力衰竭症状可消失。许多患儿可无症状或仅有轻微症状,如剧烈活动后易于疲乏、发育不佳和身体瘦小、活动受限等表现。并发肺动脉高压者表现为劳累后气急、反复肺部感染。动脉导管未闭出现右向左逆向分流时,则表现为下半身发绀,即差异性青紫。严重时左上肢也可发生发绀。

连续性杂音为本病的特征性体征,典型的连续性杂音往往 2 岁后方清楚。细小的导管因流速大,杂音为柔和高调的连续性杂音;导管较粗时杂音响亮而哨杂,至收缩晚期最响,并杂有漩涡冲撞的声音,听之似机器轰鸣样。杂音最响部位在胸骨左缘第 2 肋间,伴有震颤,肺动脉第二音亢进,分流量大者在心尖部听到柔和的舒张期杂音。杂音的出现时间、延时和响度等直接与主、肺动脉之间的压差有关。有肺动脉高压时,若肺动脉压力与主动脉舒张压接近,舒张期杂音消失,则表现为收缩期杂音,随着肺动脉压的继续升高,两者的收缩压渐趋接近,则收缩期杂音趋轻短,甚至完全消失。肺动脉压超过主动脉压出现右向左分流时,往往不产生杂音,但可听到肺动脉的喷射音,肺动脉第二音亢进,继之可能出现肺动脉反流的舒张期杂音。

此外,伴有周围血管征象,如脉压增宽,股动脉枪击音、毛细血管搏动等。

11. 什么是差异性青紫?

差异性青紫是指上下肢发绀程度有别,如动脉导管未闭伴肺动脉高压,使肺动脉血向降主动脉分流,可见下肢发绀而上肢无发绀;完全性大动脉转位伴肺动脉高压和导管前主动脉缩窄,转位的肺动脉内氧合血向降主动脉分流,则见上肢发绀而下肢无发绀。

12. 什么叫肺门舞蹈征?

当肺循环血流量(即进入肺动脉的血流量)超过体循环血流量(即进入主动脉的血流量)的1.5～2倍时,X线胸片上肺动脉和肺静脉均呈扩张状态,肺门阴影增深扩大。此时如果结合透视,可见到肺门的血管阴影搏动较强烈,强烈的搏动称为肺门舞蹈征,又叫肺门摇椅征。反映肺门血管本身收缩活动强烈。肺门舞蹈征多见于潜在发绀型先天性心脏病。

13. 什么是心室中隔缺损?

心室中隔缺损是指心脏的两个心室中间破了一个洞,造成左心室的血液经过这个洞流到右心室,也就是动脉血流向静脉血,此种缺损患儿嘴唇不会发紫。这是最常见的一种先天性心脏病,大约占所有先天性心脏病的25%。

14. 室间隔缺损的临床特征有哪些?

小型室间隔缺损的患儿无明显症状;分流量大者出生后即出现症状,表现为反复呼吸道感染、充血性心力衰竭、喂养困难和发育迟缓,年龄较大的患儿会表现为活动耐力差,劳累后气促、心悸,甚至逐渐出现发绀和右侧心力衰竭。室间隔缺损的患儿容易并发感染性心内膜炎。

15. 心室中隔缺损如果不手术会怎样?

通常小的破洞约有2/3自动关闭,很多心室间隔破损的患者,其中一生没有症状。但是大的心室中隔缺损,如果不手术,会造成肺动脉高血压,久而久之导致肺血管阻塞性变化(硬化、失去弹性),继而血液分流反转向(从原来的左心室流向右心室转成右心室流向左心室),患者便开始会有发绀的现象,此时手术缝补反而使病人死亡,只有靠心肺移植才有治愈机会。

16. 什么是心房中隔缺损?

心房中隔缺损是在心房中隔上破了一个洞。左心房的压力比右心房稍高,同时接受来自肺静脉含高浓度氧气的鲜红色血液,鲜红的血流经由心房中隔的缺孔流向右心房,因此也不会有发绀的现象。

17. 房间隔缺损如何分型,其临床表现有哪些?

按胚胎发育及病理解剖部位不同,分为三型

(1)继发孔型:约占70%,为第一房间隔吸收过多或第二房间隔发育障碍所致,包括中央型(卵圆窝型,最常见,约占62%)、下腔型(占24%)及上腔型(静脉窦型。占6%,常伴部分肺静脉异位引流)。缺损大小不等,多为单个,部分可为多个或筛孔状。

(2)原发孔型:占5%～10%,位于房间隔下部,房室交界处,由于心内膜垫发育障碍未与第一房间隔融合所致。如合并二尖瓣前叶裂缺又称不完全或部分房室间隔缺损。若心内膜垫发育障碍严重,除原发孔型缺损,尚合并共同房室孔、瓣及室间隔缺损,称为完全性房室间隔缺损。

(3)冠状静脉窦型:非常少见。房间隔本身完整无损,只有冠状静脉窦与左心房之间无间壁。所以左心房血可由冠状静脉窦与右心房相交通,也称"无顶冠状窦"。

临床症状的严重程度与缺损大小,有无合并其他畸形有关。缺损小者常无症状,活动量正常;缺损大者症状发生较早,并随着年龄增长而更明显。由于分流量大,使体循环缺血,临床上表现为体形瘦长、面色苍白、指(趾)细长、易感疲乏。因肺循环血流量增多使肺充血,易有呼吸道感染,活动时易气促。严重者早期发生心力衰竭。

18. 什么是肺动脉瓣狭窄?

肺动脉瓣狭窄是因肺动脉瓣膜本身狭窄或肥厚,瓣膜打开不容易,使得右心室到肺动脉的血流受阻,其发生率占所有先天性心脏病的5%～10%。

19. 肺动脉瓣狭窄临床表现?

症状出现的早晚及轻重与肺动脉瓣狭窄程度、右心室腔大小及是否伴卵圆孔未闭有密切关系。患儿出生时常无明显症状,最重者在婴儿期出现轻度至中度发绀和右心功能不全。轻者早期可无症状,生长发育正常,仅于体格检查时发现心脏杂音。有些患者到青壮年期才出现疲劳、气短、心悸等症状。重者多呈脸圆、红颧、活动后气喘、疲乏、心悸、胸闷、偶有晕厥。因右心室显著肥厚而致心前区膨隆,有抬举感。胸骨左缘第2肋间可听到Ⅲ-Ⅴ级粗糙响亮延长的喷射性收缩期杂音,可向左腋下、锁骨下及左肩背部传导,并可触及震颤。肺动脉瓣第二音减弱或消失。轻、中度狭窄者多数在肺动脉瓣区可听到收缩早期喀喇音,此主要与狭窄后的动脉扩张或狭窄的肺动脉瓣在收缩时突然拉紧有关。狭窄极严重时杂音反而减轻。部分患儿可在胸骨左缘第3～4肋间听到三尖瓣相对关闭不全的收缩期杂音。多数有肝大。颈静脉波图显示有高大的"α"波。

20. 什么是主动脉瓣狭窄?

主动脉瓣狭窄是主动脉瓣瓣膜变厚、彼此黏合所引起,占所有先天性心脏病的0.5%～1%。

21. 什么是法洛四联症?

法洛四联症是最常见的发绀型先天性心脏病,占先天性心脏病的15%～20%。主要包括4种异常:室间隔缺损、主动脉骑跨、肺动脉狭窄、右心室肥厚。大部分患儿会呈现发绀现象,是因右心室的缺氧血经心室间的破洞流到主动脉。但是如果右心室出口只有轻微或中度的梗死,使得左心室的鲜血仍然可以经心室中隔缺损流到右心室,则婴儿并不会有发绀现象。

22. 法洛四联症的临床表现有哪些?

(1)发绀:常表现在唇、指(趾)甲、耳垂、鼻尖、口腔黏膜等毛细血管丰富的部位。

(2)缺氧发作及活动耐力降低:多发生在晨起时或在大便、哭闹及喂养后,表现为起病突然,阵发性呼吸困难,伴发绀明显加重,甚至可发生晕厥、抽筋或脑血管意外。缺氧发作可持续数分钟至数小时,常能自然缓解,但也有少数因严重低氧血症与脑血管并发症而导致死亡。

(3)蹲踞:活动后最常见的症状,蹲踞时下肢屈曲,可增加体循环阻力,减少右向左分流,而使肺血流量增多,同时可使下腔静脉回心血流明显减少,从而使体循环血氧饱和度增加,可防止昏晕感。

23. 法洛四联症与哪些疾病鉴别诊断?

根据临床症状、X线、心电图、超声心动图,并结合右心导管检查及造影可确定诊断。需注意与严重肺动脉瓣狭窄、完全性大动脉转位、三尖瓣闭锁、艾森门格综合征等其他发绀型先天性心脏病鉴别。

(1)严重的单纯肺动脉瓣狭窄:虽然幼年即可出现发绀,但常伴充血性心力衰竭,X线摄片示肺动脉段明显凸出。心导管室检查示右心室压力常超过体循环,连续曲线的形态属瓣膜部狭窄型。造影检查可见狭窄的肺动脉瓣及瓣后扩张现象,但无室间隔缺损存在。

(2)完全性大动脉转位:生后即有明显发绀,心脏呈进行性增大,早期出现心力衰竭,X线正位片示上纵隔较狭窄而左前斜位片则变宽,肺野充血。

(3)三尖瓣闭锁:心电图示电轴左偏及左心室肥大等。

24. 法洛四联症并发症有哪些?

此病常见并发症如下。

(1)脑血管意外多发生在2岁内的患儿,是由于红细胞增多,血液黏稠度增高,血流滞缓所致。

(2)脑脓肿多发于2岁以上患儿,可能是静脉血中被细菌感染的栓子由分流部位进入脑部,或脑血流减少使脑组织缺氧致局部脑组织软化而继发感染所致。患儿常表现为发热、头痛、呕吐、嗜睡或抽搐及偏瘫等。

(3)细菌性心内膜炎多发在肺动脉总干叉处,病死率较高。

(4)出血倾向是由患儿血小板减少或凝血机制不正常所致。

25. 什么是三尖瓣闭锁?

三尖瓣闭锁即三尖瓣完全没有发育,使得右心房及右心室之间没有交通,占先天性心脏病的1%~3%。上下腔静脉的血回流到右心房后无路可走,只好经由开放性卵圆孔或心房中隔的破洞进入左心房。此症常合并有心室中隔缺损,而右心室及肺动脉可能发育不全或正常。若心室中隔完整,但有一个大的开放性动脉导管,则右心室腔可能发育不全,且可能出现肺动脉闭锁。三尖瓣闭锁的病人中有30%合并有大动脉移位。

26. 什么是完全性大动脉移位?

完全性大动脉移位是新生儿最常见的严重心脏病之一,占先天性心脏病的5%~15%。本来主动脉应该从左心室出来,肺动脉从右心室出来;此病患儿的主动脉却源自右心室,接受上下腔静脉的缺氧血，然后再回流到大循环系统。肺动脉起源于左心室，接受由肺静脉而来的含氧血，并回流到肺循环系统。大动脉转位可能合并有其他异常，例如开放性动脉导管，心房中隔缺损，心室中隔缺损或肺动脉狭窄。大动脉移位于足月的男婴较常见，另外也可能发生于糖尿病母亲所生的婴儿。

27. 什么是左心发育不全综合征？

左心发育不全综合征是指严重的主动脉弓窄缩、严重的主动脉狭窄或闭锁、严重的二尖瓣狭窄或闭锁，此病占所有先天性心脏病的2%。由于左心室及升主动脉发育不全，此时冠状动脉的血流常常经由开放性动脉导管逆流回发育不全的升主动脉而回流到冠状动脉，由此导致的心肌灌流不良，可能使病况快速恶化。

28. 什么是埃布斯坦异常？

埃布斯坦异常就是三尖瓣位置过低，使得部分的右心室变成右心房，因此右心室变得非常小。这种病在先天性心脏病的比例不到1%。由于新生儿时期的肺动脉压较高，使得肺血流量减少；出生一段时间后，由于肺动脉压力降低，心排血量便慢慢改进。婴儿时期常呈现程度不等的三尖瓣关闭不全。由于右心室变小，使得从右心室发出的有效心排血量减少。

29. 什么是艾森门格综合征？

任何左向右分流的先天性心脏病都可因肺血流量增多、肺动脉增高而发生梗阻性肺血管病变，引起器质性肺动脉高压，最后导致血流经过缺损部位或全部地右向左逆流，出现持久的发绀称艾森门格综合征。

30. 什么是右位心？

右位心指心脏主要在右侧胸腔，心尖向右，腹部脏器位置正常或转位，为少见的先天性心脏病。

31. X线透视在诊断先天性心脏病中有什么优缺点？

透视是诊断先天性心脏病的重要方法，可用于显示心脏血管的生理动态、运动幅度以及心腔和血管的位置关系。结合吞服钡剂，尚可观察心脏血管是否有压迫食管的现象。但由于透视时对小孩暴露的 X 线照射量较大，而摄片所需要的 X 线照射量远远低于透视，故一般先采取摄片检查，如果有疑问时再结合透视详细观察。

32. 如何照顾先天性心脏病患儿？

照顾没有做矫治手术的先天性心脏病患儿，首先应防止患儿呼吸道感染，避免心脏负担加重。患儿一旦有咳嗽、发热应及时到医院就医，绝不能掉以轻心。同时，要督促孩子适度活动。婴儿哺乳时应注意奶嘴孔的大小适度，不然在婴儿吃奶时也会加重心脏的负担而导致严重的后果。定期去医院进行病情复查，了解患儿心脏缺损的变化情况和心脏功能的变化情况。

对矫治治疗后的患儿，手术后 3 个月内要加强护理。注意饮食营养，保暖、防止着凉，同时注意患儿的睡眠、休息，使其顺利度过术后的恢复期。

如果病情稳定，在心脏功能恢复较好的情况下，应逐渐增加孩子的活动量和活动范围，让孩子多接触同龄小儿，消除孤独心理。父母应鼓励孩子做些力所能及的事，以提高独立生活能力和适应社会的能力。

六、小儿心功能不全

1. 什么是小儿心功能不全？

心功能不全或称心力衰竭是指心泵功能减退，体肺循环静脉压升高，心排血量不能满足机体代谢和小儿生长发育需要而表现的临床综合征。

2. 小儿哪些疾病可引起充血性心力衰竭？

充血性心力衰竭简称心衰，是指心脏在充足回心血量的前提下，不能泵出足够的血液，致使组织血流灌注不足，静脉淤血所产生的一种临床综合征，小儿时期的心力衰竭以 1 岁以内的发病率最高，先天性心脏病引起者最多见，心肌炎、心内膜弹力纤维增生症也为重要原因。支气管肺炎是诱发心力衰竭的原因，尤以婴幼儿支气管肺炎、毛细支气管炎引起的心力衰竭最为常见。儿童时期则以风湿性心脏病和急性肾炎所致的心力衰竭较多见。另外，克山病、重度贫血、甲状腺功能亢进症、维生素 B_1 缺乏病、电解质紊乱及缺氧等，也可引起小儿心力衰竭。

3. 心力衰竭的临床表现有哪些？

(1)呼吸急促：婴儿呼吸频率＞60/min，幼儿呼吸频率＞50/min，儿童儿呼吸频率＞40/min。

(2)心动过速：婴儿心率＞160/min，幼儿心率＞140/min，儿童心率＞120/min。

(3)心音明显低钝或出现奔马律。

(4)患儿突然烦躁，面色苍白或发灰，原有疾病不能解释。

(5)肝大达肋下 3cm，或在密切观察下短时间内较以前增大。

(6)尿少，下肢水肿。

4. 小儿急性心力衰竭诊断标准是什么？

小儿急性心力衰竭的诊断标准如下。

(1)呼吸急促：婴儿呼吸＞60/min，幼儿呼吸＞50/min，儿童呼吸＞40/min。

(2)心动过速：婴儿心率＞160/min，幼儿心率＞140/min，儿童心率＞120/min。

(3)心脏扩大。

(4)出现烦躁、喂养困难、尿少、水肿、多汗、发绀、呛咳、阵发性呼吸困难等(同时有两项以上表现)。

具备以上四项再加上以下一项或以上两项加以下两项者，即可诊断为心力衰竭。①肝大。婴幼儿肝在肋下≥3cm，儿童肝在肋下1cm。短时间内进行性肝大更有意义。②肺水肿。③奔马律。

5. 婴幼儿心力衰竭的早期观察要点有哪些？

(1)呼吸增快，表浅，频率可达 50～100/min。

(2)喂养困难，烦躁，体重增长缓慢。

(3)哭声低弱。

(4)严重时唇周发绀。

(5)颜面、眼睑部出现水肿。

(6)肺部可闻及干啰音或哮鸣音。

参考文献

[1] 胡传奇，邵宪花，王瑶. 小儿心血管知识问答. 天津：天津科学技术出版社，2009：79-115

[2] 王晓阳. 小儿常见疾病的防治. 成都：四川大学出版社，2012：103-128

[3] 陈铭仁. 认识小儿心脏血管系统疾病. 天津：天津科技翻译出版公司，2003：100-128

[4] 蔡文智，谢婉花. 儿科护理细节问答全书. 北京：化学工业出版社，2013：3-29

[5] 孙锟，沈颖. 小儿内科学. 5 版. 北京：人民卫生出版社，2014：4-58

[6] 钱朝霞，杨君，朱庆玲. 小儿急危重症学. 哈尔滨：黑龙江科技技术出版社，2009：125-167

[7] 战美丽，孙甲军，王长辉. 急、危重新生儿疾病诊疗及监护要点. 北京：军事医学科学出版社，2008：121-135

第 7 章

消化系统疾病

一、小儿消化系统疾病概述

1. 小儿消化系统包括什么?

小儿消化系统包括消化道和消化腺。其中消化道包括口腔、咽、食管、胃、小肠、大肠、肛门,消化腺包括唾液腺、肝脏、胰腺、胃腺、肠腺。

2. 小儿口腔的解剖生理特点有哪些?

足月新生儿出生时已具有较好的吸吮吞咽功能,颊部有坚厚的脂肪垫,有助于吸吮活动,早产儿则较差。吸吮动作是复杂的先天性反射,严重疾病可影响这一反射,使吸吮变得弱而无力。新生儿及婴幼儿口腔黏膜薄嫩,血管丰富,唾液腺发育不够完善,唾液分泌少,口腔黏膜干燥,易受损伤和细菌感染;3～4 个月时唾液分泌开始增加,5～6 个月时明显增多。3 个月以下小儿唾液中淀粉酶低下,不宜喂淀粉类食物。婴儿口底浅,不会及时吞咽所分泌的全部唾液,常发生生理性流涎。

3. 小儿食管的解剖生理特点有哪些?

食管有两个主要功能:一是推进食物和液体由口入胃;二是防止吞下期间胃内容物反流。新生儿和婴儿的食管呈漏斗状,黏膜纤弱、腺体缺乏、弹性组织及肌层尚不发达,食管下段贲门括约肌发育不成熟,控制能力差,常发生胃食管反流,绝大多数在 8～10 个月时症状消失。婴儿吸奶时常吞咽过多空气，易发生溢奶。

4. 小儿胃的解剖生理特点有哪些？

新生儿胃容量为30～60ml，后随年龄增长而增大，1～3个月时为90～150ml，1岁时250～300ml，故年龄愈小每日喂食的次数应较年长儿多。婴儿胃呈水平位，当开始行走时其位置变为垂直；胃平滑肌发育尚未完善，在充满液体食物后易使胃扩张；由于贲门肌张力低。幽门括约肌发育较好，且自主神经调节差，故易引起幽门痉挛出现呕吐。胃黏膜有丰富的血管，但腺体和杯状细胞较少，盐酸和各种酶的分泌均较成人少且酶活力低，消化功能差。胃排空时间随食物种类不同而异，稠厚含凝乳块的乳汁排空慢；水的排空时间为1.5～2h；母乳2～3h；牛乳3～4h；早产儿胃排空更慢，易发生胃潴留。

5. 小儿肠的解剖生理特点有哪些？

小儿肠管相对比成人长，一般为身长的5～7倍，或为坐高的10倍，有利于消化吸收。肠黏膜细嫩，富有血管和淋巴管，小肠绒毛发育良好，肌层发育差。肠系膜柔软而长，黏膜下组织松弛，尤其结肠无明显结肠带与脂肪垂，升结肠与后壁固定差，易发生肠扭转和肠套叠。肠壁薄，通透性高，屏障功能差，肠内毒素、消化不全产物和过敏原等可经肠黏膜进入体内，引起全身感染和变态反应性疾病。

6. 小儿肝脏的解剖生理特点有哪些？

年龄愈小，肝脏相对愈大。婴儿肝脏结缔组织发育较差，肝细胞再生能力强，不易发生肝硬化，但易受各种不利因素的影响，如缺氧、感染、药物中毒等均可使肝细胞发生肿胀、脂肪浸润、变性坏死、纤维增生而肿大，影响其正常生理功能。婴儿时期胆汁分泌较少，故对脂肪的消化、吸收功能较差。

7. 小儿胰腺的解剖生理特点有哪些？

分为内分泌和外分泌两部分，前者分泌胰岛素控制糖代谢；后者分泌胰腺液，内含各种消化酶，与胆汁及小肠的分泌物相互作用，共同参与对蛋白质、脂肪及碳水化合物的消化。婴幼儿时期胰腺液及其消化酶的分泌极易受炎热天气和各种疾病影响而被抑制，容易发生消化不良。

8. 小儿肠道菌群有何特点？

在母体内，胎儿的肠道是无菌的，出生后数小时细菌即从空气、奶头、用具等经口、鼻、肛门入侵至肠道；一般情况下胃内几乎无菌，十二指肠和上部小肠也较少，结肠和直肠细菌最多。肠道菌群受食物成分影响，单纯母乳喂养儿以双歧杆菌占绝对优势；人工喂养和混合喂养儿肠内的大肠杆菌、嗜酸杆菌、双歧杆菌及肠球菌所占比例几乎相等。正常肠道菌群对侵入肠道的致病菌有一定的拮抗作用。消化功能紊乱时，肠道细菌大量繁殖可进入小肠甚至胃内而致病。

9. 小儿正常消化和吸收功能的特点有哪些？

(1)碳水化合物：乳糖酶在婴儿出生后活性最高，1 岁后下降至成人水平。中国人有 40%以上乳糖酶缺乏。

(2)蛋白质：婴儿胃内盐酸和胃蛋白酶水平低，消化蛋白质能力有限。蛋白质消化主要在小肠进行。

(3)脂肪：足月儿对长链三酰甘油的吸收率为 79%～95%，早产儿仅为 40%～90%。

10. 母乳喂养儿与人工喂养儿的大便有何不同？

(1)人乳喂养儿粪便：为黄色或金黄色，多为均匀糊状，或带少许粪便颗粒，或较稀薄，绿色、不臭，呈酸性反应(pH 4.7～5.1)。排便 2～4/d，一般在增加辅食后次数即减少，1 周岁后减至 1～2/d。

(2)人工喂养儿粪便：牛、羊乳喂养的婴儿粪便为淡黄色或灰黄色，较干稠，呈中性或碱性反应(pH 6～8)。因牛乳含蛋白质较多，粪便有明显的蛋白质分解产物的臭味，大便 1～2/d，易发生便秘。

(3)混合喂养儿粪便：喂给人乳加牛乳者的粪便与喂牛乳者相似，但较软、黄。添加淀粉类食物可使大便增多，稠度稍减，稍呈暗褐色，臭味加重。添加各类蔬菜、水果等辅食时大便外观与成人相似，1～2/d。

11. 小儿消化系统的常见疾病有哪些？

小儿常见消化系统疾病有小儿口炎、小儿胃食管反流病、小儿腹泻、肠套叠、先天性巨结肠、胆道疾病等。

12. 小儿消化系统疾病常用检查方法有哪些？

（1）胃肠影像学：①腹部X线片：是小儿消化系统疾病影像学检查最基本的方法，简单、方便、易接受，主要用于食管闭锁、胃肠道穿孔、肠梗阻、肛门闭锁、腹部肿块、脏器异位、组织钙化等。②消化道造影：上消化道造影、钡灌肠。③胆道造影。④CT：腹部CT用于腹部包块、腹腔脓肿、外伤及肝脏和胰腺的诊断。⑤MRI：用于诊断肝脏肿瘤、炎性肠病（克罗恩病）、淋巴瘤、坏死性小肠结肠炎、外伤后肠壁血肿等。⑥超声检查：肝胆疾病；胰腺疾病；脾大；肠套叠、阑尾脓肿等。

（2）消化道内镜检查：①胃十二指肠镜：呕吐、便血、黑便、咽下困难或咽下疼痛、异物、腹痛以及贫血等；②胆道镜：胆汁淤积、胆石症、胰腺炎；③小肠镜：不明原因的消化道出血；④结肠镜：下消化道出血、慢性腹泻、结肠息肉和异物。

（3）胃肠动力学检查：①核素检查；②胃电图测定胃电活动；③pH监测诊断胃食管反流的金标准。

（4）呼气试验：①氢呼气试验：常用乳糖氢呼气试验，用于测定乳糖不耐受；②二氧化碳呼气试验：常用尿素呼气试验，^{13}C-尿素呼气试验，是诊断幽门螺杆菌的金标准。

二、口　　炎

1. 小儿口炎的发病原因是什么？

细菌感染性口炎常以链球菌和葡萄球菌为主要致病菌。这些细菌在急性感染、长期腹泻等机体抵抗力低下状况下，若口腔不洁，则致细菌大量繁殖，从而引起急性口腔黏膜损伤。

2. 小儿口炎的常见种类有哪些？

小儿常见的口炎有鹅口疮、疱疹性口炎、溃疡性口炎三种。

3. 什么是鹅口疮？

鹅口疮又名雪口病，由真菌感染，是儿童口腔的一种常见疾病。在口腔黏膜表面形成白色斑膜，多见于婴幼儿。本病是白色念珠菌感染所引起。这种真菌有时也可在口腔中发现，当婴儿营养不良或身体衰弱时可以发病。

4. 鹅口疮的发病原因是什么？

鹅口疮是由白色念珠菌感染所引起，白色念珠菌就是许多微生物中的一种，通常多发生在口腔不清洁、营养不良的婴儿中，在体弱的成年人中亦可发生。白色念珠菌在健康儿童的口腔里也常可发现，但并不致病。

5. 哪些情况可引起感染？

(1)母亲阴道有真菌感染，婴儿出生时通过产道，接触母体的分泌物而感染。

(2)奶瓶、奶嘴消毒不彻底，母乳喂养时，妈妈的奶头不清洁。

(3)接触感染念珠菌的食物、衣物和玩具。另外，婴幼儿在6～7个月时开始长牙，牙床有轻度胀痛感，婴幼儿便爱咬手指，咬玩具，这样就易把细菌、真菌带入口腔，引起感染。

(4)在幼儿园过集体生活，有时因交叉感染可患鹅口疮。

(5)长期服用抗生素，或不适当应用激素治疗，造成体内菌群失调，真菌乘虚而入。

6. 鹅口疮的临床表现是什么？

(1)口腔黏膜出现乳白色、微高起斑膜，周围无炎症反应，形似奶块。无痛，擦去斑膜后，可见下方不出血的红色创面。斑膜面积大小不等，可出现在舌、颊、腭或唇内黏膜上。

(2)好发于颊、舌、软腭及口唇部的黏膜，白色的斑块不易用棉棒或湿纱布擦掉。

(3)在感染轻微时，白斑不易发现，也没有明显痛感，或仅在进食时有痛苦表情。严重时宝宝会因疼痛而烦躁不安、胃口不佳、啼哭、哺乳困难，有时伴有轻度发热。

(4)受损的黏膜治疗不及时可不断扩大，蔓延到咽部、扁桃体、牙龈等，严重者可蔓延至食管、支气管，引起念珠菌性食管炎或肺念珠菌病，出现呼吸、吞咽困难，少数可并发慢性黏膜皮肤念珠菌病，影响终身免疫功能。甚至可继发其他细菌感染，造成败血症。

7. 如何鉴别鹅口疮与滞留奶块？

口腔滞留奶块，其性状虽与鹅口疮相似，但用温开水或棉签轻拭,即可移动、除去奶块。而本病白屑不易擦去,若用力擦去,其下面的黏膜潮红、粗糙。

8. 鹅口疮可引起哪些并发症?

(1)宝宝会因疼痛而拒绝吃奶,造成食量减少、体重增长缓慢。

(2)如鹅口疮扩散到口腔的后部,有可能"殃及"食管,一旦受到牵连,宝宝吞咽东西就会感到不舒服,甚至会因为怕痛,拒绝喝水,有可能出现脱水。

(3)如果不及时治疗,酵母菌还可能波及身体的其他部位。当然,弥漫性酵母菌感染十分罕见。

9. 如何治疗鹅口疮?

用弱碱性溶液,如2%~5%碳酸氢钠(小苏打)于哺乳前后清洗口腔,涂搽冰硼油(中药冰硼散做成糊状蜜剂)、制霉菌素混悬剂等效果良好。同时可服肠道微生态制剂,以纠正肠道菌群失调,抑制真菌生长。加强营养,特别适量增加维生素 B_2 和维生素 C。婴儿室应注意隔离和哺乳的消毒,以预防传播。

10. 鹅口疮的预防措施有哪些?

(1)产妇有阴道真菌病时应积极治疗,切断传染途径。

(2)婴幼儿进食的餐具清洗干净后再蒸10~15min。

(3)哺乳期的母亲在喂奶前应用温水清洗乳晕和乳头,而且应经常洗澡、换内衣、剪指甲,每次抱孩子时要先洗手。

(4)对于婴幼儿的被褥和玩具要定期拆洗、晾晒。宝宝的洗漱用具尽量和家长的分开,并定期消毒。

(5)婴儿室应注意隔离和哺乳的消毒,以预防传播。

(6)幼儿应经常性地进行一些户外活动,以增加机体的抵抗力。

(7)在幼儿园过集体生活的幼儿,用具不可混用。

11. 什么是疱疹性口炎?

疱疹性口炎是一种由单纯疱疹病毒所致的口腔黏膜感染性疾病,临床上以出现簇集性小水疱为特征,有自限性,易复发。

12. 疱疹性口炎的发病原因是什么?

单纯疱疹病毒感染,主要通过飞沫、唾液及疱疹液直接接触传播，也可以通过食具和衣物间接传染，传染方式主要为直接经呼吸道、口腔、鼻、眼结膜、生殖器黏膜或破损皮肤进入人体。

13. 原发性疱疹性口炎的临床表现有哪些？

(1)多见于6岁以下儿童，以6个月至2岁最多。

(2)前驱症状较重，可出现发热、头痛、疲乏不适、肌肉疼痛、淋巴结肿大等症状。

(3)口腔黏膜任何部位均可受累，以邻近乳磨牙(成人前磨牙)的上腭和龈缘处最明显，主要表现为成簇小水疱，易破，直径约为2mm，周围有红晕，疱疹迅速破溃后形成浅表溃疡，表面覆盖白黄色渗出物，多个小溃疡可融合成较大溃疡。

(4)病程7～10d，有自限性。

14. 复发性疱疹性口炎的临床表现有哪些？

(1)常见于成人，病程为1～2周。

(2)诱因包括感染、疲劳、日晒、局部刺激、情绪紧张、胃肠功能紊乱、环境改变等。

(3)病损部位一般在口唇或接近口唇处，主要表现为灼热-起疱-糜烂-结痂的过程。

(4)病损愈合后不留瘢痕，但可有色素沉着。

15. 如何治疗疱疹性口炎？

(1)全身抗病毒治疗：核苷类抗病毒药和利巴韦林，对于原发性疱疹性口炎可口服阿昔洛韦200mg/次，5/d，或者利巴韦林200mg/次，3～4/d。

(2)局部治疗：口腔黏膜局部用药，常使用的制剂有溶液、糊剂、散剂及含片，如复方硼酸溶液、0.1%～0.2%氯己定溶液含漱，酞丁胺软膏、阿昔洛韦软膏、碘苷(疱疹净)局部涂擦，锡类散、西瓜霜、养阴生肌散局部使用，葡萄糖酸氯己定片含化等；对于复发性唇疱疹还可用氦氖激光局部照射。

(3)对症和支持疗法：病情严重者应卧床休息，进食困难者可静脉输液，补充维生素B、维生素C等。

(4)中医中药治疗。

16. 疱疹性口腔炎与疱疹性咽峡炎的鉴别？

疱疹性咽峡炎多由柯萨奇病毒引起，常发生在夏秋季，疱疹主要在咽部和软腭，有时也可见由于舌，但不累及牙龈和颊黏膜。疱疹性口腔炎是由单纯疱疹病毒感染，主要通过飞沫、唾液及疱疹液直接接触传播，也可以通过食具和衣物间接传染。口腔黏膜的任何部位均可受累。复发性疱疹性口炎常发生在口唇或接近口唇处。

17. 什么是溃疡性口腔炎？

急性溃疡性口腔炎又称为细菌性口腔炎，可见于任何年龄的宝宝，以婴幼儿发病较多、较重。一般是由于细菌感染引起的，口腔不洁、黏膜干燥等均可导致细菌滋生繁殖。

18. 溃疡性口炎的临床表现有哪些？

口腔黏膜充血、水肿、唾液增多。牙龈、舌、颊、唇内侧及上腭等处出现大小不等、界限清楚、散在的溃疡，有时亦可连成大片。溃疡周边较规则，有较厚的纤维素性渗出物，形成灰白色或黄色假膜覆盖创面。假膜剥离后呈出血性糜烂面，取假膜做涂片或培养可发现病原菌。溃疡处疼痛明显。有轻微口臭、局部淋巴结经常肿大。全身症状轻重不一，多有发热、烦躁、食欲减退或因局部疼痛而不能进食。

19. 如何治疗溃疡性口炎？

(1)及时控制感染，局部和全身治疗同时进行。宜用抗生素全身治疗，如青霉素等。

(2)每日较彻底地清洗口腔1～2次。常用0.1%～0.3%的利凡诺溶液或1∶2000的氯己定溶液清洗，再局部涂药，一般用2.5%的金霉素鱼肝油、0.2%的甲硝唑液、锡类散、1%的甲紫或冰硼油。

(3)对宝宝要注意保持口腔黏膜的潮湿，勤喂水，进流质、糖水，饮料宜温凉，防止口内细菌繁殖，补充维生素B、维生素C等，高热时给予药物或物理降温。

20. 如何做好溃疡性口炎的护理？

(1)饮水与饮食：给宝宝提供营养丰富、无刺激性的流质饮食。勤给宝宝喂水，以保持口腔黏膜清洁湿润，防止细菌繁殖。食物及水的温度不可过热或过冷，以温凉为宜，以免刺激溃疡处引起疼痛。

(2)口腔护理：注意每日给宝宝彻底清洁口腔，然后局部涂药。涂药时父母的手法一定要轻柔。

(3)正确涂药：局部用药时为了确保达到目的涂药前应首先将纱布或干棉球放在颊黏膜腮腺管处或舌系带两侧，以隔断唾液；然后用干棉球将病变部位表面吸干后再涂药；涂药后嘱患儿闭口 10min，然后取出纱布或棉球，避免立即漱口、饮水或饮食。

(4)观察病情：注意观察溃疡面的大小、深浅及分布的部位。还要注意宝宝有无体温升高、不愿进食、消瘦等全身症状，以便及时处理。

三、小儿胃食管反流

1. 什么是小儿胃食管反流？

胃食管反流(IGER)是指胃及(或)十二指肠内容反流入食管，在小儿十分常见，可分为 3 种类型：即①生理性反流：多见于新生儿和小婴儿喂奶后发生的暂时反流。②功能性反流(或称易发性呕吐)：常见于婴幼儿，不引起病理损害。③病理性反流：约占新生儿的 1/500，反流症状持续存在常合并吸入性肺炎窒息和生长发育障碍等。

2. 小儿胃食管反流病的病因是什么？

食管下括约肌是防止胃内容物反流的唯一解剖结构。但胃食管反流并非是食管下括约肌功能低下单一的作用，而是由许多因素综合产生。其中食管下括约肌是首要的抗反流屏障，食管正常蠕动，食管末端黏膜瓣、膈食管韧带、腹段食管长度、横膈脚肌钳夹作用及贲门切迹等结构，亦在防止反流中起一定作用。若上述解剖结构发生器质或功能上病变，胃内容物即可反流到食管而致食管炎。

3. 婴幼儿胃的生理特点？

新生儿和婴儿的胃呈水平位，直立行走后则变为垂直位。胃平滑肌发育尚不完善，在充满液体食物后易使胃扩张，由于贲门及胃底部肌张力低，幽门括约肌发育较好且自主神经调节差，易发生幽门痉挛而呕吐。胃容量新生儿 30～60ml，1～3 个月时为 90～150ml，1

岁时为 250～300ml，5 岁时为 700～850ml，成人约为 2000ml，因此年龄越小每日喂养的次数应越多。因哺乳时胃内的乳汁已有部分进入十二指肠，故婴儿每次实际哺乳量往往超过其胃容量。胃排空时间因食物种类而异，稠厚含凝乳块的乳汁排空慢；水为 1.5～2h，母乳为 2～3h；牛乳为 3～4h。早产儿为排空慢，易发生胃潴留。

4. 如何诊断小儿胃食管反流病？

临床上小儿胃食管反流的表现轻重程度不一，而且相当一部分胃食管反流属生理现象，不同年龄小儿的胃食管反流表现又不尽相同，因此客观准确地判定反流及其性质十分重要。小儿胃食管反流的诊断应根据以下原则：①临床有明显的反流症状，如呕吐、反酸、烧心或与反流相关的反复呼吸道感染等；②有明确的胃食管反流客观证据。

5. 小儿胃食管反流病的临床表现有哪些？

小儿胃食管反流的临床表现轻重不一，主要与反流的强度、持续时间、有无并发症及小儿的年龄有关。小儿胃食管反流通常有以下 4 种表现：

(1)反流本身引起的症状：奶后呕吐为典型表现，85％患儿出生后第 1 周即出现呕吐，65％的小儿虽未经临床治疗可在半年至 1 年自行缓解，实际上这部分患儿属生理性反流范畴，临床不需特殊治疗。仅少数患儿表现为反复呕吐，并逐渐加重，由此可导致营养不良和生长发育迟缓。年长患儿可有反酸、呃逆等表现。

(2)反流物刺激食管所引起的症状：由于胃内容或十二指肠内容含有大量的攻击因子，引起食管黏膜的损害，年长小儿可表现为烧心、胸骨后痛、呕吐和便血、吞咽性胸痛等症状，食管病变重者可表现为反流性食管炎而出现呕血或吐咖啡样物，此类患儿多见贫血。反流性食管炎症状持续存在者可进一步导致食管狭窄、Barrett 食管等并发症。

(3)食管以外的刺激症状：1/3 的患儿因吸入反流物而反复出现呛咳、哮喘、支气管炎和吸入性肺炎等呼吸道感染症状，反流引起的哮喘无季节性，常有夜间发作。反复发生的吸入性肺炎可导致肺间质纤维化。在新生儿,反流可引起突然窒息甚至死亡。食管镜检查可能缺乏食管炎的表现,经抗反流治疗后,口腔溃疡可减轻或愈合。另外,生长障碍是最常见的食管外症状,主要表现为体重不增或生长发育迟缓,见于80%左右的患儿;部分患儿亦有神经精神症状,表现为不安、易激惹、夜惊、婴儿鬼脸及神经系统疾病。

6. 小儿胃食管反流的主要检查项目有哪些?

(1)食管钡剂造影:早期和轻度反流性食管炎的主要X线表现为食管的功能性改变和轻微的黏膜形态改变。该检查对胃食管反流诊断的敏感性和特异性均较差,可作为初筛。

(2)食管动力学检查:食管测压现已成为一种被广泛应用的监测食管功能、评价诊断与治疗的技术。在诊断胃食管反流中,主要了解食管运动情况及食管下括约肌功能,检查安全、简便且无损伤。

(3)24h食管pH监测:检测时可同时进食或睡眠。24h食管pH监测诊断胃食管反流的敏感性为88%,特异性为95%,为首选诊断方法,能客观地反映反流情况,安全、操作简便,且能分辨生理性与病理性反流。正常情况下一般睡眠时没有反流,总反流时间<4%监测时间,平均反流持续时间<5min及平均清除时间<15min。

(4)食管内镜检查:此为最适宜的明确食管炎的方法,结合病理学检查,能反映食管炎的严重程度,其敏感性为95%,特异性为41%。但此法不能反映反流严重程度,仅反映食管炎严重程度,对判断轻度(Ⅰ级)食管炎困难,故大部分学者提出,内镜显示Ⅰ级或Ⅱ级食管炎不需做黏膜活检,只在镜检不明显或有可疑变化时做Rubin管吸引活检,但原则上新生儿期不做。黏膜活检也是诊断Barrett食管的主要依据。

(5)胃食管核素闪烁扫描记录:自胃管内注入核素^{99m}Tc标定液,然后在安静下行闪烁扫描记录。此检查可提供有否胃食管反流的信息,并观察食管功能,且可连续摄片。同时了解胃排空,食管清除等作用,当肺内出现标记的核素,即可证实呼吸道症状与胃食管反流有关。

(6)胃酸反流试验(Tuttle试验):将一根pH微电极探头插入食

管下括约肌上方约3cm，然后将0.1mol/L盐酸溶液，按体表面积每1.73m^{2}给300ml计算，用鼻饲管注入胃中，对食管pH行监测，当有胃酸反流到食管时，其pH<4。本试验灵敏度高，且对患儿无太大刺激，有人用苹果汁替代盐酸溶液效果相似。

7. 如何治疗小儿胃食管反流病？

（1）手术治疗：适应证与禁忌证：小儿胃食管反流需行手术治疗的仅占全部患儿的5%～10%，故手术适应证需要慎重选择。下列情况为抗反流手术指征：①内科系统治疗8周无效，有严重并发症（消化道出血、营养不良、生长发育迟缓）；②先天性膈疝引起反流者；③有严重的反流并发症，如食管炎合并出血、溃疡、狭窄等；④由反流引起的反复发作性肺感染、窒息等；⑤客观检查证实为病理性反流者（如动态pH监测）；⑥碱性胃食管反流；⑦合并严重神经系统疾病。

（2）手术原则：抗反流手术是通过胃底贲门部的解剖重建，恢复其正常的关闭能力，阻止反流发生，即能正常吞咽，又能在需要时发生呕吐。

（3）常用手术方法：①Nissen手术即360°全胃底折叠术，是临床常用的抗反流手术；②Belsey4号手术为240°胃前壁部分折叠术。

（4）手术疗效判定：抗反流手术疗效的判定可参考如下指标：①胃食管反流症状及合并症完全消除；②能够呃逆，排出胃内多余气体；③必要时可呕吐；④胃食管反流的客观检查如24h动态pH监测、胃食管动力学检查等恢复或接近正常范围。

（5）一般治疗：小儿尤其是新生儿、婴儿的胃食管反流治疗中，体位与饮食喂养十分重要。①前倾俯卧位：新生儿及小婴儿体位以前倾俯卧30°位最佳（包括睡眠时间）。年长儿清醒状态下最佳体位为直立位和坐位，睡眠时建议右侧卧位。②高蛋白低脂肪餐：正常生理性胃食管反流很罕见发生在睡眠期，多数在餐后2h之内，所以喂养可采用黏稠糊状食物，少量、多餐，以高蛋白低脂肪餐为主，能改善症状或减少呕吐次数，晚餐后不宜再喝饮料以免发生反流，避免应用刺激性调味品和影响食管下括约肌张力的食物和药物，如酸性饮料、高脂饮食、巧克力和辛辣食品。

(6)药物治疗:近10年来发展很快,主要药物为促胃肠动力剂与止酸剂两大类,合用对反流性食管炎疗效更佳。①促胃肠动力药:氯贝胆碱(氨甲酰甲胆碱)、甲氧氯普胺、多潘立酮(吗丁林)、西沙必利;②止酸药:西咪替丁(甲氰咪胍)、雷尼替丁、奥美拉唑、法莫替丁;③黏膜覆盖药物:反流性食管炎有溃疡形成或有黏膜糜烂时,此药可覆盖在病损表面形成一层保护膜,减轻症状,促进愈合。此类药有硫糖铝、藻酸盐抗酸药、枸橼酸铋钾(胶体次枸橼酸铋,CBS)等。

四、小儿消化不良

1. 什么是小儿消化不良?

医学上称之为功能性消化不良(Functional Dyspepsia,FD),既往临床上还称之为非溃疡性消化不良,特发性消化不良或原发性消化不良,是一组以反复发作的餐后饱胀、早饱、厌食、嗳气、恶心、呕吐、上腹痛、上腹烧灼感或反酸为主要表现,而经各项检查排除器质性、系统性或代谢性疾病的常见临床症候群。罗马Ⅲ标准对功能性消化不良的诊断更加明确及细化:指经排除器质性疾病,反复发生的上腹痛、烧灼感、餐后饱胀或早饱达半年以上,且近2个月有症状。

2. 小儿消化不良如何分类?

对于主诉表达清楚的年长儿童(≥4岁),可以参考罗马Ⅲ标准,并根据主要症状的不同将FD分为餐后不适综合征(表现为餐后饱胀或早饱)和上腹痛综合征(表现为上腹痛或烧灼感)两个亚型。

3. 小儿消化不良的临床表现有哪些?

上腹痛、腹胀、胃气胀、早饱、嗳气、恶心、呕吐、上腹灼热感等,这些症状持续存在或反复发作,但缺乏特征性,并且极少全部同时出现,多只出现一种或数种。这些症状影响了患儿进食,导致长期营养摄入不足,患儿营养不良发生率较高,生长发育迟缓也可能发生。不少患儿合并有神经症、焦虑症等精神心理症状。

4. 如何诊断小儿消化不良?

小儿消化不良的诊断标准:有消化不良症状至少2个月,每周至少出现 1 次，并符合以下 3 项条件：

(1)持续或反复发作的上腹部(脐上)疼痛或不适、早饱、嗳气、恶心、呕吐、反酸。

(2)症状在排便后不能缓解，或症状发作与排便频率或粪便性状的改变无关(即除外肠易激综合征)。

(3)无炎症性、解剖学、代谢性或肿瘤性疾病的证据可以解释患儿的症状。

5. 如何治疗小儿消化不良？

(1)一般治疗：帮助患儿的家长认识、理解病情，指导其改善患儿生活方式，调整饮食结构和习惯，去除与症状相关的可能发病因素，提高缓解症状的能力。非药物治疗包括认知治疗、调节饮食及改变排便习惯等。失眠、焦虑、抑郁等精神因素是儿童消化不良的一个重要病因，而儿童对反复的腹痛、腹胀等上腹部不适症状的耐受性差，这些症状可能反过来促发和加重患儿的精神症状。近年来认知行为疗法对消化不良患儿的治疗越来越受到重视。

(2)药物治疗：根据患儿的临床表现及其与进餐的关系，可选用促动力药、抗酸药和抑酸药，一般疗程 2～4 周。具体选药原则详见儿童消化不良的诊治流程。治疗无效者可适当延长疗程，并可进一步检查，明确诊断后再进行治疗。有幽门螺杆菌感染者，需行幽门螺杆菌的根除治疗。

①促动力药：目前常用促进胃排空的药物主要有甲氧氯普胺，具有较强中枢止吐作用，可增强胃动力。但因其可导致锥体外系反应，故不宜用于婴幼儿和长期大剂量使用。多潘立酮是选择性外周多巴胺 D_2 受体拮抗剂，不透过血脑屏障，无锥体外系不良反应，能增加胃窦和十二指肠动力，促进胃排空，明显改善消化不良患儿餐后饱胀、早饱等症状旧。但长期使用可引起血泌乳素升高，个别患者出现乳房胀痛或泌乳现象。5-羟色胺 4(5-HT4)受体激动剂：枸橼酸莫沙必利，可明显改善消化不良患者早饱、腹胀。

②抗酸及抑酸药：常用的抗酸剂有铝碳酸镁、复方氢氧化铝、碳酸钙口服混悬液等，可以缓解症状。抑酸药包括 H_2 受体拮抗剂

(H2RA),如:西咪替丁、雷尼替丁、法莫替丁等;质子泵抑制剂(PPI),如:奥美拉唑。这类药对于缓解腹痛、反酸、烧心等症状有较明显的作用。

③根除幽门螺杆菌感染:临床上对于伴幽门螺杆菌感染的消化不良患儿仍建议进行根除幽门螺杆菌的治疗。有研究表明对于幽门螺杆菌阳性的消化不良患者,用奥美拉唑及抗生素根除幽门螺杆菌治疗后可使部分患者症状得到长期改善。比单一使用奥美拉唑疗效好。

(3)肠道益生菌的应用:乳酸杆菌等肠道益生菌的作用除了能抑制肠道病原菌的生长、增强机体免疫功能外,还参与了内源性物质的消化分解,通过增强或降低消化道酶的活性,或产生各种消化酶而促进消化功能。

(4)中药治疗:是功能性胃肠病的一种重要治疗方法。

(5)精神心理调整:消化不良发病的心理因素已越来越受到重视。医生应该具备足够的同情心、耐心。给予一定的行为治疗、认知治疗或心理干预,可以配合使用一些安慰剂,大部分症状会随着时间的推移而改善。而对抑酸和促动力治疗无效、且伴有明显精神心理障碍的患者,可以请心理科医生协助诊治,适当给予抗焦虑、抗抑郁药,可改善症状。

6. 如何提高小儿的消化吸收功能?

(1)注意锻炼身体:营养和锻炼身体是孩子健康成长的两个相辅相成的因素,仅注意锻炼而不注意营养的补充可能导致营养不良,但如果只补充营养而不锻炼,不仅可使消化吸收功能减弱,而且还易发生肥胖。体育锻炼可增加消化吸收功能,增进食欲,使营养素能更充分地吸收和利用。

(2)用餐前后要保持良好的情绪:父母不要在餐前、后和饭桌上训斥孩子,因为情绪不佳可使消化道的蠕动减慢、消化液分泌减少而不利于食物的消化和吸收。若经常如此,形成条件反射,可引起消化道功能紊乱。

(3)培养良好的饮食习惯:如饭前饭后不做剧烈运动;不要边看

书、边吃饭;不暴饮暴食;饭前饮少量水;饭前洗手,饭后漱口;注意食品和食具卫生,预防肠道寄生虫病。

(4)养成良好的卫生习惯:按时睡眠、起床,每天睡眠充足,饭后适当休息,一日三餐定时定量,少吃零食。这样做有利于消化器官形成正常的活动规律,有利于消化吸收。

(5)及时治疗消化系统的疾病,如肠道寄生虫病。

(6)保证户外活动时间。

(7)适当的心理治疗对疾病恢复有重要作用,可改善症状。

五、小儿腹泻

1. 什么是婴幼儿腹泻?

婴幼儿腹泻,又名婴幼儿消化不良,是婴幼儿期的一种急性胃肠道功能紊乱,以腹泻、呕吐为主的综合征,是我国儿童重点防治的“四病”之一。6 个月至 2 岁的婴幼儿好发,其中 1 岁以内小儿约占 50%,以夏秋季节发病率最高。本病致病因素分为三方面:体质、感染及消化功能紊乱。临床主要表现为大便次数增多、排稀便和水电解质紊乱。本病治疗得当,效果良好,但不及时治疗以至发生严重的水电解质紊乱时可危及小儿生命。

2. 生理性腹泻的特征有哪些?

生理性腹泻多见于<6 个月的婴儿,外观虚胖,常有湿疹,出生后不久即腹泻,除大便次数增多外,无其他症状,食欲好,不影响生长发育。可能与婴儿吃奶较多、小肠乳糖酶相对不足等有关,添加辅食后,大便逐渐转为正常。

3. 婴幼儿腹泻的病因是什么?

(1)体质因素:本病主要发生在婴幼儿,其内因特点:①婴儿胃肠道发育不够成熟,胃酸和消化酶分泌较少,消化酶的活性较低,对食物质和量的较大变化耐受力差;同时因婴幼儿生长快,营养需要相对教多,胃肠道负担重。②婴儿时期神经、内分泌、循环系统及肝、肾功能发育均未成熟,调节功能较差。③婴儿免疫功能也不完善。血清大肠杆菌抗体滴度以出生至 2 周岁最低,以后逐渐升高。因而婴幼儿易患大肠杆菌肠炎。母乳中大肠杆菌抗体滴度高，特别是初乳中致病性大肠杆菌分泌型 IgA 高，所以母乳喂养儿较少发病，患病也较轻。同理，小婴儿轮状病毒抗体低，集体流行时，小婴儿罹病多。④婴儿体液分布和成人不同，细胞外液占比例较高，且水分代谢旺盛，调节功能又差，较易发生体液、电解质紊乱。婴儿易患佝偻病和营养不良，易致消化功能紊乱，此时肠道分泌型 IgA 不足，腹泻后易迁延。

(2)感染因素：分为消化道内与消化道外感染，以前者为主。①消化道内感染：致病微生物可随污染的食物或水进入小儿消化道，因而易发生在人工喂养儿。哺喂时所用器皿或食物本身如未经消毒或消毒不够，亦有感染可能。病毒也可通过呼吸道或水源感染。其次是由成人带菌(毒)者的传染，如病房内暴发细菌性(或病毒性)肠炎后部分医护人员受染，成为无症状肠道带菌(毒)者，可导致病原传播。②消化道外感染：消化道外的器官、组织受到感染也可引起腹泻，常见于中耳炎、咽炎、肺炎、泌尿道感染和皮肤感染等。腹泻多不严重，年龄越小者越多见。引起腹泻的原因一部分是因为肠道外感染引起消化功能紊乱，另一部分可能是肠道内外均为同一病原(主要是病毒)感染所引起。③滥用抗生素所致的肠道菌群紊乱：长期较大量地应用广谱抗生素，如氯霉素、卡那霉素、庆大霉素、氨苄西林、各种头孢菌素，特别是两种或以上并用时，除可直接刺激肠道或刺激自主神经引起肠蠕动增快、葡萄糖吸收减少、双糖酶活性降低而发生腹泻外，更严重的是可引起肠道菌群紊乱。此时正常的肠道大肠杆菌消失或明显减少，同时耐药性金黄色葡萄球菌、变形杆菌、铜绿假单胞菌、难辨梭状芽胞杆菌或白色念珠菌等可大量繁殖，引起药物较难控制的肠炎。

(3)此外还有消化功能紊乱；饮食因素；不耐受碳水化物；食物过敏以及药物影响等。

4. 婴幼儿腹泻的临床表现有哪些？

临床主要表现为大便次数增多、排稀便和水电解质紊乱。

5. 不同病因小儿腹泻大便镜检有哪些特点?

大便镜检:消化不良者有脂肪滴或少量黏液,肠炎者有白细胞及偶见红细胞及吞噬细胞,真菌性肠炎可见真菌孢子及菌丝,培养可分离出致病菌。

6. 婴幼儿腹泻有哪些并发症?

腹泻常导致营养不良、多种维生素缺乏和多种感染。

(1)消化道外感染:常见的有皮肤化脓性感染、泌尿道感染、中耳炎、上呼吸道感染、支气管炎、肺炎、静脉炎和败血症。病毒性肠炎偶有并发心肌炎。

(2)鹅口疮:病程迁延或原有营养不良的患儿易并发鹅口疮,尤在长期使用广谱抗生素后更多,如不及时停药,真菌可侵及肠道,甚至引起全身性真菌病。

(3)中毒性肝炎:腹泻病程中可出现黄疸,多见于原有营养不良的患儿。可能大肠杆菌引起的肠炎,并发大肠杆菌败血症,导致中毒性肝炎。腹泻后病情很快加重,出现黄疸后很快死亡。但如及早发现及时注射多黏菌素、氨苄或羧苄青霉素,多数可治愈。

(4)营养不良和维生素缺乏:腹泻迁延日久,或反复多次禁食、长期热量不足,易导致营养不良、贫血和维生素 A 缺乏。久泻致肝功受损,维生素 K 吸收减少和凝血酶原减低,而致出血。

(5)其他:脱水重时可并发急性肾衰竭。此外有中毒性肠麻痹、肠出血、肠穿孔、肠套叠和胃扩张。还可因输液不当引起急性心力衰竭、高钠或低钠血症,或高钾血症。小婴儿呕吐护理不周时可引起窒息。

7. 如何治疗婴幼儿腹泻?

(1)饮食疗法:轻症减少奶量,代以米汤、糖盐水等;重症应禁食8~24h,并静脉补液。

(2)液体疗法:①口服法适用于轻度脱水或呕吐不重者;②静脉补液法用于中度、重度脱水。

(3)控制感染:针对病因,选用抗菌药物。

(4)对症治疗:腹泻可口服次碳酸铋或轻酸蛋白。助消化可口服胃蛋白酶合剂或多酶片，依病情对症处理。

8. 如何预防婴幼儿腹泻？

(1)注意饮食卫生：食品应新鲜、清洁，凡变质的食物均不可喂养小儿，食具也必须注意消毒。

(2)母乳喂养：尤以出生后最初数月内应以母乳喂养。因母乳最适合婴儿的营养需要和消化能力。人乳中含有IgA，可中和大肠杆菌肠毒素，有预防感染大肠杆菌的作用，故除患结核、心、肾及其他慢性疾病外，均应提倡母乳喂养。应注意正确的喂养方法，做到定时哺乳，避免在夏季及小儿有病时断奶。

(3)按时添加辅食：小儿生长发育迅速，不论母乳或人工喂养儿均应按时添加辅食，以满足营养需要。添加辅助食品时，品种不宜过多，变换不宜过频，要在婴儿逐渐适应新的食品后，才渐次增加其他食品。具体而言，添加辅食时，要注意婴儿的消化能力，每次只能增加一种，从少至多，逐渐增加。一般在出生后半个月开始添加维生素C及维生素D，2～3个月加菜汤、奶糕或米糊，4～6个月添加蛋黄、肉末及碎菜等。

(4)注意饮食质量：母乳不足或缺母乳采取混合喂养及人工喂养时，应注意饮食调配，不宜过多或过早地给米糊或粥食等食品，以免发生碳水化合物消化不良及影响小儿生长发育，出生至3个月婴儿母乳不足，可吃牛奶或豆浆补充，无论用牛乳或代乳品均需要适当稀释，以利于消化和吸收，食欲缺乏时，不宜强制进食。

(5)增强体质：平时应加强户外活动，提高对自然环境的适应能力，注意小儿体格锻炼，增强体质，提高机体抵抗力，避免感染各种疾病。

(6)避免不良刺激：小儿日常生活中应防止过度疲劳、惊吓或精神过度紧张。

(7)夏季卫生及护理：婴幼儿的衣着应随气温的升降而增减，避免过热，夜晚睡觉要避免腹部受凉。夏季应多喂水，避免饮食过量或食用脂肪多的食物，经常进行温水浴。

(8)加强体弱婴幼儿护理：营养不良、佝偻病及病后体弱小儿应加强护理,注意饮食卫生,避免各种感染。对轻型腹泻应及时治疗,以免拖延成为重型腹泻。

(9)避免交叉感染:感染性腹泻易引起流行,对新生儿,托幼机构及医院应注意消毒隔离。发现腹泻患儿和带菌者要隔离治疗,粪便应做消毒处理。

(10)合理应用抗生素:避免长期滥用广谱抗生素,以免肠道菌群失调,招致耐药菌繁殖引起肠炎。

9. 生理性腹泻的特征有哪些?

生理性腹泻多见于<6 个月的婴儿,外观虚胖,常有湿疹,出生后不久即腹泻,但除大便次数增多外,无其他症状,食欲好,不影响生长发育。添加辅食后,大便即逐渐转为正常。

10. 腹泻病患儿出现惊厥最常见的原因是什么?

腹泻病患儿出现惊厥最常见的原因是低钙血症。

11. 腹泻病患儿静脉补钙后仍有抽搐,应考虑什么原因?

个别抽搐患儿用钙剂无效,应考虑有低镁血症的可能。

12. 小儿低钾血症有什么临床症状?

小儿低钾血症时表现为神经肌肉兴奋性减低,精神萎靡,反应低下,躯干和四肢肌肉无力,腱反射减弱,腹胀,便秘,肠鸣音减弱。严重者出现肠和膀胱麻痹,呼吸肌麻痹,腱反射消失。低钾对心脏功能也有严重影响,出现心率增快,心肌收缩无力,心音低钝,甚至血压降低,心脏扩大,心律失常,危及生命。

13. 小儿体液平衡的特点?

(1)水的需要量大,交换率快。

(2)体液的调节功能不成熟,肾脏的浓缩和稀释功能差。

14. 什么叫"三定分段"补液法? 如何实施?

(1)第一阶段:补充累积损失量,要求在第一个 8h 内完成。①依据脱水程度确定补液量:Ⅰ度脱水 50ml/kg,Ⅱ度脱水 60～100ml/kg,Ⅲ度脱水 100～120ml/kg;②依据脱水的性质确定补液的种类;③确定补液的速度。

(2)第二阶段:补充继续损失量 10～40ml/(kg・d),生理需要量

(Holliday-SegarFormula),这两部分要在以后的16h完成。

六、小儿肠套叠

1. 什么是小儿肠套叠?

小儿肠套叠是肠管的一部分及其附近的肠系膜套入邻近肠腔引起的绞窄性肠梗阻,是婴儿期常见的急腹症,以3~12个月多见。好发部位多由回肠末端套入宽大的盲肠腔内。发病与肠管口径不同、肠壁肿瘤、憩室病变、肠蠕动节律失调等因素有关,肠套叠的促发因素是肠蠕动的节律发生紊乱。

2. 小儿肠套叠的临床表现有哪些?

腹痛突然发作,阵发性腹痛,恶心,呕吐哭闹不安,屈膝缩腹,面色苍白,拒食。持续数分钟,腹痛缓解果酱样便及腹部包块。最初2~3min显得很痛苦,过了一会儿,疼痛似乎消失,孩子又玩起来。可是隔10~60min,孩子又会像先前一样,因为疼痛而哭起来,继而又是呕吐。这种情况会有规律地反复出现。如果是原发性肠套叠,在发病48h内,没有脱水表现,腹不胀,可在医院用气灌肠疗法使肠管复位,复位率可达95%以上。套叠时间过长,孩子可以排果酱样大便或深红色血水便,这是肠管缺血、坏死的表现,需要及时手术,否则,易造成肠破裂。因此,对于阵哭的孩子,怀疑到肠套叠时,应争取时间及时到医院就诊,切勿拖延。

3. 为什么小儿会得肠套叠?

肠套叠的病因至今尚不明了。目前认为,孩子在婴儿期生长发育迅速,相对来讲消化道发育尚不成熟,功能较差,各种消化酶分泌较少。父母不了解这个特点,有的随便给孩子吃些不易消化的食物,会使肠道负荷更重,诱发肠蠕动紊乱,从而导致肠套叠。

4. 小儿肠套叠的治疗方法有哪些?

小儿肠套叠治疗方法有非手术治疗和手术治疗两种方法。

(1)非手术治疗可以采取空气灌肠法:

适应证:①病程<48h全身情况好,无明显中毒症状及腹膜刺激征;②严格掌握空气灌肠压力,一般不超过13.3kPa,其原因主要是:

套叠肠管时间长，肠壁水肿较为明显，承受压力下降；③第一次空气灌肠套叠头阴影已退缩至回盲部，阴影呈类圆形，这类病例无须行剖腹探查，可行空气灌肠。

操作方法：空气灌肠的具体操作方法是：首先行立位透视，若发现膈下游离气体，提示已穿孔，直接转手术治疗。如无膈下游离气体，则取20～22Fr气囊导尿管，以液状石蜡润滑，插入直肠内4～5cm，气囊内注气15～20ml对于注气压力，过多可致肛裂出血。患儿取平卧位，家长固定其肩部和大腿根部。透视下开始注气，起初压力5～6kPa，压力不足时可加至12kPa，如有肠套叠可见结肠内杯口状阴影，逐渐向右下腹部退缩，往往会在回盲部停顿几秒至几十秒。直至小肠突然气化，提示复位成功。

充气成功临床指征：患儿安静入眠，面色由苍白转为红润，腹部不再拒按肿块消失，便血渐渐消失，复位成功后6～8h方可母乳。

(2)手术治疗：用于灌肠不能复位的失败病例、肠套叠超过48～72h及疑有肠坏死的小肠型肠套叠的病例。手术方法包括单纯手法复位、肠切除吻合、肠造口等。

值得注意的是，手术或者非手术治疗后均有复发的可能。

5. 空气灌肠复位后的护理有哪些？

(1)按小儿外科常规护理。

(2)禁食，补液，精神状态佳，有黄色大便排出肠鸣音恢复正常，可进流质或半流质。

(3)注意观察患儿精神状态，大便颜色，呕吐腹痛哭闹，阵发性哭闹等。

6. 肠套叠术后指导有哪些？

(1)麻醉未清醒前，取平卧位，头偏向一侧。

(2)手术后不能进食，一般禁食水48h，排气后可饮少量温开水，无恶心、呕吐症状后进食母乳，禁食豆制品等，以免引起腹胀，以流食、易消化饮食为主。

(3)患儿手术后注意有无腹痛、腹胀、进食后有无呕吐现象，谨防肠粘连的发生。

(4)手术后保持胃肠减压通畅,勿折或拔出,观察引流颜色及量的情况。

7. 小儿肠套叠康复出院后有哪些注意事项?

小儿肠套叠手术后要注意喂养和补充微量元素及维生素,这样就可以帮助增强肠蠕动,注意孩子的喂奶后体位,或注意孩子哭闹,要注意孩子的肠蠕动情况,不要喂养过饱,预防孩子大声哭闹,只要是孩子的肠蠕动正常了,不出现腹胀和肚子不舒服了,孩子就康复了。

饮食方面指导家长正确添加辅食,注意各种营养素的合理搭配,避免多种食物对肠道的刺激,避免感冒、腹泻及剧烈活动,预防复发,出院后如有恶心呕吐腹痛腹胀等不适症状及时来院就诊。

七、小儿先天性巨结肠

1. 什么是先天性巨结肠?

先天性巨结肠(hirschsprung's discase),是由于直肠或结肠远端的肠管持续痉挛,粪便淤滞在近端结肠,使该肠段肥厚、扩张,是一种小儿的先天性肠道畸形。

2. 先天性巨结肠的病因有哪些?

本病的病因目前尚不清,多数学者认为与遗传有密切关系,本病的发病机制是远端肠管神经节细胞缺如或功能异常,使肠管处于痉挛狭窄状态,肠管通而不畅,近端肠管代偿性增大、壁增厚。本病有时可合并其他畸形。

3. 先天性巨结肠有哪些临床表现?

(1)胎便排出延迟,顽固性便秘腹胀:患儿因病变肠管长度不同而有不同的临床表现。痉挛段越长,出现便秘症状越早越严重。多于出生后48h内无胎便排出或仅排出少量胎便,可于2～3d出现低位部分甚至完全性肠梗阻症状,呕吐腹胀不排便。痉挛段不太长者,经直肠指检或温盐水灌肠后可排出大量胎粪及气体而症状缓解。痉挛段不太长者,梗阻症状多不易缓解,有时需急症手术治疗。肠梗阻症状缓解后仍有便秘和腹胀,须经常扩肛灌肠方能排便,严重者发展为不灌肠不排便,腹胀逐渐加重。

(2)营养不良发育迟缓:长期腹胀便秘,可使患儿食欲下降,影响了营养的吸收。粪便淤积使结肠肥厚扩张,腹部可出现宽大肠型,有时可触及充满粪便的肠襻及粪石。直肠指检时大量气体及稀便随手指拔出而排出。

(3)直肠指检:直肠壶腹部空虚,拔指后由于近端肠管内积存多量粪便,可排出恶臭气体及粪便。

4. 巨结肠的并发症有哪些?

巨结肠伴发小肠结肠炎是最常见和最严重的并发症,尤其是新生儿时期。其病因尚不明确。患儿全身症状突然恶化,腹胀严重、呕吐,有时腹泻,由于腹泻及扩大肠管内大量肠液积存,产生脱水酸中毒、高热、血压下降,若不及时治疗,可引起较高的死亡率。

5. 先天性巨结肠的辅助检查有哪些?

(1)活体组织检查:取距肛门4cm以上直肠壁黏膜下层及肌层一小块组织,病理证实无神经节细胞存在。

(2)X线所见:腹部立位X线片多显示低位结肠梗阻。钡剂灌肠侧位和前后位X线片中可见到典型的痉挛肠段和扩张肠段,排钡功能差,24h后仍有钡剂存留,若不及时灌肠洗出钡剂,可形成钡石,合并肠炎时扩张肠段肠壁呈锯齿状表现,新生儿时期扩张肠管多于出生后半个月方能对比见到。若仍不能确诊则进行以下检查。

(3)肛门直肠测压法。

(4)肌电图检查:波型低矮,频率低,不规则,波峰消失。

6. 先天性巨结肠的主要治疗方法是什么?

(1)非手术治疗:适用于超短型先天性巨结肠患儿及新生儿。先用非手术治疗,待6个月后,再行根治手术。

(2)结肠造口:新生儿经非手术治疗失败或患者病情严重或不具备根治术,均适用结肠造口术。

(3)根治手术:适用于所有巨结肠患儿。①Swenson手术切除整个受累部位并且将正常肠管吻合在近肛门水平;②Soave手术直肠内膜整个拉出,将保留的受累直肠外层套入正常的肠道内;

③Duhamel手术在肛门水平将未受累肠端背-背吻合到直肠。

痉挛肠段短、便秘症状轻者,可先采用综合性非手术疗法,包括定时用等渗盐水洗肠(灌洗出入量要求相等,忌用高渗、低渗盐水或肥皂水),扩肛、甘油栓、缓泻药,并可用针灸或中药治疗,避免粪便在结肠内淤积。若以上方法治疗无效,虽为短段巨结肠亦应手术治疗。凡痉挛肠段长,便秘严重者必须进行根治手术。

目前采用最多的手术为:①拖出型直肠乙状结肠切除术(Swenson′s 术);②结肠切除直肠后结肠拖出术(Duhamel′s 手术);③直肠黏膜剥离结肠于直肠肌鞘结肠拖出切除术(Soave′s 手术)。如患儿发生急性小肠结肠炎、危象或营养发育障碍,不能耐受一次根治手术者,应行静脉补液输血,改善一般情况后再行根治手术,如肠炎不能控制、腹胀呕吐不止,应及时做肠造口,以后再行根治术。

7. 先天性巨结肠出院后的注意事项有哪些?

(1)注意饮食卫生,防止肠功能紊乱及肠炎发生,饮食有规律,半年内以软食及含纤维素低的食物为宜,半年后随意饮食。

(2)训练患儿定时排便,建立排便反射。

(3)出院前指导并教会家长扩肛方法、时间及注意事项,出院后一个月先每日扩肛一次。扩肛时,扩肛器(或手指)一定要通过吻合口处,以后可隔日扩张一次,坚持扩肛 6 个月。

(4)活动:较小的婴幼儿由家属抱起定时活动;能行走的患儿,鼓励其多活动,防止肠粘连发生,促进消化功能恢复。

(5)造口术者,应教会家长护理造口周围皮肤,防止腹泻造成肠脱出或造口周围皮肤腐烂。

(6)定期复查,出院后三个月来院复查,如发现大便异常、腹胀等情况及时就诊。

八、小儿先天性胆道疾病

1. 什么是先天性胆道闭锁?

胆道闭锁是指在妊娠末期、出生时或出生后肝内、外胆管的一部分或全部发生闭塞,胆汁不能向肠道排泄的一种疾病,最终可导致肝衰竭并严重危害患儿生命。是小儿外科常见畸形，其发病率为 1/18 000～1/5 000，也是导致新生儿持续黄疸常见的原因，病变可累及整个胆道，也可累及肝内或肝外的部分胆道，其中以肝外胆道闭锁常见，发病率女性高于男性。

2. 先天性胆道闭锁的病因是什么？

在病因方面有诸多学说，如先天性发育不良学说、血供障碍学说、病毒学说炎症学说、胰胆管连接畸形学说、胆汁酸代谢异常学说免疫学说等。

3. 先天性胆道闭锁有哪些临床表现？

胆道闭锁的典型病例大多数为足月产，并无明显异常，粪便色泽正常，黄疸一般在出生后 2～3 周逐渐显露，有些病例的黄疸出现于生后最初几天当时误诊为生理性黄疸。粪便变成棕黄、淡黄米色，以后成为无胆汁的陶土样灰白色。但在病程较晚期时偶可略现淡黄色。尿色较深将尿布染成黄色。黄疸出现后，通常不消退且日益加深，皮肤变成金黄色甚至褐色，可因瘙痒而有抓痕有时可出现脂瘤性纤维瘤，但不常见。个别病例可发生杵状指或伴有发绀。肝大，以肝右叶进行性肿大为明显，3 个月后可超越脐平线，脾在早期很少扪及，如在最初几周内扪及肿大的脾脏，可能是肝内原因随着疾病的发展而产生门静脉高压症。在疾病初期婴儿全身情况尚属良好，但有不同程度的营养不良，身长和体重不足时，母亲常叙述婴儿显得兴奋不安。疾病后期可出现各种脂溶性维生素缺乏现象，维生素 D 缺乏可伴发佝偻病串珠和阔大的骨骺。由于血流动力学状况的改变，部分患儿动静脉短路和周围血管阻力降低在心前区和肺野可听到高排心脏杂音。

4. 先天性胆道闭锁可分为哪几种类型？

根据肝外胆管闭锁部位分为胆总管闭锁、肝管闭锁、肝门区胆管闭锁等 3 型。

Ⅰ型：胆总管闭锁型，分为两种亚型。Ⅰa 型：胆总管下端闭锁伴上端胆总管的囊性扩张。Ⅰb 型：在胆囊管、胆总管及肝总管即所谓的“三管汇合”部位以上的高位胆总管闭锁。Ⅰ型病例胆囊内含胆汁，高位的胆总管与肝内胆管相通，可行肝外胆管与肠管吻合。但此型所占比例甚少，仅占5%左右。该型有时与先天性胆管扩张症囊肿型相类似，所不同的是后者胆总管远端不完全闭锁。

Ⅱ型：肝管闭锁型，分为三种亚型。Ⅱa型：胆总管包括胆囊管开放，但肝管完全缺损或呈纤维条索状改变。Ⅱb型：肝外胆管完全闭锁。Ⅱc型：肝管闭锁，胆总管缺如。Ⅱ型的纤维组织条索中部分可有小囊泡样内腔，充满透明样液体而非胆汁。

Ⅲ型：肝门区胆管闭锁。在肝门区的胆管形态有各种表现，有时可见左右肝管的分支，且常有小于1mm的管茎；有时则可见纤维结缔组织的胆管条索痕迹。这些肝门部组织检查证明，几乎全部病例都有微细开放的胆管，这成为肝门空肠吻合术的病理解剖学基础，使部分患儿获得挽救。

5. 先天性胆道闭锁的主要治疗方法有哪些？

大多数病人将在一年内因为肝衰竭而死。手术是治愈的唯一方式。

(1)葛西手术：手术方法包括三部分：①肝门纤维块的剥离，可能是最重要的部分；②空肠回路重建；③肝空肠吻合。葛西手术的基本思路在于即使肝外胆管已经闭锁，在肝门附近仍可能有残存的微小胆管。如果能将肝门纤维块适度的切除，则胆汁有可能顺利排出，病人得以存活。

(2)肝移植：肝移植是先天性胆道闭锁发展至终末期唯一有效的治疗手段。在小儿(年龄小于18岁)肝移植中，先天性胆道闭锁所占比例接近一半，其中1岁以内中，所占比例约90%。葛西手术后约67%的儿童在成人之前仍需要肝移植救治，由此，葛西手术成为了病人在接受肝移植以前的一种过渡性治疗。通常，病人接受肝移植手术时机为葛西手术术后胆红素持续在10mg/dl以上和年龄120d以上及肝脏已出现明显硬化。

6. 为什么先天性胆道闭锁手术宜在出生后两个月内进行？

先天性胆道闭锁患儿的胆汁淤滞时间越长，胆汁性肝硬化就越严重，最后导致肝衰竭。出生后两个月内治疗可提高存活率。

7. 为什么胆道梗阻患儿的大便是陶土色的?

由于胆道梗阻,胆汁不能进入肠道,无粪胆原产生,因此大便呈陶土色。

8. 什么是先天性胆管扩张?

先天性胆管扩张症也称先天性胆管囊肿,以胆总管囊性或梭状扩张,伴有或不伴有肝内胆管扩张为特点的胆道畸形。

9. 先天性胆管扩张的病因有哪些?

①胰胆管合流异常;②胆管发育不良;③胆总管远端神经肌肉发育不良;④病毒性感染;⑤其他如胆总管的狭窄、闭锁、屈曲、瓣膜或炎性瘢痕等。

10. 先天性胆管扩张有哪些临床表现?

本病的典型临床表现为腹痛、黄疸和腹部包块,但临床上具有典型的三联征者非常少见,大多数病人无特异性临床表现。

(1)腹痛一般多表现为反复发作的上腹、右上腹部或脐周围阵发性钝痛、胀痛或绞痛,发作时患儿非常痛苦,过后又如正常儿。有时高脂肪或多量饮食可诱发腹痛发生。幼小病儿因不会诉说,常易误诊。有的腹痛反复发作,持续数月乃至数年,疼痛发作时常伴有黄疸,并可同时有恶心、呕吐、厌食等消化道症状。如腹痛变为持续性,同时伴有发热、黄疸,提示胆管炎的表现;如突发急性腹痛并有腹膜刺激症状,常见胆总管穿孔,继发腹膜炎。

(2)腹部肿块多于右上腹部或腹部右侧有一囊性肿块,上界多为肝边缘所覆盖,大小不一。有时因胆总管下端炎症水肿的消退或胆总管末端瓣状皱襞的活瓣作用,胆汁排出则囊肿变小,黄疸亦渐消退,因此造成囊肿大小变化,在本病的诊断上有较高的参考价值。梭状型胆管扩张症和囊肿较小时不能触及腹部肿块。

(3)黄疸由于胆总管远端多有不同程度狭窄。胆管炎时远端黏膜水肿,使管腔更为狭窄,出现阻塞性黄疸;黄疸出现和加深说明因胆总管远端梗阻、胆汁引流不畅,可能由于合并囊内感染或胰液反流。当炎症好转,水肿消退,胆汁排出通畅,黄疸可缓解或消退,因此间歇性黄疸为其特点,大多数病例均存在此症状。出现黄疸时间隔期长短不一,严重黄疸可伴有皮肤瘙痒,全身不适。部分患儿黄疸加重时,粪便颜色变淡,甚至呈白陶土色,同时尿色深黄。除3个主要症状外,合并囊肿内感染时可有发热,体温可高达38～39℃,亦可因炎症而引起恶心、呕吐的消化道症状。长期阻塞性黄疸可造成肝、胰功能损害,影响消化吸收功能而发生营养不良及脂溶性维生素吸收障碍而引起的出血倾向。

11. 先天性胆管扩张的主要治疗方法有哪些?

对先天性胆管囊状扩张症仅仅采用非手术治疗被认为是徒劳的,只有手术治疗才是根本有效的方法。

12. 先天性胆管扩张的手术方法有哪些?

(1)外引流术:囊肿外引流术;胆囊外引流术

(2)内引流术:①囊状扩张部与消化道吻合:胆囊十二指肠吻合术、胆囊空肠吻合术、胆囊胃吻合术;②胆囊与消化道吻合:囊肿十二指肠吻合术、囊肿空肠吻合术、囊肿胃吻合术。

(3)囊肿切除,胆管重建术:①肝总管十二指肠吻合术;②肝总管空肠吻合术;③肝内胆管空肠吻合术。

(4)肝部分切除术:胆总管囊肿手术方式的选择及疗效与囊肿本身的病理改变程度密切相关,关键在于囊肿内壁的胆管黏膜上皮组织是否正常、完整,以及囊肿经减压引流后可否恢复近似于正常的胆管状态。临床上有许多囊肿已经表现出明显异常的病理变化,除非切除病变的囊肿,否则不可能做到与正常胆管黏膜组织的吻合。内引流术虽然已经逐渐被囊肿切除术取代,但对于一些复杂的病例,如曾经有过胆道手术史而局部解剖不清,或者是多发的胆总管末端囊肿、肝内胆管单发或多发性囊肿病例,仍不失为一种可酌情采取的术式。

13. 先天性胆管扩张症手术的目的是什么?

去除病灶,防止癌变,恢复胆汁向肠道的通畅引流,力求符合生理,尽可能防止逆流及其所致胆道上行性感染。

14. 先天性胆管扩张如何预后及预防?

先天性胆管囊状扩张经过手术治疗后,如能达到下述条件,即能获得长期治愈：①胆道功能恢复正常；②无胰液及胆肠反流；③去除了癌变的好发部位(如囊肿壁或胆囊管)。Ⅰ型囊肿进行囊肿全切，胆道重建术后，达到了目的，预后良好。Ⅱ型和Ⅲ型胆总管囊肿的癌变率较其他类型低，预后佳。而Ⅳ型和Ⅴ型胆总管囊肿由于肝内胆管病变无法彻底切除，常会并发肝内胆管结石或癌变，因此预后相对较差。故对这类病人进行长期随访，定期复查肝功、B超以防止并发症出现是非常重要的。

参考文献

[1] 王卫平.儿科学.8版.北京：人民卫生出版社，2013：237-238

[2] 薛辛东，赵晓东.儿科学.3版.北京：人民卫生出版社，2013：235-240

[3] 李辉，季成叶，宗心南，等.中国0—18岁儿童、青少年体重指数的生长曲线.中华儿科杂志，2009，47(7)：493-498

[4] 陈洁.儿童腹泻病诊断治疗原则的专家共识.中华儿科杂志，2009，47(8)：634-636

[5] 黄力毅，李卓.儿科疾病防治.北京：人民卫生出版社，2014：77-79

第8章

泌尿系统疾病

一、肾小球肾炎

1. 什么是小儿急性肾小球肾炎?

小儿急性肾小球肾炎简称急性肾炎,是一组不同病因所致的感染后免疫反应性肾小球疾病。临床表现轻重不一,急性起病,以水肿、尿少、血尿伴不同程度蛋白尿、高血压或肾功能不全为主要表现,绝大多数为链球菌感染后所致,是儿科一种常见病。预后良好,大多数可完全恢复,少数(1%～2%)可迁延不愈而转为慢性。

2. 急性肾小球肾炎病因主要有哪些?

本病有多种病因,但绝大多数的病例属α组β溶血性链球菌急性感染后所引起的免疫复合物沉积在肾小球而致的弥漫性肾小球毛细血管内渗出性、增生性炎症病变。

3. 急性肾小球肾炎的早期临床表现有哪些?

90%急性肾小球肾炎患儿有链球菌的前驱感染,以呼吸道及皮肤感染为主,在前驱感染后经1～3周无症状的间歇期而急性起病。咽炎为诱因者病前6～12d(平均10d)多有发热、颈部淋巴结肿大及咽部渗出;皮肤感染见于病前14～28d(平均20d)。

4. 急性肾小球肾炎的急性期临床表现有哪些?

急性肾小球肾炎临床表现轻重悬殊,轻者全无临床症状,仅发现镜下血尿;重者可呈急进性过程,短期内出现肾功能不全。急性期常有全身不适、乏力、食欲缺乏、发热、头痛、头晕、咳嗽、气急、恶心、呕吐、腹痛及鼻出血等。典型临床表现如下。

(1)水肿、尿少:70%的病例有水肿,始于眼睑,晨起明显,2～3d遍及全身,呈轻-中度非凹陷性水肿。水肿是最明显的症状,因肾小球滤过率降低引起水钠潴留。水肿明显时尿量减少或尿闭,尿量增多时水肿消退。尿量多少是观察肾功能的重要指标之一,与病情及预后密切相关。

(2)血尿:起病时几乎都有血尿,50%～70%患者有肉眼血尿,持续 1～2 周即转镜下血尿,镜下血尿几乎见于所有病例。肉眼血尿尿色可呈洗肉水样、棕红色、烟灰色或鲜红色等,血尿颜色的不同和尿的酸碱度有关,肉眼血尿严重时可伴排尿不适甚至排尿困难,血尿明显并不影响预后。

(3)蛋白尿程度不等:与感染和活动有关,有 20%可达肾病水平。

(4)高血压:30%～80%病例有血压增高,小儿高血压标准:学龄儿童≥130/90mmHg,学龄前儿童≥120/80mmHg,一般在 1～2 周随着尿量增多恢复正常,血压过高或上升过快警惕高血压脑病。

5. 急性肾小球肾炎出现肺水肿有什么表现?

呼吸增快、频咳、咳粉红色泡沫痰、端坐呼吸、颈静脉怒张、两肺布满湿性啰音,甚至心脏扩大、心率增快、出现奔马律。

6. 急性肾小球肾炎出现高血压脑病有什么表现?

(1)早期头晕、头痛、恶心、呕吐、视物模糊。

(2)严重抽搐、昏迷。

7. 急性肾小球肾炎的实验室检查包括什么?

(1)尿液检查:尿蛋白可在＋～＋＋＋,且与血尿的程度相平行,尿镜检除有多少不等的红细胞外,可有透明、颗粒或红细胞管型,疾病早期可见较多的白细胞和上皮细胞,并非感染。

(2)血常规:外周血白细胞一般轻度升高或正常。

(3)血清学及肾功能检查:红细胞沉降率加快,增高程度与疾病严重程度无关,多在 2 个月恢复正常。链球菌感染后可产生相应抗体，抗链球菌溶血素 O 抗体(ASO)往往增加，其阳性率可达 50%～80%，2～3 周开始升高，3～5 周达高峰，3～6 个月恢复正常。另外抗脱氧核糖核酸酶和抗透明质酸酶滴度升高。肾小球滤过率呈不同程度下降，但肾血浆流量仍可正常，因而滤过分数常减少。肾小管功能相对良好，肾浓缩功能多能保持。明显少尿时血尿素氮、肌酐可升高，此外患儿还可有高钾血症及代谢性酸中毒。血白蛋白下降明显，并伴有一定程度的高脂血症。

8. 急性肾小球肾炎的诊断依据是什么？

前期有链球菌感染史，急性起病，具备血尿、蛋白和管型尿、水肿及高血压等特点，急性期血清 ASO 滴度升高，血清补体 C3 测定浓度降低，均可临床诊断急性肾小球肾炎。

9. 急性肾小球肾炎应与哪些疾病做鉴别诊断？

(1)其他病原体感染的肾小球肾炎：多种病原体可引起急性肾炎，可从原发感染灶及各自临床特点相区别。

(2)IgA 肾病：以血尿为主要症状，表现为反复发作性肉眼血尿，多在上呼吸道感染后 24～48h 出现血尿，多无水肿、高血压、血补体 C3 正常。确诊靠肾活检免疫病理结果。

(3)慢性肾炎急性发作：既往肾病史，无明显前期感染，除有肾炎症状外，常有贫血，持续血压升高，肾功能异常，有时伴有心脏、眼底变化，低比重尿或固定低比重尿，尿改变以蛋白增多为主，B 超检查有时可见两肾体积偏小。

(4)原发性肾病综合征：肾炎急性期偶有蛋白尿，严重时可达肾病水平，与肾炎性肾病综合征易于混淆。若患儿呈急性起病，有明确的链球菌感染的证据，血清补体 C3 降低，肾活检病理为毛细血管内增生性肾炎者有助于急性肾炎的诊断。

(5)其他：还应与急进性肾炎或其他系统性疾病引起的肾炎如：紫癜性肾炎、狼疮性肾炎等相鉴别。

10. 急性肾小球肾炎的治疗有哪些？

本病无特异治疗。

(1)休息：急性期需卧床 2～3 周，直到肉眼血尿消失，水肿减退，血压正常，即可下床做轻微活动。3个月内宜避免剧烈体力活动。可于停止卧床后逐渐增加活动量，2个月后如无临床症状，尿常规基本正常，即可开始半日上学，逐步到参加全日学习。

(2)饮食：对有水肿、高血压者应限盐及水，有氮质血症者应限制蛋白质摄入，小儿于短期内选用优质动物蛋白0.5g/kg计算，注意以糖类等提供热量。血压正常后可开始正常饮食。

(3)抗感染治疗：给予青霉素治疗；对于特殊病毒感染予以抗病毒治疗(对于HBV感染用拉米呋定，对HCV感染用干扰素)，对于特殊类型的肾小球肾炎可用免疫抑制剂治疗。

(4)对症治疗：依据肾损伤程度不同决定治疗强度，从支持治疗到透析治疗。①利尿剂应用：控制水肿，凡经控制水、盐摄入量仍水肿少尿者均应给予利尿剂；②降压药应用：凡经休息，控制水盐摄入、利尿而血压仍高者均应给予降压药，应用血管扩张剂控制血压。

(5)严重循环充血的治疗：①矫正水钠潴留，恢复正常血容量，可使用呋塞米注射；②由于容量负荷过重导致肺水肿或充血性心力衰竭时，可限制液体量，应用利尿剂，必要时急性透析或持续性肾替代治疗。

(6)高血压脑病的治疗：原则为选用降压效力强而迅速的药物控制血压，同时对症处理，有惊厥者应及时给予止痉。

(7)急性肾衰竭的治疗：积极控制原发病因、去除加重急性肾损伤的可逆因素，维持机体的水、电解质和酸碱平衡。

11. 急性肾小球肾炎的预后如何?

急性肾小球肾炎急性期预后好。95%病例能完全恢复，小于5%的病例可有持续尿异常，死亡病例在1%以下。

12. 如何防治急性肾小球肾炎?

防治链球菌感染是预防急性肾小球肾炎的根本。加强身体锻炼，减少呼吸道及皮肤感染，对急性扁桃体炎、猩红热及脓疱患儿应尽早、彻底地使用青霉素或其他敏感抗生素治疗。感染后2～3周应检查尿常规以便及时发现异常。

13. 急性肾小球肾炎患儿如何进行饮食管理？

急性期根据病情应给予高糖、高脂肪、低盐、低蛋白质饮食。一般不必严格控制饮水量，但在少尿或无尿期对水的摄入量应参照“量入为出、宁少勿多”的原则。起病之初由于肾功能减退，不宜多食含蛋白质的食物，包括瘦肉、蛋类、植物蛋白较多的豆制品，容易造成氮质血症，限制蛋白质饮食不易过久，注意补充维生素，水果不易吃太多，尤其是病情较重患儿，因为肾功能减退，排钾能力有限，水果含钾丰富，多食易导致血钾升高。

14. 家庭中如何做好急性肾小球肾炎患儿的病情观察护理？

（1）观察尿量、尿色：准确记录 24h 尿量，每周定期检查尿常规 2 次。患儿尿量增加，肉眼血尿消失，提示病情好转；如出现尿量持续减少、头痛、恶心、呕吐等症状，要警惕急性肾衰竭的发生，绝对卧床休息，必要时即刻就医。

（2）观察血压的变化：若血压突然升高，表现为剧烈头痛、头晕、恶心、呕吐、视力障碍、嗜睡或烦躁，严重者可出现惊厥、昏迷，提示出现高血压脑病，应迅速就医，及时控制高血压，高血压控制后上述症状消失。

（3）观察呼吸、心率、脉搏的变化：起病一周内患儿常会发生烦躁不安、咳嗽、气促、心率加快、可出现奔马律，要确保患儿绝对卧床休息，保持环境安静，呼吸困难者取半卧位，必要时给予氧气吸入，定时监测脉搏、呼吸、心率，如有变化及时与医生联系。

二、肾病综合征

1. 什么是肾病综合征？

肾病综合征是一种常见的儿科肾疾病，是由于多种病因造成肾小球基底膜通透性增高，大量蛋白从尿中丢失的临床综合征。主要特点是大量蛋白尿、低白蛋白血症、严重水肿和高胆固醇血症。根据其临床表现分为单纯性肾病、肾炎性肾病和先天性肾病三种类型。在 5 岁以下小儿，肾病综合征的病理类型多为微小病变型，而年长儿的病理类型以非微小病变型（包括系膜增生性肾炎、局灶节段性硬化等)居多。

2. 肾病综合征的病因有哪些?

肾病综合征发病年龄多见于3～6岁的幼儿,且男孩多于女孩,其病因不详,可能与机体免疫功能紊乱有关,30%～60%的患儿存在过敏性疾病病史,上呼吸道感染或病毒疹可促进疾病的初发或随后的复发,易迁延,病程长。

3. 肾病综合征的特点有哪些?

(1)肾病综合征的突出特点是高度浮肿。患儿下肢、头面、躯干都可有水肿,特别是组织疏松的部位更明显,如眼睑,男孩的阴囊可肿得像灯泡,同时还有内脏浆膜腔的积液,如胸腔积液及腹水。水肿影响血液循环,使局部抵抗力降低,极易发生感染。

(2)肾病综合征的尿液含有大量的蛋白质,尿常规检查发现尿蛋白可达+++～++++,24h尿蛋白排出量增高。血化验检查可发现血浆白蛋白减少,使正常的白、球蛋白比值由1～1.5变为0.5,发生比例倒置。由于长期从尿中丢失大量蛋白质,可出现低蛋白血症,蛋白质营养不良表现,毛发干枯黄萎、毛囊角化、皮肤干燥、指(趾)甲出现白色横纹,发育迟缓、贫血并易感染。有些患儿可在大腿及上臂内侧、腹部及胸部出现和孕妇相似的皮肤白纹或紫纹。

(3)高脂血症,血浆胆固醇增高,血浆胆固醇可>200mg/dl。

(4)尿量明显减少,有的患儿有血尿及高血压。

(5)肾病综合征病程较长,极易反复发作,最大的危险是继发感染,如皮肤丹毒、肠道感染、肺炎、原发性腹膜炎和败血症等,任何继发感染都可引起死亡。

4. 肾病综合征的分类?

(1)按病因可分为先天性肾病综合征、原发性肾病综合征、继发性肾病综合征。原发性肾病为常见类型;继发性肾病多指继发于明显病因,例如疟疾、蚊咬伤、红斑性狼疮、过敏性紫癜、金属或药物中毒等;先天性肾病较少见,起于婴儿期。

(2)根据临床表现不同可分为两型,即单纯型肾病和肾炎型肾病,其中单纯型最为多见,如果患儿只有肾病的典型症状"三高一低"

即为单纯型;如果患儿除肾病典型症状外,还伴有镜检血尿、反复或持续高血压、肾功能不全(出现氮质血症)、低补体血症等症状即为肾炎型。

(3)根据对激素治疗的敏感性可分为三类,激素敏感型肾病指激素治疗 2 个月内尿蛋白定性转阴者;激素依赖型肾病指激素治疗有效,但减药或停药后即复发,且反复至少 2 次者;激素耐药型肾病指激素治疗 2 个月后,尿蛋白依然阳性者。

不同类型肾病治疗原则、用药会有所不同,请严格遵医嘱用药。

5. 肾病综合征的诊断标准有哪些?

(1)大量蛋白尿(尿蛋白定性检查+++~++++);24h 尿蛋白定量检查>50mg/kg。

(2)低蛋白血症(血浆白蛋白<25g/L)。

(3)高脂血症(血浆胆固醇>5.72mmol/L)。

(4)不同程度水肿。

6. 肾病综合征的治疗原则是什么?

患儿起病时可有明显的水肿或显著感染,在进行激素治疗前应给予恰当处理。

(1)一般治疗:①休息,除高度水肿、并发感染者外,一般不需绝对卧床。病情缓解后活动量逐渐增加。缓解 3~6 个月后可逐渐参加学习,但宜避免过劳。②饮食,均衡膳食,给予患儿 1.5~2g/(kg·d)的蛋白质和患儿所需的足够热量,脂肪不超过总热量的 30%。大多数激素敏感型患儿不必限制水盐的摄入,水肿严重和高血压的患儿要适当限盐,避免咸味小吃。高度水肿或少尿患儿应适当限制水量,但大量利尿或腹泻、呕吐失盐时,须适当补充盐和水分。

(2)激素治疗:泼尼松龙和泼尼松是推荐用于治疗的激素,每日最大剂量 60mg 分 2~3 次服用 6 周,继而每日最大剂量 40mg 隔日晨间服用 6 周(总疗程为 3 个月),激素需在饭后服用。复发患儿的激素治疗包括泼尼松龙 2mg/(kg·d)或 60mg/d,直至蛋白尿连续 3d 转阴或微量,继而 1.5mg/(kg·d)或每日最大剂量 40mg,隔日晨间服用 4 周。

(3)水肿的治疗:大部分轻度水肿不需要利尿剂治疗,水肿明显且循环血容量稳定时患儿可口服利尿剂,因长期使用利尿剂是危险的,故利尿剂不能长期使用,显著低蛋白血症患儿可适当给予白蛋白治疗。

(4)感染的治疗:肾病综合征患儿易发生多种感染,特别是结核、腹膜炎、蜂窝织炎和肺炎,感染时对症用药。

7. 肾病综合征的用药原则是什么?

(1)药物的选择以生物半衰期12～36h的中效制剂为宜。

(2)开始治疗时应足量,分次服用,尽快诱导尿蛋白阴转。

(3)尿蛋白阴转后的维持治疗阶段以隔日晨顿服为宜。因肾上腺分泌皮质醇呈晨高夜低的昼夜波动规律,隔日晨顿服法抑制作用最小。

(4)维持治疗不宜过短,应待病情稳定再停药,以减少复发,并且尿蛋白出现反复时也易使之缓解。

8. 肾病综合征的常见并发症有哪些?

(1)感染:是引起肾病治疗效果不佳及复发的主要诱因,主要见于呼吸道、皮肤黏膜、泌尿系,其中以呼吸道感染最为常见。

(2)高凝状态:肾病综合征患儿普遍存在高凝状态,极易形成各种动静脉血栓,其中以肾静脉血栓最为常见。通常表现为突发腹痛、血尿、少尿或其他肾功能异常。也可多发肺栓塞、下肢静脉血栓等。

(3)电解质紊乱:常见于低钠血症、低钾血症、低钙血症。

(4)急性肾衰竭:主要表现为少尿、无尿、氮质血症、水电解质紊乱及酸中毒。

(5)营养不良:大量蛋白质丢失及营养物质吸收不良会导致患儿存在不同程度的营养不良,如蛋白质、钙、铁等营养元素的缺乏。

9. 肾病综合征的饮食如何调整?

(1)由于患儿大量的蛋白从小便中排出,体内经常发生蛋白质不足现象,故应从饮食中给予补充,蛋白质摄入量1.5～2g/(kg·d)。患儿的菜谱应含足量的蛋白质,如鱼、瘦肉、家禽、豆制品等。

(2)肾病综合征患儿伴有高脂血症,高脂血症可引起动脉粥样硬化及肾小球损伤、硬化等,因而在治疗时要控制脂肪的摄入,应少食动物性脂肪,主要是限制脂肪中的胆固醇摄入量,每日 40～50g 为宜。

(3)显著水肿或高血压时应限制盐及水分的摄入,病情缓解后可不必继续限制。大量利尿或腹泻、呕吐时需适当补充盐和水分。

(4)多选食呈碱性食品,可使尿液近中性,有利于治疗。

(5)给予足量的碳水化合物,饮食中的热能大部分由碳水化合物供给,补充足够碳水化合物,以防止热能不足。

(6)饮食供给足够维生素,多用新鲜的绿叶蔬菜及水果。新鲜蔬菜能增进食欲,除非是在少尿期须限制钾的需要,否则应多供给时鲜蔬菜。恢复期可多供给山药、红枣、桂圆、莲子、银耳等有滋补作用的食物。B 族维生素、维生素 A、维生素 C 和叶酸、铁等营养素,均有利于肾功能恢复及预防贫血,应足量补充。

10. 肾病综合征患儿的活动、衣着与睡眠有什么要求?

因患儿长期服用激素,免疫力下降,易于并发呼吸道感染,应严格限制孩子的活动量。可做些安静的游戏,避免剧烈运动,以免孩子疲劳,加重病情。应视天气变化及时给孩子增减衣服,注意保暖。午睡时应给予更多的关心,保证孩子充足的睡眠。

11. 如何做好肾病综合征患儿的家庭护理?

(1)保持家庭环境整洁,室内阳光充足、空气流通,及时调节室温,根据季节变化增减患儿衣物,预防感冒。

(2)尽量不要带领患儿去公共场所,必要时佩戴口罩,尽量减少外来人员的家庭探视。

(3)注意患儿个人卫生,经常给患儿沐浴,保持皮肤清洁、干燥,注意患儿水肿的皮肤护理,阴囊水肿时可用阴囊托或丁字带将阴囊托起,臀部和四肢水肿严重时可在水肿部位垫棉圈,避免水肿部位皮肤摩擦、受压;及时更换内衣,保持床单清洁、平整、无褶皱,被褥松软;保持口腔清洁,做到进食后漱口,晨起、睡前使用软牙刷刷牙;夏季防蚊虫叮咬,剪短指甲避免抓破皮肤引起感染。

(4)严密监测生命体征、定期测量体重及腹围,观察水肿的部位、程度及消长情况，记录 24h 出入液量，定期测量血压。

(5)在病情允许的情况下，适当进行户外运动，应避免过度劳累，尤其是患儿因长期使用激素治疗会导致骨质较疏松，应避免各种剧烈活动，尤其是跌、扑、追、打等动作，以防止骨折发生。

(6)关注患儿心理变化，积极正确引导患儿，因长期使用激素治疗出现的食量增加、满月脸、水牛背、毛发增多、骨质疏松、精神兴奋、失眠、抵抗力下降及患儿休学在家，接触外界时间减少等原因会导致患儿有不同程度的焦虑、抑郁、恐惧和烦躁等情绪不稳定现象，家长要关注患儿心理变化，针对不同年龄阶段患儿心理特点进行心理疏导，通过讲故事、做游戏、诱导等方法消除患儿恐惧心理，使其明白这些症状会随着药量的减少而逐渐减轻，树立战胜疾病的信心。

12. 如何预防小儿肾病综合征复发？

(1)避免感染，最常见的是上呼吸道感染，养成良好的个人卫生习惯，在传染病流行期间，家长要避免带孩子去公共场所和人群密集的地方，根据气温变化增减衣物，如果怀疑有感染时及时就医。

(2)遵医嘱正确服用药物，禁止擅自过早减量或停药，疗程不足会导致疾病的再次复发。

(3)避免劳累，患儿的作息制度安排不合理会使患儿经常感到疲倦，剧烈运动后没有得到充分休息等容易导致机体抵抗力下降，引起疾病的复发。增加患儿的机体抵抗力，适度进行体育锻炼，逐步增加运动量，劳逸结合并持之以恒。

(4)合理安排饮食，高蛋白、高脂肪饮食会导致疾病的复发，选用优质蛋白饮食，食用植物性食用油，注意在饮食中多摄取铁剂、钙剂，还有维生素 A、维生素 C、维生素 D、维生素 E 等。

(5)保持患儿心情愉快，避免给予过多的压力。

13. 得了肾病综合征还可以上学吗？

患有肾病综合征的患儿在病情稳定期间是可以上学的，但在学校期间要避免剧烈活动，及时和老师进行沟通，必要时到医院开具“免体证明”，坚持上学对患儿来说是十分必要的，与同龄孩子相处可确保患儿身心健康，促进全面康复。

14. 肾病综合征24h尿蛋白定量如何留取与注意事项?

采集检验的小便标本,必须在当日的上午8时把膀胱排空,然后计时,将至次日8时为止的全部尿液都收集起来,准确测量尿液的总量,记录下来,然后搅拌均匀,取100～200ml送检。为防小便变质,可在集尿时于便盆中加入防腐剂(如40%甲醛液1ml)。收集尿液的容器要清洁,不能将大便、女孩阴道分泌物等混入尿液。女孩月经期间不宜留取24h尿标本。

15. 肾病综合征患儿为什么要留取24h尿?

肾病综合征患儿留取24h尿是为了检测出24h内肾脏排出的总蛋白量,称为24h尿蛋白定量,也称24h尿蛋白排出量。因为一次的尿蛋白定性试验会受到尿液浓缩或稀释等影响,并不能准确反映出肾脏排出尿蛋白的程度,24h尿蛋白定量的意义明显优于单次尿的蛋白定性试验,因此所留尿量一定要准确。

16. 长期服用激素的不良反应有哪些?

(1)生长障碍:长期服用激素可以影响儿童的生长发育,尤其是青春期,要定期监测体重身高。

(2)骨质疏松:长期服用激素患儿要遵医嘱及时补充钙剂及维生素D,有条件的话可半年做一次骨密度检测。

(3)胃溃疡:长期服用激素可以引起消化道黏膜的损伤,在大剂量激素冲击治疗期间,应严格注意患儿的消化道症状,可在医生的指导下服用保护胃黏膜的药物,定期检测便隐血。

(4)高血压:激素的冲击疗法会导致患儿的血压升高,尤其是年龄较大、病史较长的患儿,定时监测血压,如出现头痛时应及时就医。

(5)白细胞升高:应用激素期间会对血象的检测有一定影响,如会使白细胞增多,因此,要注意有时会掩盖真正感染时的白细胞升高,多与临床症状相结合,以免引起误诊。

(6)白内障:糖皮质激素可引起眼压的升高,因此白内障、青光眼的患儿禁用。

(7)电解质紊乱:最常见的是低钾血症,如孩子表现为精神欠佳、乏力、腹部不适请及时就医。

三、泌尿系感染

1. 什么是泌尿系感染？

泌尿系感染是小儿期泌尿系统的常见病，又称尿路感染。是指泌尿道存在增生的细菌并引起局部组织侵袭和炎症。引起尿道炎、膀胱炎、肾盂肾炎等，统称泌尿系感染。

其中肾盂肾炎、肾脓肿、肾周脓肿称上泌尿道感染，累及肾实质，引起全身(高热)和局部症状。其中尿道炎、膀胱炎称下泌尿道感染，下泌尿道感染仅累及膀胱，引起排尿困难及尿频。患儿发病后有尿路刺激症状，尿频、尿急、尿痛及发热、腰痛、下腹疼痛。小儿各个年龄阶段均可发病，以婴幼儿较多见，女孩多于男孩。本病经积极的合理的治疗，绝大多数患儿预后良好。反复感染者应检查有无泌尿道畸形。

2. 泌尿系感染的感染途径有哪些？

(1)血源性感染：多发生于新生儿和小婴儿。

(2)上行性感染：最多见，致病菌从尿道口上行并进入膀胱，引起膀胱炎，膀胱内的致病菌再经输尿管移行至肾脏，引起肾盂肾炎，这是泌尿系感染最主要的途径。引起上行性感染的致病菌主要是大肠杆菌，其次是变形杆菌或其他肠杆菌。膀胱、输尿管反流常是细菌上行性感染的直接通道。

(3)淋巴感染和直接蔓延：结肠内的细菌和盆腔感染可通过淋巴管感染肾脏，肾脏周围邻近器官和组织的感染也可直接蔓延。

(4)尿路器械检查。

3. 为什么儿童易发生泌尿系感染？

(1)儿童泌尿系统发育不良：包括各种尿路畸形，如尿道和输尿管狭窄、重复肾、输尿管异位开口等引起的尿液排泄不畅，有利于细菌附着引起泌尿系感染。

(2)其他疾病：常见于糖尿病、先天性肾病、感染性疾病等导致患儿免疫功能低下，全身和尿路防御功能减弱，长期使用激素使有效屏障作用减低引起泌尿系感染。

(3)生理因素:女孩尿道短,儿童使用尿布及穿开裆裤等原因使尿道口易受污染而发生上行感染,儿童尿液酸化功能和浓缩稀释功能较差等均会导致泌尿系感染。

(4)其他:家庭护理不当,卫生状况欠佳;母亲妊娠期间存在菌尿者,孩子发生泌尿系感染的概率明显增加;缺乏母乳喂养的孩子对尿路感染的易感性增加;没有包皮环切的孩子也容易诱发泌尿系感染;广谱抗生素的使用,消弱了正常菌群对致病菌的有效遏制,继而影响了个体的易感性。

4. 泌尿系感染的临床表现有哪些?

无论成人或儿童,女性泌尿道感染的发病率普遍高于男性,但新生儿或婴幼儿早期,男性发病率却高于女性。

急性泌尿系感染临床症状随患儿年龄组的不同存在着较大差异。

(1)新生儿:临床症状极不典型,多以全身症状为主,如发热或体温不升、吃奶差、呕吐、苍白、腹泻等。许多患儿有生长发育停滞,体重增长缓慢或不增,皮肤发灰或发绀,伴有黄疸者较多见,部分患儿可有嗜睡、烦躁甚至惊厥等神经系统症状。新生儿泌尿道感染常伴有败血症,但其局部排尿刺激症状多不明显,30%的患儿血和尿培养出的致病菌一致。

(2)婴幼儿:以上行感染多见,女孩占多数。临床症状也不典型,常以发热最突出。拒食、呕吐、腹泻,精神萎靡等全身症状也较明显,局部排尿刺激症状可不明显,但细心观察可发现有排尿时哭闹不安、排尿中断、夜间遗尿、尿布有臭味和顽固性尿布疹等,多存在营养不良、贫血等诱发因素。

(3)儿童期:上泌尿系感染多以发热、寒战、全身不适、下腹痛明显,常伴排尿刺激症状,腰痛等。下泌尿系感染多仅表现为尿路刺激症状,患儿可出现尿频、尿急、尿痛、尿液浑浊,偶见肉眼血尿。

5. 如何诊断小儿泌尿系感染?

(1)具有尿路感染的临床症状:女孩多见,有外阴不洁或坐地嬉戏等情况,症状因年龄而异。

(2)尿常规:镜检清洁中段尿白细胞>5 个/HP,如见大量白细胞及脓细胞,白细胞管型、蛋白尿,诊断价值更大,说明肾脏受累。

(3)中段尿培养:菌落计数>10^5/ml,可诊断为泌尿系感染;菌落计数 1~10^5/ml 可疑;菌落计数<10^4/ml 多为污染;女孩如果 2 次尿培养菌落计数均>10^5/ml 且为同一种细菌,即可确诊,男孩如果尿标本无污染,菌落计数均>10^4/ml,应考虑泌尿系感染。

(4)其他:婴幼儿 T≥39℃,发热 2d 以上而缺乏其他可能的发热原因;肉眼血尿可见;既往有尿路感染病史或已被确诊有尿道异常者;未切除包皮的小男孩均需重点怀疑,应进行相应的检查,尽早明确诊断。

6. 如何确诊为慢性泌尿系感染?

慢性泌尿系感染是指病程迁延或反复发作伴有贫血、消瘦、生长迟缓、高血压或肾功能不全且病程在 6 个月以上者。

7. 什么叫无症状性尿路感染?

无症状性尿路感染是指无自觉症状,仅仅是在尿筛查中发现无症状性菌尿。健康儿童存在着有意义的菌尿,连续 2 次清洁中段尿培养菌落计数>10^5/ml,且为同一菌株,但无任何尿路感染症状。这种现象可见于各年龄组,在儿童中以学龄女孩常见。无症状性菌尿患儿常同时伴有尿路畸形和既往症状尿路感染史,病原体多为大肠杆菌。

8. 小儿泌尿系感染的鉴别诊断有哪些?

对于婴幼儿、特别是新生儿,由于排尿刺激症状不明显或缺如,而常以全身表现较为突出,易致漏诊。故对病因不明的发热患儿都应反复做尿液检查,争取在用抗生素治疗前进行尿培养、菌落计数和药敏试验。需与肾小球肾炎、肾结核及高钙尿症鉴别。

9. 小儿泌尿系感染治疗原则有哪些?

(1)一般治疗:卧床休息,多饮水,勤排尿,缩短细菌在膀胱内的停留时间。女孩应注意外阴部清洁。

(2)抗菌治疗:早期积极采用抗生素。如果患儿一般状态良好,可给予口服抗生素,通常选择联合应用。急性上尿路感染可选择一种抗生素静脉给药，同时口服另一种，疗程10～14d；急性下尿路感染即可选择一种口服抗生素，疗程1周。慢性或经常复发的尿路感染，抗菌治疗抗生素应足量、疗程延长2～4周。

常用抗生素：①青霉素类；②头孢菌素类，第二代或第三代头孢菌素；③磺胺类：复方新诺明服药后多饮水，肾功能不全者慎用；④氨基苷类：肾毒性大，慎用；⑤喹诺酮类：偶用。

(3)积极治疗尿路结构异常：急性尿路感染经合理抗菌治疗多能迅速恢复，但50%病人可有复发或再次感染，慢性病例有可能发展成肾功能不全。

10. 患有泌尿系感染应注意哪些问题？

(1)急性期需卧床休息，鼓励患儿多饮水以增加尿量，勤排尿，有利于对泌尿道的冲洗，减少致病菌在膀胱的停留时间。

(2)女孩还应注意外阴部的清洁卫生，每次排便后应遵循从前向后(从尿道口向肛门)的顺序擦洗，睡前用流动水清洗会阴部。

(3)鼓励患儿进食，供给易消化、营养丰富的食物，以增强机体的抵抗力。

(4)注意平日好习惯的养成，多喝水，不憋尿，大量出汗后及时更换内衣、内裤，男童则要注意及时清洗包皮处的污垢。

(5)严格遵医嘱正规用药，对有高热、头痛、尿路刺激症状明显的患儿应遵医嘱给予对症处理，减轻症状，对有胃肠道刺激症状的药物，应饭后服用。

(6)本病极易复发，请做好定期复查。

11. 反复泌尿系感染的治疗原则？

反复泌尿系感染有两种类型，即复发和再发。复发是使原来感染的细菌未完全杀灭，在适宜的环境下细菌再度滋生繁殖，绝大多数患儿复发多在治疗后1个月内发生，在允许的范围内，大剂量、长疗程(至少6周以上)，抗菌治疗应按照药敏试验选择敏感的抗生素。再发是指上次感染已治愈，本次是由不同细菌或菌株再次引发泌尿系感染。多见于女孩，多在停药后6个月内发生。再发泌尿系感染首先采用10～14d常规治疗，如症状和菌尿消失，然后给予小剂量抗生素预防重新感染,以防再发。

12. 如何预防小儿泌尿系感染?

泌尿系感染为儿童时期常见病,如果治疗不彻底、不及时常会反复迁延,所以积极预防极为重要。

(1)养成良好的生活习惯,注意个人卫生,不穿紧身内裤,勤洗外阴以防止细菌入侵;做好婴幼儿防护,尽早穿满裆裤,选用透气好的纸尿裤。

(2)及时发现和处理男孩包茎、女孩处女膜伞、蛲虫感染等;及时矫治尿路畸形,防止尿路梗阻和肾瘢痕形成;避免长期放置导尿管或不必要的泌尿道器械检查。

(3)加强营养,积极锻炼,增强患儿体质是预防泌尿系感染的重要措施。

13. 如何护理泌尿系感染患儿?

(1)对症护理:婴幼儿常有高热、哭闹,可用物理或药物降温、镇静。要鼓励患儿多饮水而使其多排尿,要勤换尿布,保持会阴部清洁干燥,尿布用开水烫洗晒干或煮沸高压消毒。

(2)观察病情变化:注意全身症状的变化,尤其是婴幼儿,除注意体温外,尚应观察消化道、神经系统等症状。

(3)观察药物副作用:遵医嘱应用抗菌药物,注意观察药物副作用,口服抗菌药物可出现恶心、呕吐、食欲减退等现象,若副作用仍明显,必要时减量或更改其他药物。饭后服药可减轻胃肠道副作用,磺胺药服用时应多喝水,并注意有无血尿、尿少、尿闭等。

(4)尿培养:留尿时,常规清洁外阴,取中段尿及时送检。

(5)健康教育:幼儿不穿开裆裤,勤换尿布,便后清洗臀部,保持清洁,女孩清洗外阴时应从前向后擦洗,防止肠道细菌污染尿道,引起上行性感染。

四、包茎及嵌顿包茎

1. 什么是包茎?

包茎是指指包皮口狭小,使包皮不能翻转显露阴茎头,可分为先天性及后天性两种。先天性包茎可见于每一个正常的新生儿及婴幼儿，小儿出生时包皮与阴茎头之间粘连，数月后粘连逐渐吸收，包皮与阴茎头分离，至3～4岁时由于阴茎及阴茎头生长，阴茎勃起，包皮可自行向上退缩，外翻包皮可显露阴茎头。包皮过长是小儿的正常现象，并非病理性。3岁时90%自愈，17岁以后仅不足1%有包茎。后天性包茎是指继发于阴茎头包皮炎及包皮和阴茎头的损伤导致包皮口有瘢痕性挛缩形成、失去正常的弹性和扩张能力使阴茎头不能显露。常伴有尿道口狭窄，这种包茎不会自愈。

2. 包茎的临床表现有哪些?

包皮口狭小者有排尿困难，尿线细，包皮膨起。严重者可引起包皮和阴茎头溃疡或结石形成，积聚的包皮垢呈乳白色豆腐渣样，有的包皮垢如黄豆大小，堆积于阴茎头的冠状沟处，隔着包皮略呈白色的小肿块，常被家长误认为肿瘤而就诊。包皮垢可诱发阴茎头包皮炎，急性发炎时，阴茎头及包皮的黏膜潮湿红肿，可产生脓性分泌物，小儿疼痛不安、包皮水肿，有时可有急性尿潴留。阴茎头包皮炎反复发作，可使包皮增生、肥厚、瘢痕形成。

3. 包茎的治疗手段有哪些?

婴幼儿期的先天性包茎，可将包皮反复试行上翻，以便扩大包皮口，手法要轻柔，不可过分急于把包皮退缩上去。大部分小儿经此种方法治疗，随年龄增长均可治愈，只有少数需做包皮环切术。后天性包茎患者由于其包皮口呈纤维狭窄环，需做包皮环切术。

4. 包茎术后护理有哪些内容?

(1)观察包皮伤口情况，有无水肿、渗血、渗液等。

(2)观察排尿情况。常规饮食，多饮水，保持排尿通畅，每次小便后清洗尿道口，保持伤口清洁。

(3)每日用0.1%安多福清洗伤口4次，尤其注意清洗冠状沟。

(4)术后早期避免剧烈运动，建议穿宽松裤子或开裆裤，避免碰撞伤口。如有疼痛，采取转移注意力的方法缓解，如聊天、讲故事等。

5. 什么是嵌顿包茎?

嵌顿包茎是因包皮口下翻至冠状沟时位置固定而引起，又称为包皮嵌顿。如不及时处理，包皮在几小时内可发生重度水肿，严重者可造成远端包皮或阴茎头坏死。

6. 嵌顿包茎的临床表现有哪些？

水肿的包皮翻在阴茎头的冠状沟上，上缘可见狭窄环，阴茎头呈暗紫色肿大。患儿疼痛剧烈，哭闹不止，可有排尿困难，时间过长，嵌顿包皮及阴茎头可发生坏死、脱落。

7. 嵌顿包茎的病因有哪些？

嵌顿包茎的发病基础是包皮口存在狭窄环或相对狭窄，当包皮强行上翻而又未及时复原或包皮上翻后阴茎发生长时间充血，狭小的包皮口紧箍在冠状沟上方，引起远端包皮和阴茎头血液回流障碍，发生局部水肿、淤血，严重者可引起坏死。

8. 嵌顿包茎的治疗有哪些？

嵌顿包茎应及时就诊，大部分患儿可手法复位。手法复位方法有两种：

(1)在阴茎冠状沟处涂液状石蜡后，紧握阴茎头并逐渐加压，用两个拇指压挤阴茎头，两手的示指和中指把包皮退下来，使之复位。

(2)左手握住阴茎体，右手拇指压迫阴茎头，左手把包皮从阴茎体上退下来，同时右手指把阴茎头推入包皮囊中。有时可加用粗针头多处穿刺包皮，挤出水液，也有助于复位，复位后应择期做包皮环切术。若手法复位失败，应做包皮背侧切开术。

9. 嵌顿包茎如何预防？

嵌顿包茎时间过长，可造成远端包皮或龟头坏死。导尿术后或其他经尿道操作术后，应及时复位包皮，可预防发生嵌顿包茎，对于包茎患者，应及早行包皮环切术。

五、急性肾衰竭

1. 什么是急性肾衰竭？

简称急性肾衰(AFR)，是由于不同原因引起的肾脏生理功能急剧减低甚至丧失，即肾小球滤过率急性下降，通常由肾脏排泄的代谢产物在血液中蓄积，其特征为：

(1)血肌酐和尿素氮水平升高。

(2)少尿或无尿,尿量<0.5ml/(kg·h)或<300ml/(m^2·d)。

(3)有时见“多尿”或“非少尿性”急性肾衰竭。

(4)可持续4~6周,常被认为是可逆的或可痊愈的。

非少尿性ARF约占急性肾衰竭的20%~50%,肾毒性损伤比缺血所致者更常见,通常肾损害较轻,治疗相对容易且预后较好,故治疗时可试图将少尿性ARF转化成非少尿性ARF。

2. 小儿急性肾衰竭的病因有哪些?

病因可分为肾前性、肾实质性和肾后性。

(1)肾前性病因(肾灌注不足):占AFR55%~60%,即功能性衰竭,是肾脏本身对各种原因引起的肾血流量不足的一种生理反应,如果能及时改善血液循环,增加肾血流量,肾功能和尿量可较快恢复。通常有血容量不足、心-肺循环衰竭、低动脉压及肾动脉供血受损等表现,如果肾前性病因持续时间过长,可导致肾实质性衰竭。常见于各种原因引起的脱水、失血、烧伤、休克、糖尿病酮症酸中毒及低蛋白血症等。

(2)肾性病因(肾实质性疾病):占AFR35%~40%,即真性肾衰竭,由于肾实质损害所致。通常见于肾小球疾病、血管性疾病、间质性疾病、肾小管疾病。

(3)肾后性病因(尿路梗阻):占AFR5%,发生于双肾同时梗阻或孤立肾梗阻时,梗阻部位可见于输尿管、膀胱、尿道等不同水平,梗阻产生反向压力而降低肾小球滤过率。常发生于感染、畸形及外伤。

3. 小儿急性肾衰竭肾前性病因有哪些?

肾前性肾衰竭是由于肾脏低灌注所致,其肾小管功能基本正常,肾脏可以保存各种盐类和水分,病因消除后肾功能随即可恢复。

(1)低血容量①血液丢失:胃肠道出血,外科手术,肿瘤;②胃肠道丢失:腹泻,呕吐,胃肠减压;③肾脏丢失:失盐性肾病、肾上腺皮质功能不全、尿崩症、药物性或渗透性利尿;④皮肤和黏膜丢失:烧伤,高温;⑤第三间隙失液:如胰腺炎,腹膜炎,大面积损伤伴挤压。

(2)有效循环血量减少:①心搏出量减少:心力衰竭,肺动脉高压、肺栓塞、正压机械通气;②系统性血管扩张:过敏反应,败血症、扩血管药物;③第三间隙丢失:肾病综合征、胃肠道潴留。

(3)肾脏动脉灌注损伤:肾动脉狭窄。

(4)肝肾综合征。

(5)特殊背景下引起自动调节和肾小球滤过率受损的药物:①肾动脉狭窄或严重的肾脏低灌注情况下应用血管紧张素转化酶抑制剂(ACEIs)或血管紧张素Ⅱ受体拮抗剂(ARBs):出球小动脉扩张比入球小动脉显著,导致在肾动脉血供已经受影响时肾小球血流量又急剧减少。②肾脏低灌注时应用非类固醇消炎药(NSAIDs):抑制前列腺素合成,导致为适应肾脏的低灌注,正常的前列腺素引起的扩血管作用受损。

4. 小儿急性肾衰竭肾性病因有哪些?

(1)肾小球肾炎:感染后急性肾小球肾炎、急性弥漫性狼疮性肾炎、过敏性紫癜性肾炎、特发性或抗中性粒细胞胞浆抗体相关性或抗基底膜相关性急进性/新月体性肾小球肾炎。

(2)血管病:肾动脉或静脉血栓、血管炎、溶血尿毒综合征、弥散性血管内凝血(DIC)。

(3)间质性疾病:因感染、药物、过敏导致的急性间质性肾炎。

(4)肾小管疾病:急性肾小管坏死(缺血、缺氧损伤)、肾毒性物质(重金属中毒、有机化合物)、药物(氨基糖苷类、四环素、万古霉素、两性霉素 B、环孢素 A、静脉用造影剂、顺铂、异环磷酰胺、NSAIDs)。

(5)肾小管管腔梗阻:色素性肾病、尿酸性肾病。

5. 小儿急性肾衰竭肾后性病因有哪些?

肾以下尿路梗阻引起肾盂积水,肾间质压力升高,肾实质因受挤压而损害,时间久后反射性使肾血管收缩,肾发生缺血性损害,若伴继发感染,更加重损害。

(1)解剖异常所致梗阻:后尿道瓣膜、尿道狭窄,骑跨伤等;膀胱-输尿管连接处或肾盂-输尿管连接处梗阻。

(2)因异物或外部压力所致梗阻:结石、血凝块、肿瘤物质。

(3)功能性梗阻:神经性膀胱。

6. 小儿急性肾衰竭的病史有哪些?

(1)尿量减少(提示肾衰竭的可能);泡沫尿(蛋白尿);深色尿(因肾炎、肾结石所致的肉眼血尿、横纹肌溶解致肌红蛋白尿、溶血所致的血红蛋白尿)。

(2)水肿。

(3)皮疹:过敏性紫癜、系统性红斑狼疮、结节性多动脉炎、过敏性肾病。

(4)近期咽喉部或皮肤感染(急性链球菌感染后肾炎)、急/慢性肝病或肝衰竭(肝肾综合征)。

(5)败血症、烧伤、胃肠炎、腹泻、呕吐、内脏出血或外出血等病史。

(6)面色苍白、肌肉损伤或感染、肌痛(横纹肌溶解)、腰痛(肾结石、急性尿路梗阻)。

(7)有药物、草药及重金属接触史。

7. 小儿急性肾衰竭的临床表现有哪些?

(1)少尿期:水和电解质代谢紊乱。一般持续1~2周的少尿或无尿,当尿量<250ml/d为少尿,进一步<50ml/d为无尿,完全无尿较少见。进行性的氮质血症、水、电解质和酸碱平衡失调或伴有心血管、消化系统及重要脏器的衰竭。高血钾是急性肾衰竭最严重的并发症,是起病第一周最常见的死亡原因。

(2)多尿期:是肾功能开始恢复的标志,尿量>2500ml/d。多尿期血尿素氮、肌酐等随尿量增多而逐渐下降,尿毒症症状也随之好转。多尿早期仍可有高钾血症,后期则易发生低钾血症,此期持续1~3周。

(3)恢复期:原发疾病控制后,一般肾功能逐渐改善好转,进入恢复期,患儿尿量正常,病情稳定,各项化验指标平稳。

8. 小儿急性肾衰竭相关检查有哪些?

(1)实验室检查:①贫血:血红蛋白和网织红细胞计数。②白细胞减少:狼疮肾。③血小板减少:严重的败血症、肾静脉栓塞、溶血性尿毒综合征。④血清尿素氮、肌酐:用于诊断急性肾衰竭。⑤血电解质和酸碱度:急性肾衰竭的代谢并发症,包括:高钾血症;低钠血症;代谢性酸中毒;尿酸及磷增高(肾功能减退)及血钙低(高磷血症)。⑥血清C_3水平可降低(链球菌感染后、狼疮或膜增生性肾小球肾炎)或血清中可查出对链球菌的抗体(链球菌感染后肾小球肾炎)。⑦血肌酸激酶(肌肉损伤时可升高)等。

(2)尿常规分析和培养:血尿提示肾脏或肾后性疾病;红细胞管型支持肾小球疾病;大量蛋白尿提示肾小球肾炎;颗粒管型提示急性肾小管坏死;尿中有嗜酸性粒细胞提示间质性肾炎;血红蛋白尿支持溶血;肌红蛋白尿支持横纹肌溶解。

(3)其他辅助检查:胸部放射线检查可发现心脏大及液体过多所引起的肺充血。急性肾衰竭患儿须考虑有无尿路梗阻,如摄腹部X线片、超声检查、肾核素扫描,必要时做逆行肾盂造影,如查出有梗阻须急诊行经皮肾造口术,最后可能需要做肾活体检查以判断肾衰竭的原因。

9. 小儿急性肾衰竭如何治疗?

治疗原则为去除病因,减轻肾脏负担,促进体内贮积物排泄,保持水、电解质平衡,尽量减小少尿所致的内环境紊乱的程度,争取病变肾脏功能的早日恢复,防止并发症。

(1)液体治疗:建议行中心静脉压监测。①脱水或休克的治疗:如血容量降低而无失血、无低蛋白则无须胶体扩容。静脉输入生理盐水或乳酸林格液10～20ml/kg补充液体;对因出血引发的休克可进行输血治疗;在充足补液的基础上血压或灌注仍不改善者可应用血管收缩药。②液体负荷过多的肾衰竭治疗:严格限制摄入液量,限液量须根据体液情况决定;如临床及各项化验检查,以及中心静脉压的监测情况表明容量已补足后仍旧无尿,则须考虑用利尿剂。虽然利尿剂对已出现无尿的患儿无效,不能改变肾功能也不影响肾衰竭的自然过程,但利尿药如呋塞米或甘露醇等作用于肾小管,会影响肾小管的重吸收功能,从而增加了尿液的生成,故对高钾血症及水钠滞留的处理有价值。另外,有研究表明,小剂量多巴胺单独或与速尿联合应用对肾功能有改善作用。应用利尿剂应注意监测血渗透压。

(2)高钾血症的治疗:急性肾衰竭时迅速发生高钾血症(血钾>6.5mmol/L),可引起心律失常,严重者引起死亡。给予心电监测,高血钾患者最早心电图改变是T波高尖,P波低平,P-R间期延长,QRS波增宽,严重者发生室颤及心搏骤停。①血清钾≥5.5mmol/L时,给患儿的液体须含高浓度葡萄糖,并给予降钾树脂口服或保留灌肠。降钾树脂是一种药用的钠式离子交换树脂,经口服或灌肠,可在肠道内产生离子交换作用,吸收钾后随粪便排出体外,达到降低血钾的目的。降钾树脂的优点是既不会加重中毒,还摄取尿毒症患儿肠道内的氨离子,可减少尿素的合成。将降钾树脂加入山梨醇中呈混悬液口服最好,山梨醇引起渗透性腹泻,可引起水及电解质的丢失(肾衰竭患儿常有体液滞留,体内钠、钾水平均增高),这样可共同促进水、电解质经胃肠道排出。②当血清钾上升至7mmol/L以上,应加用以下治疗:静脉缓慢注射10%葡萄糖酸钙0.5~1.0ml/kg,注射时间不小于2~4min,可稳定心肌细胞的膜电压,但不能降低血钾水平,同时严密监测心率的变化。静脉输入5%碳酸氢钠1mmol/kg超过30min,胰岛素0.1U/kg联合葡萄糖0.5~1.0g/kg静脉注射,均可以将钾离子转移至细胞内,但应注意低血糖的发生。上述紧急处理只须几小时,如高血钾持续不降,须做透析治疗。

(3)高血压的治疗:对有肾衰竭及高血压患儿,限制盐及水是很重要的。严重的高血压可能促使脑病、卒中、充血性心力衰竭的发生。高血压危象的药物治疗①拉贝洛尔:0.3~3.0mg/(kg·h),静脉滴注,本药可致心动过缓,避免用于高气道反应性疾病。②硝普钠:0.5~10μg/(kg·min),静脉滴注,调节静点滴数使血压维持在一定水平,需监测硫氰酸盐毒性。

(4)高磷血症和低钙血症:常发生于用碱剂快速矫正酸中毒时。肾衰竭时由于排磷障碍而有高磷血症及相应的低钙血症,但由于同时有酸中毒,血游离钙常不降低,故不发生抽搐,如迅速矫正酸中毒将降低游离钙浓度而发生抽搐。可用降低血清磷的方法,除发生手足搐搦的患儿外,可不经静脉补钙。一般经口服与磷酸盐结合的碳酸钙抗酸剂，增加粪便内磷酸盐的排出。对于严重的或症状性低钙血症，停止快速输入碱性液，可静脉输入 10% 葡萄糖酸钙 1ml/kg，最大剂量 10ml。

(5)低钠血症：血钠＜130mmol/L，可因水负荷过多或钠丢失造成，如腹泻，限制液体入量，然后补充钠盐不足。

(6)代谢性酸中毒：肾衰竭时由于排出氢及氨离子不足常有中度酸中毒，罕有需要治疗者。严重酸中毒(动脉 pH＜7.15，血清碳酸氢盐＜8mmol/L)可增加心肌易激惹性，故须处理，给予碳酸氢钠。当血清钙及磷达正常值后，再矫正酸中毒可口服碳酸氢钠或枸橼酸钠液。

(7)透析治疗：血液透析及腹膜透析均能有效降低血钾，前者作用更快。急性肾衰竭透析疗法的指征包括下述各因素的结合：酸中毒、电解质失调尤以高钾血症、中枢神经系统紊乱、高血压、体液潴留及充血性心力衰竭。

(8)其他：①积极治疗病因，抽搐可能与原发病有关，例如系统性红斑性狼疮、低钠血症(水中毒)、低钙血症、高血压或因尿毒症本身所致，治疗须针对原发病变。一般抗惊厥药物如水合氯醛、苯巴比妥、苯妥英钠在尿毒症患儿疗效差。安定对控制抽搐有效。②除非有溶血(例如溶血性尿毒症综合征、狼疮)或出血，一般急性肾衰竭时贫血轻微(血红蛋白 90～100g/L)是因体液扩张的后果，不需输血。如有急性出血、溶血性贫血或持续肾衰竭，血红蛋白下降至 70g/L 则须输血。体液过多的患儿，输血可导致体液扩张，而产生高血压、充血性心力衰竭及肺水肿，如有严重体液潴留，则须在透析过程中矫正贫血。

(9)热量管理：急性肾衰竭与分解代谢有关，营养不良迅速进展，尽可能早开始肠内营养，否则应考虑静脉高营养，急性肾衰竭患者应进食高效价蛋白、低磷、低钾食物。

10. 急性肾衰竭少尿期液体控制的原则是什么?

少尿期应严格计算 24h 的出入液量，按照“量出为入”的原则补充入液量，24h 的补液量应为显性失液量及不显性失液量之和减去内生水量。显性失液量即前一日的尿量、大便、出汗、引流液、透析超滤量等。不显性失液量是指从皮肤蒸发丢失的水分(300～400ml)和呼气中丢失的水分(400～500ml)。

11. 急性肾衰竭病情观察要点有哪些?

(1)严格记录患儿24h的出入液量。

(2)定期测量患儿的生命体征,意识变化。

(3)定期测量患儿的体重、腹围。观察水肿情况,包括水肿的分布、部位、特点、程度及消肿程度等。

(4)观察患儿有无呼吸道、泌尿道、皮肤、胆道、血液等部位感染的征象。

(5)配合医生做好肾功能各项指标的检查和血钾、血钙、血磷,血pH等变化的观察,并进行心电监护以及早发现高钾血症。

(6)监测重要器官的功能状况,如有无上消化道出血、心力衰竭、高血压脑病等表现。

12. 小儿急性肾衰竭的预后如何?

本病预后与引起急性肾衰竭的原发因素有关,例如肾前因素中溶血性尿毒综合征、急性肾小管坏死、急性间质性肾炎或尿酸性肾病,一般肾功能易恢复,而多数急进性肾小球肾炎、双侧肾静脉栓塞或双侧肾皮质坏死所致肾衰竭的肾功能不易恢复。

13. 小儿急性肾衰竭时为什么首选腹膜透析?

腹膜透析的优点:

(1)使用广泛,适用于各年龄段,血流动力学不稳定者也可适用。

(2)操作简单,可用于基层医疗单位或家庭。对日常生活学习影响较血液透析小。

(3)透析呈持续、柔和、缓慢状态,使失衡综合征的发生降到最低程度。

(4)无须创建静脉通路及抗凝。

14. 小儿急性肾衰竭时腹膜透析护理中的注意事项有哪些?

(1)有条件者设置单间,保持房间清洁干燥、通风,要求湿扫、无尘土;用紫外线消毒房间,2/d,光线充足;医务人员经培训上岗,熟练掌握操作流程及注意事项。

(2)腹膜透析操作时，应洗手、戴口罩，严格按无菌操作规程进行操作，换液过程必须保证绝对无菌。

(3)腹壁切口隔天更换敷料，有渗出时及时更换。

(4)透析时，患儿可采取卧位、半卧位或适当抬高床头，排液时适当转换体位，有利于引流。

(5)透析过程中，严密观察生命体征的变化，仔细观察流出液的颜色、性状及量，注意有无浑浊及絮状物，及时发现感染征象，如有异常应及时留取标本做细菌培养。

(6)准确记录透入和透出的时间、透入量和透出量、两者之间的差量及透析中所加入的药物种类和剂量。

(7)每日清晨空腹(引流出透析液后)称量体重并同时记录生命体征并观察患儿的精神状态。

(8)每日做好患儿的口腔护理及会阴护理，预防感染的发生。

(9)每次透析结束时，要夹闭管道，管端处套上无菌碘伏帽，外露管路用无菌纱布包扎，妥善固定。

(10)提高患儿机体抵抗力，给予高热量、易消化饮食。

腹膜透析不适宜用于快速清除电解质、毒素或先天代谢缺陷中的代谢产物(血氨)等临床状态；对于有肺水肿、充血性心力衰竭的患儿，可能是液体清除不够迅速，不足以防止病情的恶化。

15. 急性肾衰竭时的透析指征?

(1)少尿或无尿型急性肾衰竭需要尽快排出潴留的水分。

(2)利尿剂无效的充血性心力衰竭、肺水肿和严重高血压的液体超负荷状态。

(3)高钾血症(血钾>6.5mmol/L)，代谢性酸中毒等对药物治疗效果不佳。

(4)严重的氮质血症(BUN>50mmol/L)。

16. 急性血液透析过程中的并发症有哪些?

(1)低血压：最常见的并发症。通常是由于过度或过快的清除水分所致。应立即停止超滤并给患儿输入等张生理盐水直至其血压恢复至正常水平；透析期间避免进食，限制透析间期内体重的增加。

(2)透析失衡综合征：血尿素水平下降过快可引起脑水肿，表现为头痛、恶心、呕吐、定向力障碍、惊厥甚至昏迷；可缓慢去除尿素并预防性地给予甘露醇静脉输入。

17. 肾衰竭患儿称体重时的注意事项有哪些？

准确称量体重可以为观察肾衰竭患儿水肿情况提供有利的依据，在称量患儿体重时应注意以下几点：

(1)地面要平整、干硬，体重计指针在零点。

(2)清晨、空腹状态，尽量排空大小便。

(3)患儿独立站好，为减少衣物对体重带来的外部影响，测量体重时尽量保证每次衣物相同或衣物重量相近。

(4)小婴儿或站立困难的患儿，可由家长抱着称量体重，再减去家长体重即可。

参考文献

[1] 丁洁，贾玉静.儿童肾脏病知识百问.北京：北京大学医学出版社，2014：99-100

[2] 潘月丽，刁娟娟.小儿肾脏病新治.北京：中医古籍出版社，2013：31，125-126，151

[3] Man Chun Chiu Hui Kim yap.实用儿科肾脏病学—最新实践进展.北京：北京大学医学出版社，2007：110-114，227-229

[4] 焦卫红，王丽芹.儿科护理教学查房.北京：人民军医出版社，2014：218-219

[5] 仲剑平.医疗护理技术操作常规.4版.北京：人民军医出版社，2008：1216-1217

第9章

血液和造血系统疾病

一、营养性缺铁性贫血

1. 什么是贫血?

贫血是指外周血液中单位容积内红细胞数,血红蛋白浓度和(或)血细胞比容低于相同年龄、性别和地区正常值低限的一种常见的临床症状。

2. 如何判断小儿贫血?

贫血是指外周血中单位容积内的红细胞数、血红蛋白量或血细胞比容低于正常。我国小儿血液会议(1989年)暂定:血红蛋白在新生儿期<145g/L,1~4个月时<90g/L,4~6个月时<100g/L,6个月至6岁<110g/L,6~14岁<110g/L者为贫血。海拔每升高1 000m,血红蛋白上升4%。

3. 儿童贫血的诊断标准是什么?

婴幼儿和儿童的红细胞数和血红蛋白量随年龄不同而有差异,世界卫生组织资料,血红蛋白的低限值在6个月至6岁者为110g/L,6~14岁为120g/L,低于此值者为贫血。6个月以下的婴儿由于生理性贫血等因素,血红蛋白值变化较大,目前尚无统一标准。中华儿科学会血液组暂定:血红蛋白在新生儿10d内<145g/L,10d至3个月<100g/L,3个月至6岁<110g/L者为贫血。

4. 小儿贫血按形态可分哪几类?

①正常细胞性贫血:常见于再生障碍性贫血;②大细胞性贫血:常见于营养性巨幼细胞贫血;③单纯小细胞性贫血:常见于慢性肾脏疾病;④小细胞低色素性贫血:常见于缺铁性贫血。

5. 贫血分级的标准是什么?

依据血红蛋白减低程度,可将贫血分为四级:轻度贫血:血红蛋白 90～120g/L;中度贫血:血红蛋白 60～90g/L;重度贫血:血红蛋白 30～60g/L;极重度贫血:血红蛋白 30g/L 以下。新生儿血红蛋白为 120～144g/L 者为轻度,90～120g/L 者为中度,60～90g/L 者为重度,低于 60g/L 者为极重度(表 9-1)。

表 9-1 贫血分级的标准

项目	轻度贫血	中度贫血	重度贫血	极重度贫血
血红蛋白量/(g/L)	90～120	60～90	30～60	<30
红细胞数/($\times 10^{12}$/L)	3～4	2～3	1～2	<1

6. 什么叫缺铁性贫血?

缺铁性贫血是体内储存铁缺乏,导致血红蛋白合成减少而引起的一种小细胞低色素性贫血,是贫血中最常见的类型,婴幼儿发病率最高。

7. 缺铁性贫血的病因有哪些?

(1)先天储铁不足。胎儿期从母体中获得的铁以妊娠最后 3 个月为最多。所以,早产、双胎或多胎、胎儿失血,母亲患严重缺铁性贫血等因素均可以使胎儿储铁减少。

(2)铁的摄入量不足。这是导致缺铁的主要原因,如不及时添加含铁较多的辅食,则易发生缺铁性贫血。

(3)生长发育因素。随体重增长血容量相应增加,生长速度愈快,铁的需要量相对愈大,愈易发生缺铁。婴儿至 1 岁时体重增至初生的 3 倍,早产儿可增至 5～6 倍。

(4)铁的消耗丢失过多。

(5)铁的吸收障碍。不合理饮食可以影响铁的吸收,慢性腹泻不仅可以造成铁的吸收不良,而且可以造成铁的排泄增加。

8. 缺铁性贫血有何临床表现?

(1)任何年龄均可发病,以6个月至2岁的婴幼儿多见,临床表现因病情轻重有所差异。

(2)一般贫血表现:皮肤黏膜苍白,以唇、口腔黏膜和甲床较为明显。倦怠乏力,不爱活动或烦躁,体重不增或增长缓慢。年长儿常诉头晕,眼前发黑及耳鸣等。

(3)骨髓外造血的表现:出现肝、脾轻度增大;年龄越小贫血越重,病程越长,肝、脾大越明显。

(4)其他表现:①神经系统常有精神萎靡、烦躁不安或容易激惹。年长儿出现注意力不集中、记忆力减退、理解力降低、学习成绩下降。智能多较同龄儿低。影响儿童交往能力、模仿能力、学习语言能力、思维活动和正常心理发育。②消化系统常有食欲缺乏,少数有异食癖(如喜吃泥土、煤渣、墙皮等)。还可出现口腔炎、舌炎和舌乳头萎缩,重者出现萎缩性胃炎或吸收不良综合征。③心血管系统贫血明显时心率加快,重者可发生心脏扩大、心力衰竭。④因细胞免疫功能低下,常合并各种感染;皮肤干燥,毛发枯黄,上皮组织异常而出现指甲薄脆、不光滑甚至反甲。

9. 缺铁性贫血如何治疗?

(1)去除病因纠正不良饮食习惯,及时添加辅食,合理喂养。积极治疗原发病,如手术治疗消化道畸形、控制慢性出血等。

(2)铁剂治疗多采用口服二价铁盐制剂。口服铁剂出现严重胃肠反应或吸收不良者,可给予右旋糖酐铁深部肌内注射,其疗效与口服同。

(3)红细胞一般不必输注,当出现严重贫血、合并感染,急需外科手术时可少量多次输注浓缩红细胞,以尽快纠正贫血症状。

10. 缺铁性贫血饮食护理注意事项有哪些?

首先纠正患儿不良的饮食习惯,保持均衡饮食,不偏食。指导患儿多食含铁量高的食物,如动物内脏、瘦肉、鸡肉、豆类、紫菜、海带及木耳等，动物含铁食物比植物含铁食物更容易被人体吸收。同时应给予蛋白质及维生素C等物质促进铁的吸收。

11. 缺铁性贫血患儿口服补铁药的注意事项有哪些？

(1)为预防或减轻口服铁剂引起的胃肠道反应，可建议患儿饭后或餐中服用，反应过于强烈者宜减少剂量或从小剂量开始。近来有补铁的新概念：间隙补铁即每3天或每周补一次铁治疗有效。

(2)避免铁剂与牛奶同服，还应避免同时服用抗酸药以及H_2受体拮抗药，但可服用维生素C、乳酸或稀盐酸等酸性药物或食物。

(3)口服液体铁剂时须使用吸管，避免牙染黑。

(4)向家长解释服铁剂期间，粪便会变成黑色。

(5)按剂量、按疗程服药，避免药物过量。

二、营养性巨幼细胞贫血

1. 什么叫巨幼细胞性贫血？

巨幼细胞性贫血是由于叶酸、维生素B_{12}缺乏或其他原因引起的脱氧核糖核酸(DNA)合成障碍，细胞分裂受阻所致的一组大细胞性贫血。特点为红细胞平均体积和红细胞平均血红蛋白量均高于正常。

2. 巨幼细胞性贫血病因有哪些？

(1)叶酸缺乏：①摄入量不足：胎儿可以通过胎盘获得维生素B_{12}储存于肝内供出生后利用，如孕妇缺乏维生素B_{12}，可导致婴儿维生素B_{12}储存不足。纯母乳喂养未及时添加辅食的婴儿，尤其是乳母长期素食或患有维生素吸收障碍者，可导致维生素B_{12}摄入不足。②需要量增多：婴幼儿生长迅速，需要量增加。③吸收和运输障碍：食物中的维生素B_{12}的吸收是限于胃底部壁细胞分泌的糖蛋白结合成维生素B_{12}-糖蛋白复合物后由末端回肠黏膜吸收，进入血液循环后先与转钴蛋白结合，载运到肝脏储存，此过程任何一个环节出现异常均可导致维生素B_{12}缺乏。

(2)维生素B_{12}缺乏：①摄入量不足：羊乳中叶酸含量很低，牛乳中的叶酸经过加热后也遭到破坏，所以单纯用这类乳品喂养而未及时添加辅食的婴幼儿可导致叶酸缺乏；②吸收障碍：慢性腹泻、小肠病变等可以导致叶酸的肠吸收障碍；③需要增加：早产儿、慢性溶血等对叶酸的需要量增加；④代谢障碍：遗传性叶酸代谢障碍、某些参与叶酸代谢的酶缺陷也可以致叶酸缺乏；⑤药物作用：长期应用广谱抗生素可使正常结肠内部分含叶酸的细菌被清除而减少叶酸的供应。抗叶酸代谢的药物抑制叶酸代谢而致病。长期服用抗癫痫的药物也可导致叶酸缺乏。

3. 巨幼细胞性贫血的临床表现有哪些？

(1)以 6 个月至 2 岁多见，起病缓慢。

(2)一般表现：多呈虚胖或颜面部轻度水肿，毛发纤细稀疏、黄色，严重者皮肤有出血点或瘀斑。疲乏无力，常有肝脾大。

(3)贫血表现：皮肤常呈蜡黄色，睑结膜、口唇、指甲等处苍白。

(4)消化系统表现：常较早出现，如厌食、恶心、呕吐、腹泻和舌炎等。

(5)精神神经症状：可出现烦躁不安，易怒等症状。维生素 B_{12} 缺乏者表现为表情呆滞、对周围反应迟钝，智力、行为发育迟缓。叶酸缺乏不发生神经系统症状，但可导致精神异常。

4. 巨幼细胞性贫血饮食护理注意事项有哪些？

(1)改变不良的饮食习惯：不偏食，不挑食，婴儿及时添加辅食，从食物中摄取叶酸和维生素 B_{12}。

(2)注意补充叶酸和维生素 B_{12}：多吃新鲜蔬菜，以增加叶酸的摄入量。同时多吃含蛋白丰富的食物，保证营养平衡。含叶酸丰富的蔬菜，如菠菜、油菜、小白菜、西红柿、花生仁、酵母发面食品、豆类及其制品及动物的肝肾等。多吃含维生素 B_{12} 的食物，如动物的肝、肾和肉类、蛋黄、牛乳、面粉等。

(3)改善烹调技术：叶酸极易被高温破坏，故烹调时不宜高温和时间过长。若在食物中加入维生素 C，可促进叶酸吸收；加入钙片，可促进维生素 B_{12} 吸收。

三、再生障碍性贫血

1. 什么是再生障碍性贫血?

再生障碍性贫血简称再障,是由各种物理、化学、生物因素或不明原因引起的骨髓造血干细胞和骨髓造血微环境受损导致的骨髓造血功能减低或衰竭的疾病。

2. 再生障碍性贫血的临床特征有哪些?

贫血、出血、感染、全血细胞减少。

3. 再生障碍性贫血的临床分型有哪些?

在我国,再生障碍性贫血分为两种类型:①急性再生障碍性贫血:起病急、进展快,病情重,预后差。贫血呈进行性加重,高热难以控制。初期皮肤出现瘀点、瘀斑,进展为内脏出血,严重者可发生颅内出血,甚至危及生命。②慢性再生障碍性贫血:起病缓慢,以贫血为首发和主要表现,感染和出血均较轻。

4. 再生障碍性贫血的治疗原则有哪些?

再生障碍性贫血的治疗原则为祛除病因、早期诊治、分型治疗、对症支持及坚持治疗。

5. 环孢素 A(CSA)的主要不良反应是什么?

CSA 的主要毒副作用为高血压、肾脏损害、多毛和牙龈增生。用药期间最好每日监测血压,定期检查肾功能。血肌酐水平升高是减量指征。有条件者应监测 CSA 的血药浓度。

6. 雄激素的主要不良反应有哪些?

雄激素作为治疗慢性再障的首选药物,主要毒副作用为肝脏损害。但其作用是可逆的,停药可恢复。用药期间最好定期复查肝功,并加用保肝药物治疗。

7. 再生障碍性贫血的出院指导有哪些?

(1)避免接触有毒有害的物质及射线,避免应用能引起骨髓抑制的药物。

(2)适当锻炼,增强体质,保持个人清洁卫生,预防各种感染。

(3)加强病人及家属的疾病知识教育,不擅自停药,坚持治疗,定期复诊。

四、溶血性贫血

1. 小儿血象有哪些特点？

红细胞和血红蛋白指数：出生时红细胞数约(4.0～6.6)$\times 10^{12}$/L，血红蛋白量 170～200g/L。出生后 2～3 个月时红细胞数和血红蛋白量降至最低点(红细胞数 3.0$\times 10^{12}$/L，血红蛋白量 110g/L)，而出现轻度贫血，称为“生理性贫血”，一般不需治疗，3 个月以后贫血逐渐恢复。约于 12 岁时达成人水平。白细胞指数：出生时白细胞总数为(15～20)$\times 10^{9}$/L，出生后 12～24h 达最高点，然后逐渐下降，一周时平均为12$\times 10^{9}$/L。婴儿期白细胞数维持在 10$\times 10^{9}$/L 左右，6 岁以后接近成人水平。血小板指数：与成人相似，为(150～250)$\times 10^{9}$/L。

2. 什么是溶血性贫血？

溶血性贫血是由于各种原因使红细胞寿命缩短，破坏加速，超过造血代偿能力时所发生的一类贫血。按发病的缓急可分为急性溶血性贫血和慢性溶血性贫血，按红细胞破坏的场所可分为血管外溶血和血管内溶血，按病因和发病机制可分为红细胞内异常引起的溶血性贫血和红细胞外异常引起的溶血性贫血。

3. 溶血性贫血的临床表现如何？

溶血性贫血的临床表现与溶血的缓急、程度和场所有关。①急性溶血：起病急骤，常见于输 ABO 血型不合血后，临床表现为突起寒战、高热、面色苍白、黄疸、酱油尿、心悸、气促等。严重者会并发急性肾衰竭、心功能不全、休克等并发症。②慢性溶血：起病缓慢，症状较轻，临床仅见乏力、气促、头晕等。

4. 什么是自身免疫性溶血性贫血？

自身免疫性溶血性贫血是因为自身免疫功能紊乱产生自身抗体，红细胞过早破坏的一种溶血性贫血。小儿期以 5 岁内发病率较高，1 岁内出现发病高峰常以感染为诱因，有一定的自限性。

5. 自身免疫性溶血性贫血的临床表现有哪些？

(1)温抗体型：自身抗体多为 IgG。大多急性起病，可表现为发热、乏力、贫血、黄疸和肝脾大。

(2)冷凝集素综合征:自身抗体多为 IgM 抗体。表现在受冷后四肢远端等暴露部位出现发绀,皮肤发冷、麻木、疼痛。温暖后症状消失。溶血一般较轻,脾稍肿大。

(3)阵发性寒冷性血红蛋白尿症:自身抗体多为 IgG 冷抗体。表现在由寒冷环境活动后回到温暖室内数分至数小时后,突发高热、寒战并排出暗红或酱油色尿,伴黄疸出现。

(4)伴有血小板减少者(Evans 综合征)可有出血倾向。

6. 自身免疫性溶血性贫血该如何治疗?

(1)控制感染,祛除病因,治疗原发病。

(2)肾上腺皮质激素:为治疗本病首选药物。病情急,可短期静滴氢化可的松每日 8mg/kg,或口服强的松每日 2mg/kg。如 1 周内血红蛋白无回升,可适当增加剂量,最大量 5～7mg/(kg·d)。待血红蛋白达正常水平,通常维持 3～6 个月停药。

(3)输血应尽力避免:重度贫血者,输血前应严格交叉配型,以少量输注浓缩红细胞为宜,速度应缓慢,保持每小时 1ml/kg。Hb 相对稳定时,可暂不输血。

(4)高效价免疫球蛋白:遵医嘱使用,对部分难治性病例有效。

(5)换血或血浆置换:可用于危重病例的抢救。

(6)脾切除:可用于对激素无效的患者。

7. 血液病患者的日常护理需要注意什么?

(1)饭后漱口,注意口腔卫生。

(2)碗、筷、水杯要消毒,单独使用。

(3)双手保持卫生清洁。

(4)清洁会阴,大小便后用温水冲洗干净。

(5)禁止进食生冷饮食及剩饭菜。

(6)养成戴口罩的习惯。

(7)在治疗期间少接触别人,避免去公共场合,对探视的亲朋保持一定距离,禁止感冒或有传染疾病的亲朋好友探视。

8. 小儿血液系统疾病一般护理常规有哪些？

(1)做好精神护理，帮助病人解除思想顾虑，增强战胜疾病的信心，调动病人的积极因素以配合治疗。

(2)重度贫血、有出血倾向者应绝对卧床休息。呼吸困难者给氧气吸入。

(3)给予高蛋白、高维生素、高热量、易消化饮食。

(4)保持病室内空气新鲜，定时通风及空气消毒。严格执行探视陪护制度，防止交叉感染。

(5)出血性疾病病人高热时不宜用酒精擦浴。禁用解热镇痛药。

(6)保持口腔清洁，给予 1∶5 000 氯己定液漱口。高热、出血及病重者给予口腔护理，预防口腔感染。

(7)严密观察病情变化，注意体温、脉搏、呼吸、血压变化，观察有无出血、感染等。

(8)对化疗病人应注意观察药物反应，对长期卧床的病人应做好皮肤护理。

(9)有出血倾向的病人应防止外伤，大出血病人应随时备好抢救药品及物品，协助医师进行抢救。

第10章

出血性疾病

一、特发性血小板减少性紫癜

1. 什么叫特发性血小板减少性紫癜?

特发性血小板减少性紫癜(idiopathic thrombocytopenic purpura,IPT),指无明显外源性病因引起的血小板减少,但大多数是由于免疫反应引起的血小板破坏增加,故又名自身免疫性血小板减少,是一类较为常见的出血性疾病。

2. 特发性血小板减少性紫癜的病因有哪些?

目前认为ITP是一种器官特异性自身免疫性出血性疾病,是由于人体产生抗血小板自身抗体导致单核巨噬系统破坏血小板过多造成血小板减少,其发病原因尚不完全清楚,发病机制也未完全阐明。儿童ITP的发病可能与病毒感染密切相关,其中包括疱疹病毒、EB病毒、巨细胞病毒、细小病毒B_{19}、麻疹病毒、流行性腮腺炎病毒、风疹病毒及肝炎病毒等。通常在感染后2～21d发病。

3. 特发性血小板减少性紫癜的临床表现有哪些?

一般起病隐袭,表现为散在的皮肤出血点及其他较轻的出血症状,如鼻出血、牙龈出血等。紫癜及瘀斑可出现在任何部位的皮肤或黏膜,但常见于下肢及上肢远端。

儿童急性ITP在发病前1～3周可有呼吸道感染史,少数发生在预防接种后。起病急,少数表现为暴发性起病,可有轻度发热、畏寒，突然发生广泛而严重的皮肤黏膜紫癜，甚至大片瘀斑。皮肤瘀点多为全身性，以下肢为多，分布均匀。黏膜出血多见于鼻腔、牙龈，口腔可有血疱。胃肠道及泌尿道出血并不少见，不到1%的患儿发生颅内出血而危及生命。如患者头痛、呕吐，则要警惕颅内出血的可能。大多数患者可自行缓解，少数迁延不愈转为慢性。

4. 特发性血小板减少性紫癜患者病情观察要点有哪些?

对急性或慢性型发作期的患者随时注意观察皮肤、黏膜、消化道、泌尿生殖道及颅脑等部位的出血倾向，一旦发生大出血的征象应立即通知医师并给予及时的对症处理，做好抢救物资的准备，应有专人护理，定时测量记录血压、脉搏、呼吸、瞳孔及神志等生命体征，随时做好救治处置的配合。

5. 特发性血小板减少性紫癜目前主要治疗方法有哪些?

(1)糖皮质激素:常用泼尼松口服，出血严重的可用冲击疗法，地塞米松或甲泼尼龙静脉滴注。

(2)重度患者可使用大剂量丙种球蛋白。

(3)国外可使用抗Rh(D)免疫球蛋白。

(4)ITP的二线治疗:①可供选择的二线治疗药物包括硫唑嘌呤、环孢素Aa、达那唑、长春生物碱、骁悉等。②脾切除术:脾切除术的有效率约为70%，适用于病程超过一年，血小板持续$<50\times10^9/L$，有较严重的出血症状，内科治疗效果不好者，手术宜在6岁后进行。10岁以内发病的患者，其5年自愈缓解机会较大，尽可能不做脾切除。③部分性脾栓塞术:介入放射学选择性插导管至脾门部脾动脉，经导管向脾动脉内注射聚乙烯微粒，阻断脾脏外周皮质的供血动脉，保留脾脏中心部的髓质供血动脉，使脾脏皮质缺血、坏死、液化并逐渐吸收，达到部分切除脾脏的目的，且保留了脾脏的免疫功能。

6. 特发性血小板减少性紫癜应注意哪些心理问题?

由于该病病因不够明确，病程长，易反复，药物副作用大患者容易出现焦虑情绪。护士应与患者建立相互信任的关系，了解患者想法，讲解药物知识及不良反应，鼓励患者学会自我护理，自我放松。

7. 患者的出院指导有哪些?

(1)避免受凉或感冒。

(2)慢性患者可适当活动,血小板低于 $50\times10^9/L$,不要做剧烈活动,避免外伤。

(3)避免使用可能使血小板减少的药物。

二、血 友 病

1. 什么叫血友病?

血友病是一组遗传性出血性疾病,它是由于血液中某些凝血因子的缺乏而导致的严重凝血功能障碍。

2. 血友病常见类型有哪些?

根据缺乏的凝血因子不同可分甲、乙、丙三类。其中包括血友病甲(因子Ⅷ、AHG 缺乏),血友病乙(因子Ⅸ缺乏、PTC 缺乏)及血友病丙(因子Ⅺ PTA 缺乏)。血友病甲多见,约为血友病乙的 7 倍。前两者为性连锁隐性遗传(目前已知的性连锁遗传的致病基因大都在 X 染色体上,与性别相关联的遗传方式称为性连锁遗传),后者为常染色体不完全隐性遗传。

3. 血友病的临床表现是什么?

出血症状是本病的主要表现,终身于轻微损伤或小手术后有长时间的出血倾向。血友病甲和乙大多在 2 岁左右发病,亦可在新生儿期发病。

(1)皮肤黏膜出血:皮下组织、口腔、牙龈黏膜为出血好发部位。

(2)关节积血:是血友病最常见的临床表现之一,多见于膝关节,其次为踝、髋、肘、肩关节等处。

(3)肌肉出血和血肿:重型血友病甲常发生肌肉出血和血肿,多发生于创伤或活动过久后,多见于用力的肌群。可导致活动受限。

(4)创伤或手术后出血:不同程度的创伤、小手术,如拔牙、肌内注射等均可引起严重出血。

(5)其他部位的出血:如鼻出血、咯血、呕血、血便或血尿等,也可发生颅内出血,是最常见的致死原因之一。

4. 血友病目前主要治疗方法有哪些?

替代疗法是治疗血友病的有效方法,目的是将患者血浆因子水平提高到止血水平。

(1)输血浆为轻型血友病甲、乙的首选治疗方法。

(2)冷沉淀物冰冻(−20℃)可使体内因子Ⅷ的血浆浓度提高到正常的50%以上。

(3)因子Ⅷ、Ⅸ浓缩剂为冻干制品,因子Ⅷ及Ⅸ在循环中的半衰期短,必须每12小时补充1次,以维持较高因子水平,控制出血。

(4)凝血酶原复合物(PPSB)每瓶200IU,相当于200ml血浆中含有因子Ⅸ,适用于血友病B。

(5)重组FⅧ的替代治疗:DDaVP(1-去氨基-8-右旋-精氨酸加压素):一种人工合成的抗利尿激素衍生物,有抗利尿及增加血浆因子Ⅷ水平的作用,适用于轻型血友病和血友病传递者。

5. 血友病患者应注意哪些心理问题?

血友病为遗传性疾病,终身有出血倾向,患者易产生恐惧及焦虑,同时会产生自卑感。应做好心理安抚工作。关心、安慰患者,鼓励患者表达自己的感受,鼓励患者参加非创伤性活动,提高生活质量。

6. 血友病患者活动时应注意什么?

轻型患者可适当活动,但避免过度劳累,应生活规律,睡眠充足。重型患者发生严重出血者应卧床休息,提供周到的生活护理。修养环境要求整洁、安静、舒适、温度、湿度适宜。平时应避免剧烈或易致损伤的活动、运动及工作,以减少出血发生的危险。

7. 血友病患者外出时应注意什么?

携带血友病卡片,内容为姓名、诊断、凝血因子水平、血型、经治医师、医院名称及出血时的紧急处理等简要文字,一旦患者出现意外,方便其他人进行救助。

8. 血友病患者出现出血症状时应如何处理?

(1)外伤、拔牙、拔甲或扁桃体摘除后出血不止,局部加压冷敷,并应用肾上腺素、凝血酶、纤维蛋白海绵止血。

(2)关节出血积血及时进行所缺乏的凝血因子的替代治疗,患者停止活动、卧床休息并抬高患者肢制动。对局部适当的包扎或使用弹性绷带,给予局部冷敷。患肢应保持功能位,待肿胀消失后逐渐恢复关节正常活动。

(3)肌肉出血血肿及时进行凝血因子替代治疗,同时给予局部冷敷。禁忌进行血肿穿刺,以防加重出血和感染。

(4)深部组织及内脏出血密切观察脉搏、呼吸、血压及神志变化,咽、颈部出血可导致呼吸或吞咽困难,中枢神经系统出血可出现头痛、呕吐、颅内压增高的表现及精神障碍征象,泌尿道出血可发生肉眼血尿,消化道出血可有呕血或便血等,随时警惕大出血,及时与医师联系,做好抢救准备。

9. 血友病患者的出院指导有哪些?

(1)嘱患者动作轻柔,剪短指甲、衣着宽松,谨防外伤及关节损伤。

(2)避免各种外伤,有出血倾向时应限制活动,卧床休息,出血停止后逐步增加活动量。

(3)保持心情舒畅,积极配合治疗和护理。

(4)避免应用扩张血管及抑制血小板凝聚的药物。

(5)为患者及家属做好血友病遗传咨询工作。

三、急性白血病

1. 什么是急性白血病?

白血病是一类造血干细胞的恶性克隆性疾病。克隆的白血病细胞增殖失控、分化障碍、凋亡受阻,停滞在细胞发育的不同阶段。在骨髓和其他造血组织中白血病细胞大量增生积累,并浸润其他器官和组织,而正常造血功能受抑制,按病程和白血病细胞的成熟度可分为急性白血病和慢性白血病。急性白血病起病急,进展快,病程短,仅为数月,细胞分化停滞在较早阶段,骨髓和外周血中以原始和早期幼稚细胞为主。白血病在小儿恶性肿瘤中最为常见,急性白血病占小儿白血病的90%以上。

2. 急性白血病的临床表现有哪些?

(1)起病大多较急,早期多表现为精神不振、乏力、食欲低下、面色苍白、鼻或牙龈出血等,少数以发热和类似风湿热的骨关节疼痛为首发症状。

(2)发热多数患儿起病时即有发热,热型不定,一般不伴寒战,抗生素治疗无效。合并感染时常持续高热,多为呼吸道感染、牙龈炎、皮肤疖肿、肾盂肾炎和败血症等。

(3)贫血出现较早,进行性加重。表现为苍白、虚弱无力、活动后气促等。主要是由于骨髓造血干细胞受抑制所致。

(4)出血以皮肤、黏膜出血多见,表现为紫癜、瘀斑、鼻和牙龈出血,也可见消化道出血和血尿。偶见颅内出血,也是引起死亡的主要原因之一。出血的原因是多方面的。主要是由于白血病细胞浸润骨髓,巨核细胞受抑制使血小板的生成减少。

(5)白血病细胞浸润表现肝、脾、淋巴结肿大,可有压痛;纵隔淋巴结肿大时可有压迫症状,如呛咳、呼吸困难、静脉回流受阻。骨、关节疼痛多见于急性淋巴细胞白血病,部分患儿为首发症状,骨痛主要与骨髓腔内白血病细胞大量增生、压迫和破坏邻近骨质及浸润骨膜有关。白血病细胞侵犯脑实质和(或)脑膜时即导致中枢神经系统白血病(CNSL),出现头痛、呕吐、嗜睡、视盘水肿、惊厥,甚至昏迷、脑膜刺激征等颅内压增高的表现,浸润骨髓可致截瘫,脑脊液中可发现白血病细胞,皮肤浸润常见于新生儿白血病,表现为白血病疹(淡红色小丘疹伴瘙痒)、斑丘疹、结节或肿块或剥脱性皮炎。

(6)伴随症状高尿酸血症及尿酸性肾病,最初表现为呕吐、嗜睡,进而出现少尿、昏睡、抽搐等肾功能不全症状或输尿管结石引起腹痛、血尿、尿浊,含黄色沉渣。

3. 为什么会引起白血病?

引起白血病的病因和发病机制尚不明确,可能与下列因素有关:

(1)病毒属于RNA病毒的反转录病毒可引起人类T淋巴细胞白血病。

(2)理化因素电离辐射、放射、核辐射可以导致白血病,苯及其衍生物、氯霉素、保泰松、乙双吗啉和细胞毒药物等均可诱发白血病。

(3)遗传因素有些现象提示白血病的发生与遗传因素有关，如家族中有多发性恶性肿瘤的情况，同卵双生小儿其中一个患白血病，另一个患白血病的概率为20%。

4. 白血病的相关检查有哪些，有何特点？

(1)血常规：外周血中红细胞和血红蛋白均减少。50%患儿白细胞数增高以原始和幼稚细胞为主，成熟中性粒细胞减少，血小板减少。

(2)骨髓象：骨髓检查是确诊白血病及判定疗效的根据。原始和幼稚细胞增生≥30%，幼红细胞和巨核细胞减少，少数患儿骨髓增生低下。

(3)组织化学染色：主要用于研究骨髓细胞的生物化学性质，有助于对不同类型白血病的鉴别。

(4)其他：不同类型的白血病可表现不同程度的出血和凝血功能障碍，导致出血时间延长，凝血酶原时间延长和出血。肝功能有轻度改变，X线检查可出现骨质缺损及骨膜增生等改变。

5. 急性白血病的治疗原则有哪些？

通常采取以化疗为主的综合治疗，可配合支持疗法、免疫疗法或做骨髓移植。临床上遵循的治疗原则为早诊、早治，严格分型，按型选方案，尽可能采用强烈诱导方案，争取尽快达到完全缓解。采取多种药物(3～5种)联合、足量、间歇、交替给药，坚持长期治疗方针；重视支持疗法；早期预防髓外白血病复发。

6. 急性白血病的并发症有哪些？

(1)感染：由于白血病造成正常白细胞减少，尤其是中性粒细胞减少，同时化疗等因素亦导致粒细胞的缺乏，使患者易发生严重的感染或败血症。

(2)胃肠功能衰竭：由于治疗白血病的化疗药物、放疗手段影响胃肠功能，而导致胃肠功能衰竭。

(3)高尿酸血症：大量白血病细胞的核酸分解可使尿酸排出量增加数十倍。应用皮质激素等又能增加高尿酸血症，高浓度的尿酸很快过饱和而沉淀，引起肾小管广泛损伤和尿酸结合，可导致少尿、无尿。

(4)出血：白血病患者由于白血病细胞恶性增生，血小板明显减低，易引起消化道、呼吸道、泌尿系出血，尤其是颅内出血。

(5)肺部疾病：由于白血病患者正常成熟中性粒细胞减少，免疫功能减低，常导致肺部感染。

(6)电解质失衡：疾病治疗过程中常因白血病细胞破坏过多或因化疗药物性肾损害等原因而排钾过多；又因化疗引起食欲差，消化系统功能紊乱，钠摄入不足而致低钠血症；或因白血病细胞破坏是磷释放增多，导致低钙等。

(7)弥散性血管内凝血(DIC)：是一种严重的出血综合征。

7. 白血病患儿一般有哪些护理问题？

(1)体温过高：与大量白血病细胞浸润、坏死和(或)感染有关。

(2)活动无耐力：与大量、长期治疗，白血病引起代谢增高及贫血致组织缺氧有关。

(3)营养失调：低于机体需要量。与疾病过程中消耗增加，抗肿瘤治疗致恶心、呕吐、食欲下降，摄入不足有关。

(4)疼痛：与白血病细胞浸润有关。

(5)有损伤的危险：易出血与血小板减少、白血病细胞浸润等有关。

(6)有感染的危险：与正常粒细胞减少、化疗有关。

(7)潜在并发症：化疗药物不良反应。

(8)恐惧：与病情重，侵入性治疗，护理技术操作多，预后不良等有关。

(9)预感性悲哀：与白血病久治不愈有关。

8. 白血病患儿护理措施有哪些？

(1)维持正常体温：检测体温，观察热型及热度；遵医嘱给予降温药，但是忌用安乃近和乙醇擦浴以免降低白细胞和增加出血倾向；观察降温效果，防止感染。

(2)休息：患儿需要卧床休息，但一般不需要绝对卧床休息。长期卧床者，应常更换体位，预防压疮。

(3)加强营养：给予高蛋白、高维生素饮食。注意饮食卫生，鼓励进食，不能进食者，可以静脉补充。食物应清洁、卫生，食具应消毒。

(4)防止感染：①保护性隔离：粒细胞数极低和免疫功能明显下降者应住单间，有条件者住空气层流室或无菌单人层流床。限制探视者人数和探视次数。②注意个人卫生：保持口腔清洁，进食前后以温开水或漱口液漱口。③宜用软毛牙刷以免损伤口腔黏膜及牙龈导致出血和继发感染。④有黏膜真菌感染者，可以氟康唑涂擦患处。保持大便通畅，便后用温开水或盐水清洁肛周以防肛周脓肿。⑤肛周溃烂者，每日用高锰酸钾坐浴。勤换衣裤，减少皮肤感染。

(5)提供感情支持和心理疏导：消除心理障碍热情关心，帮助患儿，让他们和家长树立战胜疾病的信心。进行各种诊疗、护理操作前告知家长和患儿其意义、操作过程、如何配合及可能出现的不适，以减轻和消除其恐惧心理。为新老患儿及家长提供互相交流的机会，如定期召开家长座谈会或病友联谊会，让患儿、家长相互交流成功经验和教训，采取积极的应对措施，提高应对和自护能力，增强治愈的信心。

9. 白血病患儿防止出血的要点有哪些？

(1)注意有无出血的表现。监测病情，观察患儿的小便、皮肤颜色。如有尿量的变化或出现黄疸、发绀，应立即通知医生。

(2)每天3次薄荷油或液状石蜡滴鼻，保持鼻腔湿润。

(3)各种穿刺后需按压穿刺部位10min。

(4)防止抓伤、摔伤及碰伤，以减少出血。

(5)正确输血。

10. 白血病患儿进行化疗时应注意什么？

(1)要了解化疗方案及给药途径，正确给药①保护静脉：化疗时多采用静脉给药因药物刺激性较大，药液渗漏可导致局部疼痛、红肿甚至坏死，故静脉注射或滴注化疗药物时，应首先确认静脉通道是否通畅，遵医嘱控制输液速度。出现外渗时及时更换血管，局部用25%的硫酸镁热敷。②观察过敏反应：某些药物(如门冬酰胺酶)可致过敏反应，用药前应仔细询问用药史和过敏史，用药过程中观察有无过敏反应。③光照可使某些药物(如替尼泊苷)分解降效,静脉滴注时应避光。④鞘内注射时,浓度不宜过大,药量不宜过多,注射后应平卧4～6h。

(2)观察和处理药物不良反应:①检测血象,防止感染;②胃肠道反应严重者,用药前半小时给止吐药,镇静休息;③环磷酰胺可致出血性膀胱炎,应晨间给药,嘱患儿多饮水,并注意出入量平衡。环磷酰胺亦可致脱发、粒细胞减少、性腺损害等,应先告知家长和年长儿做好心理准备,备好假发、帽子等。

11. 白血病常用化疗药物的不良反应有哪些?

见表10-1。

表10-1　白血病常用化疗药物的不良反应

药名	主要不良反应
甲氨蝶呤	口腔及胃肠道黏膜破溃、肝损害、骨髓抑制
阿糖胞苷	消化道反应、肝功能异常、骨髓抑制、巨幼变骨髓抑制,“阿糖热”
环磷酰胺	骨髓抑制、恶心呕吐、出血性膀胱炎
长春新碱	末梢神经炎,腹痛、脱发、便秘
高三尖杉酯碱	骨髓抑制、心脏损害、消化道反应
依托泊苷	骨髓抑制、脱发、消化道反应
柔红霉素	骨髓抑制、心脏损害、消化道反应
左旋门冬酰胺酶	肝损害、过敏反应、高尿酸血症、高血糖、胰腺炎、氮质血症
泼尼松	类库欣综合征(Cushing综合征)、高血压病、糖尿病

12. 如何为白血病患儿进行健康教育?

(1)向家长及年长患儿讲解白血病的相关知识,做好用药、预防感染与化疗指导,取得其理解与配合,使患儿情绪稳定、树立信心并鼓励其锻炼身体,以增强抗病能力。

(2)医护人员要充分理解与安慰患儿及家属,治疗和护理过程中要制定个性化的方案，减少对脏器的损害，同时应重视心理状况，使患儿在治疗疾病的同时，心理及智力也能正常，以提高治疗后的生存质量。

(3)初始阶段的诱导巩固治疗结束后，向年长者及家长说明体内有残存的白血病细胞，让他们明确坚持定期化疗的重要性，化疗间歇期可以出院，酌情参加学习以利于生长发育，使治疗方案有效进行。

(4)出院后注意体格锻炼，增加抗病能力，预防感染。

(5)心理护理，鼓励年长儿积极参加社交活动，消除自卑心理。

13. 如何确定骨髓穿刺部位？

(1)髂前上棘：常取髂前上棘后上方1～2cm处作为穿刺点，此处骨面较平，容易固定，操作方便安全。

(2)髂后上棘：位于骶椎两侧、臀部上方骨性突出部位。

(3)胸骨柄：此处骨髓含量丰富，当上述部位穿刺失败时，可做胸骨柄穿刺，但此处骨质较薄，其后有心房和大血管，严防穿透发生危险，较少选用。

(4)腰椎棘突：位于腰椎棘突突出处，极少选用。

14. 化疗药物外渗该如何避免和处理？

静脉滴注化疗药物前应先用生理盐水冲管，确认注射针头在静脉内方可注入药物；静注时要边抽回血边注药，以保证药液无外渗；当要给予数种药物时，要先用刺激性强的药物；药物输注完毕再用0.9%氯化钠生理盐水10～20ml冲洗后拔针，以减轻药物对局部血管的刺激；拔针后局部要按压数分钟，已达到止血和预防药液外渗的目的。输注时疑有或发生化疗药物外渗，立即停止注入，边回抽边退针不宜立即拔针；局部使用生理盐水加地塞米松做多处皮下注射，范围须大于渗漏区域，遵医嘱选用相应的拮抗药如8.4%碳酸氢钠可用于拮抗长春新碱，用硫酸镁湿敷或冷敷并抬高患肢。

15. 预防白血病患儿感染，生活中应该注意什么？

感染是白血病常见症状之一，如果患儿没有一个合理健康的护理，造成感染的发生，不仅加重了患儿的疼痛，还有可能导致病情恶化，危及患儿生命。①患儿的碗、筷等日常用品要经常消毒，不和他人混用，饭前要用开水冲烫或高温消毒后使用，避免细菌从口入；

②口腔感染是导致白血病病情加重的常见因素，所以日常生活中患儿要时刻注意自己的口腔卫生，每天坚持刷牙两次，常用漱口水漱口，保持口腔清洁；③保持个人生理卫生，大小便后要用温水清洁，有条件的话用高锰酸钾液泡浴，可以杀灭人体的细菌；④饮食方面也要时刻注意，坚决不吃剩菜剩饭，不吃油腻、生冷、辛辣的刺激性食物，多吃新鲜的水果和蔬菜。

16. 白血病患儿继发感染的预防用药措施有哪些？

预防性用药：强化疗骨髓抑制期外周血白细胞＜1.0×10^9/L时，感染发生率为50%，白细胞＜0.1×10^9/L时达为100%。药物预防包括全身性应用抗生素和促进患儿免疫功能恢复，包括以下几类药物。

(1)抗生素预防：主要是口服不吸收的抗生素以清除肠道菌。口服磺胺甲噁唑片可防止肠道及全身性感染(保留肠道厌氧菌群而不破坏细菌群集作用)，不良反应少。氟康唑口服可预防念珠菌及曲霉素感染。

(2)造血生长因子的应用：化疗结束后24h或中性粒细胞＜0.5×10^9/L时应用粒细胞集落刺激因子(G-CSF)注射直至白细胞数升至$(3.0\sim4.0)\times10^9$/L时停药，快者3～5d，慢者7～14d。

(3)免疫调节剂：可酌情选用丙种球蛋白，提高患儿免疫功能，有效的减少感染发生。

(4)其他：常规检查患儿有无隐匿性感染灶，如牙齿、阑尾、肺、皮肤、肛周等，先清除病灶再进行化疗，或在强化疗的同时加用必要的抗生素。

17. 如何合理利用及保护患儿在化疗期间的血管？

化疗药物刺激性大，白血病患儿在化疗期间采取的治疗大多是穿刺性的静脉治疗，因此，如何保护血管是非常重要的。首选予以置入PICC管或者输液港。对于不适合或者无法置入PICC管或者输液港的患儿，在其进行化疗期间，护理人员要制订静脉使用计划，由远端手部静脉开始，左右上臂交替使用，选择粗大静脉注射化疗药物，让损伤的静脉得到恢复，下肢静脉易于栓塞，而且局部易坏死，除上腔静脉压迫外，不宜使用下肢静脉注射强刺激性的化疗药物。护理人员还应了解各种治疗药物的性质、作用的起止时间及药物浓度维持时间和药物分布到各器官组织的持续时间，排泄途径，更好的观察病情，掌握疗效。

18. 白血病患儿发生感染时如何治疗？

(1)患儿极易发生局部及全身严重感染(败血症)，常无明确病灶。如腋温超过38℃以上或连续2次(间隔2h)超过37.5℃，除外输血、药物及患儿状况的影响，都应考虑感染，病原体包括细菌、病毒、真菌、原虫等，应立即给予经验型广谱抗生素治疗。

(2)选用抗生素的原则找病灶，按感染部位、既往用药史及细菌培养＋药物敏感试验；及时做血、尿、咽部及导管部位细菌培养＋药物敏感试验；使用广谱抗生素，革兰阴性杆菌可选用氨基糖苷类＋半合成青霉素类、氨基糖苷类＋头孢菌素类抗生素或亚胺培南西司他丁(泰能)等，革兰阳性菌者首选万古霉素；最好选用有协同作用且无交叉耐药的抗生素。

(3)针对性治疗在明确病原体后给予针对性治疗，细菌感染以革兰阴性菌感染多见，抗生素治疗至粒细胞回升至1.0×10^9/L。

参考文献

[1] 陈灏珠，林果为. 实用内科学. 13版. 北京：人民卫生出版社，2009：2540-2560

[2] 仲建平. 医疗护理技术操作常规. 4版. 北京：人民军医出版社，2013：126-132

[3] 魏克伦，刘春峰，吴捷. 儿科诊疗手册. 北京：人民军医出版社，2013：128-196

[4] 王亚文. 实用儿科学. 北京：中国古籍出版社，2013：304-335

[5] 林志，丁平，张晓东. 现代临床儿科疾病学. 长春：吉林科学技术出版社，2013：261-311

[6] 尹丽娟，倪凤霞. 儿童常见疾病健康知识指导. 天津：天津科学技术出版社，2014：40-53

第11章

免疫性疾病、内分泌和遗传代谢疾病

一、免疫性疾病

1. 什么是原发性免疫缺陷病?

是由于免疫系统先天性发育不良而导致机体免疫功能低下的一组临床综合征。表现为反复和慢性感染,患儿随着年龄的增长易发生自身免疫性疾病和肿瘤,尤其是淋巴系统肿瘤。

2. 什么是继发性免疫缺陷病?

是由其他原发病如长期蛋白营养不良、慢性感染伴亲淋巴病毒、恶性肿瘤或免疫抑制疗法引起的免疫系统损害而导致的免疫缺陷病。

3. 引起原发性与继发性免疫缺陷病的病因是什么?

原发性免疫缺陷病多数是遗传性疾病,由基因缺陷引起;继发性免疫缺陷病的病因是由多种其他因素引起的免疫缺陷病。不论是原发性或继发性免疫缺陷病,均对感染的易感性增强。

4. 免疫缺陷病的临床表现有哪些?

最常见的临床表现是对感染的易感性增强,包括反复感染,感染严重而且病程长。原发性免疫缺陷病常见以下主要表现:1 年内有 8 次以上的新发耳部感染;1 年内有 2 次重症的鼻窦感染;感染经 2 个月以上抗生素治疗仍然无效;1 年内患肺炎 2 次以上;婴儿的体重及生长发育达不到正常标准;反复发生皮肤深部或脏器脓肿;1 岁后口腔持续患鹅口疮或在皮肤其他部位发生念珠菌感染;为清除感染必须静脉用抗生素;2 个以上深部位感染;反复发生支气管肺炎有原发性免疫缺陷病家族史。其他常见的临床表现:持续性鼻窦炎,反复上呼吸道感染,反复发生支气管炎,重症细菌性感染持续,治疗效果欠佳或无效;发育欠佳或生长缓慢;特殊细菌感染;皮肤损害,包括:皮疹、脂溢、湿疹;腹泻及吸收不良。

二、先天性甲状腺功能减退症

1. 什么是先天性甲状腺功能减退症?

是由于患儿先天性甲状腺缺陷,或由于母亲孕期饮食中缺碘所致,前者称散发性甲状腺功能减退症,后者称地方性甲状腺功能减退症。

2. 先天性甲状腺功能减退症临床表现是什么?

其主要临床表现为体格和智能发育障碍,是小儿最常见的内分泌疾病。表现为是甲状腺功能障碍始发于胎儿或新生儿,表现为出生时体重偏高,生理黄疸期延长,胎粪排出延迟,面容臃肿、额头皱纹增多,鼻梁低平,眼距增宽,发髻低,舌大,哭声低哑,体温偏低,心率慢,腹胀,食欲差,哭笑、活动少,反应迟钝。后期在脸面部出现明显的黏液性水肿,血压降低,毛发稀疏。有些患儿甲状腺肿大,心脏增大,用甲状腺激素替代治疗可消失。如发现治疗不及时,则小儿发育明显矮小,智能低下。

3. 先天性甲状腺功能减退症如何治疗?

一旦确诊,应立即开始治疗,治疗早晚与疗效密切相关。出生后 1 个月内开始治疗,100%的患儿智力恢复,3 个月治疗,可使 90%患儿智力恢复。治疗过程应持之以恒。

4. 先天性甲状腺功能减退症如何护理?

(1)保暖:防止感染患儿因基础代谢低下,活动量少致体温低而怕冷,同时抵抗力低,易患感染性疾病。注意室内温度,及时增减衣服,避免受凉,勤洗澡,防止皮肤感染,避免与感染性患儿接触。

(2)提供合理营养:指导家长正确的喂养方法:对吸吮困难,吞咽缓慢者患儿要耐心喂养,提供充足的喂养时间,其次提供患儿高蛋白、高热量、高维生素富含铁剂易消化的食物,如鱼肉、蛋、牛奶,保障生长需要。

(3)保持大便通畅:指导家长预防患儿便秘的方法:如为患儿提供充足的液体量,早晨起床后喝一杯温开水刺激排便,多吃富含纤维素的食物,如水果、蔬菜,适当引导患儿增加活动量,促进肠蠕动,指导患儿养成定时排便的习惯。

(4)加强训练:促进生长发育患儿智力发育差,缺乏生活自理能力,对患儿多鼓励,把本病的知识教给患儿和家属,以增强战胜疾病的信心,加强患儿日常生活护理,防止意外伤害发生。

(5)坚持终生服药:观察药物不良反应指导患儿及家属终身服药的必要性,对治疗开始较晚的患儿,智力虽不能改善,但可使其变得活泼,改善生理功能低下的症状。药物发生不良反应时,轻者发热、出汗,体重减轻,重者呕吐、腹泻、脱水,高热或心力衰竭。应及时报告医生酌情调整,给予退热、供氧,保护心功能急救护理。

5. 先天性甲状腺功能减退症如何进行健康指导?

(1)重视新生儿筛查,本病在遗传、代谢性疾病中发病率最高。一经早期诊断,出生后 1～2 个月开始治疗者,可避免遗留神经系统功能损害。

(2)指导患儿及家长,一经确诊,需长期服药,终身治疗。

三、生长激素缺乏症

1. 什么是生长激素缺乏症?

生长激素缺乏症是由于垂体前叶分泌生长激素部分或完全缺乏,或生长激素功能障碍导致的生长发育障碍性疾病。

2. 生长激素缺乏症的病因是什么?

病因有 3 种:①原发性生长激素缺乏症:占大多数,包括遗传、特发性下丘脑及垂体功能障碍;垂体不发育或发育异常。②获得性生长激素缺乏症:多为器质性。③暂时性生长激素缺乏症:因家庭环境不良刺激使小儿遭受精神刺激,生长激素分泌功能低下,这种功能障碍在不良因素消除后可恢复。

3. 生长激素缺乏症有哪些临床表现?

身材矮小,生长速度缓慢;营养良好,体重大于或等于同龄身高儿童,智力与同龄儿童无区别;骨骼发育迟缓,骨龄延迟 2 年或 2 年以上;性发育落后,第二性征不发育。

4. 生长激素缺乏症治疗原则是什么?

生长激素替代治疗,对骨骺未愈合者使用;同化激素,12 岁后小剂量间歇使用;病因治疗,如为肿瘤所致,治疗肿瘤。

5. 对生长激素缺乏症的患儿如何进行护理评估?

对生长激素缺乏症的患儿进行护理评估有以下几方面:健康史:询问患儿出现身高落后的时间,掌握每年身高增长的情况,父母及家庭成员有无生长发育迟缓。身体状况:原发性生长激素缺乏症多见于男孩,是女孩的 3 倍。患儿出生时身高体重正常,1 岁后出现生长发育迟缓;生殖系统发育落后,多数患儿至青春期,性器官不发育,第二性征缺如;智力发育正常;其他:可有甲状腺功能减退或低血糖发作;实验室及其他检查:运动试验、睡眠试验,用于对可疑患儿的筛查,生长激素分泌功能刺激试验;心理社会评估:一方面家长对孩子生长发育的担忧,另一方面来自患儿对自己身材矮小、面容幼稚的自卑。

6. 对生长激素缺乏症的患儿如何实施护理?

(1)监测患儿生长发育的各项指标,定期测身高体重,观察骨骼发育情况并记录。

(2)用药护理:掌握药物剂量,在骨骺愈合前坚持用药。

(3)密切观察病情:观察甲状腺功能减退、低血糖、颅内压增高的症状,及时报告医生及时处理。

(4)心理护理:多与患儿沟通,建立良好的合作关系,鼓励患儿多与他人或社会交往,促使患儿正确对待自己的形象改变。

(5)健康教育:指导患儿家长正确使用药物剂量、方法、观察药物的副作用,在治疗过程中每三个月监测身高体重 1 次并记录。

7. 使用生长激素治疗时护理上应注意什么？

(1)生长激素必须保存于冰箱，温度保持在 8～12℃。

(2)生长激素的配制。在配制过程中，切忌用力振摇药物，否则容易破坏药物成分，造成药物减效。

(3)示范皮下注射的手法并教会患儿及家长。

(4)告知注射区域，嘱其经常更换注射部位，否则易造成注射部位硬结，影响药物吸收，从而影响疗效。

(5)熟记生长激素的最佳注射时间，因生长激素在夜里达到高峰，故要求在睡前 30min 注射。

(6)要求其列出自我注射记录表，以防漏注，并介绍漏注或外出时的应对方案。

(7)指导患儿及家长观察使用生长激素后的局部反应。如违反无菌操作原则，注射部位皮肤可出现感染，表现为红、肿、热、痛及硬结等局部反应，用药后若出现血管性水肿及全身过敏反应，为药物过敏，应暂时停药并就诊。

四、性　早　熟

1. 什么是性早熟？

是一种常见的儿童发育异常，具有多变异性，对患儿有生理、心理影响。

2. 如何判断性早熟？

由于存在地区差异性，主要根据性发育的出现是否提前或落后于正常人群平均年龄的 2.5 个标准差，正常男孩青春期发育年龄为 9～14 岁，女孩为 8～13 岁。男孩 9 岁前，女孩 8 岁前出现第二性征即为性早熟。

3. 性早熟有哪些分类？

(1)中枢性性早熟病因可以是中枢神经器质性病变所致(脑肿瘤、脑外伤后、炎症等)，男孩 85%由此引起。

(2)特发性中枢性性早熟即无中枢病变者，女孩占 85%～90%。

(3)外周性性早熟原因有缘自肾上腺皮质疾病(增生或肿瘤)，性腺肿瘤或自律性性腺病变，此外，还可因外源性性激素摄入。发育性征与患儿性别相同时成为同性性早熟，而相矛盾时称为异性性早熟或矛盾性性早熟。如男孩乳房发育或女孩多毛。

4. 性早熟的患儿有何表现？

(1)女孩首先为卵巢发育，继之乳房发育，其余半年至1年内身高突增性增长，继之外阴发育，阴唇增大，着色，阴道黏膜从幼年时的粉红色转为暗红并出现分泌物，伴阴毛萌生，最后初潮呈现。全过程1.5～6年，平均4年。

(2)男孩则先是睾丸增大(容积超过3ml或长径＞2.5cm)，阴囊皮肤变松、薄、色素沉着，继之阴茎增长、增粗，出现阴毛、胡须、腋毛。在中后期呈现变声及可见喉结并发生遗精。生长加速约在变声前后，较女孩迟两年。全过程较女孩长1年。

(3)器质性中枢性性早熟也按以上程序，但其过程较快。因骨龄成熟加速而超前使骨骺提前融合，可致性早熟者出现成年矮身材。有中枢器质性病变者早熟伴原发病特征，但颅内肿瘤早期可仅为早熟表现而无中枢症状，只在影像学检查中被发现。

5. 性早熟患者身高有什么变化？

性早熟患者，由于性类固醇分泌增加，会出现生长速度加快，身体发育和骨骼成熟，骨骺提前闭合，儿童期身材较同龄人高大，成人后较同龄人身材矮小。

6. 如何对性早熟患者及家属进行教育？

首先要指导患者及家属相关知识，早期检查、早诊断、早治疗，树立治疗信心；其次，说明治疗的必要性和可能的预后；再者教育患者接受治疗，家长应帮助患者接受用药和定期检查。

五、苯丙酮尿症

1. 什么是苯丙酮尿症？

是先天代谢性疾病的一种，属常染色体隐性遗传病，是由于染色体基因突变导致肝脏中苯丙氨酸羧化酶缺陷引起的苯丙氨酸代谢障碍。

2. 苯丙酮尿症临床表现是什么?

其最主要的危害是神经系统损害。

(1)智力低下是最突出的表现:患儿出生时看似正常,4～9 个月开始有明显的智力发育迟缓,语言发育障碍比较突出,如不进行及时合理的治疗,最终导致中重度智力低下。

(2)神经系统异常:近 50%合并癫痫发作,1/3 为婴儿痉挛症,多在出生后 18 个月前出现,80%有脑电图异常。

(3)精神行为异常:多数患儿有抑郁、多动、孤独症倾向。

(4)黑色素缺乏:尿液异常患儿表现为头发黄,皮肤、虹膜色浅,患儿尿液有鼠尿味,同时身上有一种特殊的霉臭味。

(5)其他:患儿合并湿疹,呕吐腹泻等。

3. 患儿诊断为苯丙酮尿症的依据有哪些?

患儿出生后尿有明显“鼠尿味”;6 个月始头发由黑渐转黄,较纤细,面部及周身有顽固性湿疹,易激惹;患儿生长发育迟缓;四肢肌张力减低;不能扶持站立;尿苯丙酮酸强阳性。头颅 CT 无异常,EEG 轻度异常;血尿遗传代谢病筛查:三氯化铁反应(+),2,4-二硝基苯肼反应(+),血浆苯丙氨酸测定 0.96mmol/L。

4. 苯丙酮尿症治疗原则是什么?

(1)低苯丙氨酸饮食疗法,是目前治疗的唯一方法,治疗的目的是预防脑损伤。

(2)定期监测血苯丙氨酸浓度。

(3)早发现早治疗,至少治疗到患儿青春期发育成熟,最好是终身治疗,成人后饮食可放宽限制。

(4)多种神经递质,如多巴胺、5-羟色胺、叶酸。

5. 如何护理苯丙酮尿症患者?

(1)加强饮食管理:原则是使苯丙氨酸的摄入量能保障生长和发育的最低需要量,苯丙氨酸是必需氨基酸,供应不足会导致发育迟缓,严重者导致死亡,所以,苯丙氨酸既不能摄入太多,也不能摄入太少,由于天然蛋白质中含有较高的苯丙氨酸,所以必须控制天然蛋白质的摄入,以低或无苯丙氨酸的奶粉、蛋白粉作为苯丙酮尿症患儿蛋白质的主要来源。母乳是最好的饮食。

(2)智力康复:脑损伤引起的智力损害是不可逆的,积极地智力康复对患儿智力有显著进步,提高患儿生存技能。

(3)皮肤护理:保持皮肤清洁,及时更换衣服,保持衣服干燥,避免对皮肤刺激,修剪指甲,防防止抓伤皮肤。

6. 哪些是低苯丙氨酸的饮食?哪些是高苯丙氨酸的饮食?如何指导其饮食?

(1)以苯丙氨酸含量较低的甘薯、土豆、南瓜、茄子、胡萝卜、藕、大枣等作为主食,以苯丙氨酸含量较低而富含各类维生素,如大白菜、洋葱、油菜、小白菜、菜心、空心菜等作为辅食。

(2)一定忌食含苯丙氨酸高的食物,鸡、鸭、猪、牛、羊、鱼、豆类、奶制品、蛋、坚果类等。因为零食的配方大多较为复杂,所以也基本不能吃。

(3)要严格控制入量。可以吃特殊配方奶粉、水果、大部分的蔬菜、瓜果、糖和油。

(4)6 个月内患儿应选用低苯丙氨酸配方奶,加适量母乳,6 个月后添加辅食时选择含苯丙氨酸含量低的食物为主食,需要时再给予“低苯丙氨酸水解蛋白”以保证蛋白质的供给。同时注意补充各种维生素,无机盐(尤其是铁)及微量元素。

(5)低苯丙氨酸奶粉主要为氨基酸粉末,含有除苯丙氨酸以外的氨基酸、维生素、无机盐,由于氨基酸特有的味道难以接受,有些患儿拒吃。因此,可以在奶粉中加入果汁和蔬菜汁共同饮用。

7. 如何预防苯丙酮尿症?

(1)避免近亲结婚。

(2)开展新生儿筛查,以早期发现,尽早治疗。

(3)对有本病家族史的孕妇必须对其胎儿进行产前诊断。最佳治疗期限为胎儿出生后 2~3 个月。

(4)对低能儿就诊,应查尿生化,以便及早诊治。

8. 不同年龄苯丙氨酸摄入标准有哪些？

见表 11-1。

表 11-1　不同年龄婴幼儿的苯丙氨酸摄入标准

年龄	<3 个月	3～6 个月	6～12 个月	1～2 岁	2～3 岁	>3 岁
苯丙氨酸 mg/(kg·d)	50～70	40～60	30～50	20～40	20～35	15～30

六、儿童糖尿病

1. 什么是儿童糖尿病？

是由于胰岛素缺乏引起的糖、蛋白质、脂肪代谢紊乱的慢性全身性内分泌代谢性疾病，儿童多患 1 型糖尿病。儿童糖尿病主要指 15 岁以前发生的糖尿病。

2. 为什么儿童容易得 1 型糖尿病？

一般认为，易感基因（遗传因素）是儿童 1 型糖尿病的重要病因。此外，免疫因素被认为与 1 型糖尿病发病密切相关。研究还发现，环境因素（如病毒感染、接触对胰岛细胞有毒性作用的物质等）也可以引起糖尿病。

3. 儿童糖尿病的临床表现有什么特点？

（1）一般表现典型症状“三多一少”，多尿、多饮、多食、体重下降。

（2）特殊的自然病程：急性代谢紊乱期；暂时缓解期；强化期；永久糖尿病期。

4. 儿童糖尿病的急性并发症有哪些？

脱水、酮症酸中毒、低血糖、高渗性非酮症型昏迷为常见的急性并发症。

5. 如何诊断儿童糖尿病？

少数儿童糖尿病没有明显的症状，需做葡萄糖耐量试验明确诊断，进行葡萄糖耐量试验时，为每千克体重口服葡萄糖 1.75g，总量不超过 75g。诊断标准与成人略有不同，无症状者应具备下列 2 条，才可诊断糖尿病。空腹血糖 >7.8mmol/L；服用葡萄糖后 2h 血糖>11.1mmol/L,并且在服用葡萄糖后的0.5h、1h、1.5h中至少一次血糖>11.1mmol/L。

6. 儿童糖尿病治疗原则是什么?

胰岛素替代治疗、控制感染、预防低血糖和糖尿病酮症酸中毒、纠正代谢紊乱和保持患儿正常生长发育。

7. 如何预防儿童患2型糖尿病?

避免肥胖;限制久坐(长时间看电视、玩电脑);鼓励儿童多活动,如家庭成员中有2型糖尿病患者,则定期检查。

8. 如何护理儿童糖尿病?

(1)饮食护理:是糖尿病护理的重要环节,饮食以能保持正常体重,维持理想血糖为目标。每周测体重1次。饮食的计算方法:每日所需热量=1000+(年龄×80—100),全日热量分为三餐,碳水化合物50%、蛋白质20%、脂肪30%,可按早、中、晚餐各占1/5、2/5、2/5的比例分配。

(2)饮食注意事项:可在两餐之间增加水果,每天水果量选择以患儿拳头大小适宜,分上、下午两次吃。

(3)排尿异常的护理:记录24h出入量,定时清洗臀部,以防泌尿系感染。

(4)预防感染:患儿免疫功能低下,容易发生感染,特别是皮肤、呼吸道感染,指导患儿或家属做好口腔、皮肤护理,避免诱发糖尿病酮症酸中毒。

(5)药物护理:指导患儿家属正确胰岛素注射方法,定期监测血糖,避免低血糖。

(6)运动护理:运动时肌肉对胰岛素的敏感性增强,从而增加葡萄糖的利用,有利于血糖的控制,指导患儿及家属在饭后1h开始活动,大约30min,患儿以身体微微发汗,疲劳为宜,每周运动5次即可,指导患儿避免空腹运动,预防低血糖的发生。

(7)心理护理:患儿须终身注射胰岛素,为患儿及家属带来精神负担,多与患儿及家属沟通,了解顾虑及时疏导。

9. 糖尿病儿童饮食遵循的原则是什么？如何计算儿童糖尿病的饮食热量？

学龄前儿童需要较高能量的饮食，学龄儿童应鼓励成人饮食。遵循原则应为均衡营养，定时定量进餐；维持患儿正常发育速率，维持或达到合理体重；每天需要的三大营养素比例应为：碳水化合物50%～60%，脂肪 30%～35%，蛋白质 10%～15%；养成良好的饮食习惯。

一般情况下参考如下公式计算糖尿病孩子的饮食热量：每日热量：1000＋（年龄－1）×100；肥胖儿：1000＋（年龄－2）×100，公式计算只是提供了一个基准，具体到个人还是要适当调整，特别是要考虑到性别和活动强度的影响。

10. 什么是碳水化合物、蛋白质和脂肪？

碳水化合物是指在身体内最后分解为葡萄糖和水的食物，包括所有米和面做的食品、糖类、红薯等。蛋白质是指各种动物的瘦肉、鸡蛋、牛奶、豆制品等。脂肪是指油类，包括肥肉、炒菜用的植物油等。

11. 为什么 1 型糖尿病儿童必须注射胰岛素？

1 型糖尿病儿童体内不能自己分泌胰岛素，所以必须每天注射胰岛素。胰岛素不能口服，因为它是蛋白质，如果口服，在到达体内循环的血液之前就会被胃分解掉。被确诊的 1 型糖尿病儿童如果不注射胰岛素，就会出现高血糖，发生酸中毒、昏迷甚至丧失生命。

12. 如何正确选择胰岛素的注射部位？

正确的注射部位：上臂侧面及稍向后面、腹部、大腿前侧及外侧、臀部、腹部（避开脐周 5cm 以内）。每次注射前检查注射部位，判断并避开出现疼痛、皮肤凹陷、皮肤硬结、出血、瘀斑、感染的部位。如出现皮肤硬结，确认出现硬结的部位及大小，避开硬结进行注射、尤其是对已经出现皮下脂肪增生的患儿，不仅需要视诊而且需要触诊。正常皮肤能被紧紧地捏在一起，而发生皮肤硬结的皮肤则不会。

13. 儿童长期使用胰岛素会成瘾吗？

胰岛素是胰腺产生的一种唯一能够降低血糖的激素，是人体正常分泌的物质,因此长期使用不会成瘾。

14. 胰岛素有哪些剂型?

胰岛素按照其作用时间分为速效、短效、中效及长效胰岛素四种剂型。

15. 胰岛素怎样保存?

胰岛素可以在两种条件下保存:

(1)未开封使用的胰岛素放置在2~8℃冰箱冷藏保存至有效期。

(2)正在使用的胰岛素应放在室温25℃以下阴凉通风处。保存时应注意避免阳关直射、剧烈振荡,远离热源。

16. 长期注射胰岛素会加重胰岛功能的损伤吗?

不会。注射胰岛素是给糖尿病儿童补充外源性胰岛素,可以减轻自身胰岛分泌负担,保护胰岛B细胞,起到缓解病情的作用。

17. 胰岛素有哪些常用规格?

最为广泛使用的为笔芯式胰岛素浓度为100IU/ml(U100)和瓶装胰岛素浓度为40IU/ml(U40)两种。

18. 长期注射胰岛素会遇到哪些问题?

(1)局部反应:不常见。

(2)脂肪增生:儿童很常见。

(3)脂肪萎缩:自从高纯度胰岛素产生以来很少发生。

(4)注射部位疼痛:儿童常见。

(5)胰岛素漏液:常见。

(6)瘀斑及出血:在肌内注射或者挤压皮肤过紧会常有发生。

(7)胰岛素吸收差异。

19. 为什么应将胰岛素注射至皮下层?

注射过深至肌肉层或注射过浅仅到表皮层,都会影响到胰岛素的吸收,从而无法稳定地控制血糖。注射至肌肉层的危害在于会加快胰岛素的吸收速度,导致体内血糖控制不稳定,增加低血糖风险,还会使某些患者的疼痛感增加。注射过浅至真皮层则会导致胰岛素的渗出、疼痛和免疫反应。所以,正确的胰岛素注射应是皮下注射。

20. 常用的胰岛素注射部位有哪些?

常用的胰岛素注射部位有腹部、上臂外侧、臀部、腿部。

21. 如何选择胰岛素注射部位?

腹部是胰岛素注射优先选择的部位,因为腹部的皮下组织较肥厚能减少注射至肌肉层的风险,而且吸收胰岛素最快,在进行自我注射时捏起皮肤最容易。臀部适合注射中长效胰岛素,臀部的皮下层最厚,不捏起皮肤也无注射至肌肉层的风险。在大腿部位注射胰岛素时应避开大腿内侧。由于大腿的皮下层较薄,用普通笔及用针头注射时一定要捏起皮肤注射。

22. 为什么注射胰岛素时部位要进行轮换?

由于胰岛素本身是一种生长因子,反复在同一部位注射胰岛素会导致该部位皮下脂肪增生而产生硬结和脂肪肉瘤。所以在平时的注射中要注意注射部位的轮换。注射部位的轮换包括不同注射部位间的轮换和同一注射部位内的区域轮换。因为不同部位的胰岛素吸收速度和吸收率是不同的,为确保胰岛素吸收速度和吸收率的一致性,降低血糖的波动,不能将每天注射的区域和时间混淆。

23. 应如何进行胰岛素注射部位的轮换?

可以使用两种方法进行注射部位的左右轮换:一种是按照左边一周、右边一周的方法进行注射部位的左右对称轮换,另一种是一次左边、一次右边的方法进行注射部位的左右对称轮换。大腿、臀部和腹部也都是这样进行轮换。除了要在不同的部位间进行轮换外,我们还要注意在同一注射部位内的区域内轮换。同一注射部位内的区域轮换要求从上次的注射点移开约一手指宽度的距离进行下一次注射。每次注射后,最好能在一幅人体图上记录下次注射的部位、日期。应避免在一个月内重复使用同一注射点,这样就可以大大降低注射部位出现问题的机会,以确保血糖控制稳定。

24. 胰岛素治疗中为什么要监测血糖?

国际糖尿病中心(IDC)意见:胰岛素注射患者每天至少监测4次血糖,每餐前和睡前。如果使用速效胰岛素,还需监测餐后2h血糖(从开始进餐时开始计时)。我国目前情况是:住院期间注射胰岛素患者每天至少监测5次血糖，即空腹、三餐后和睡前。出院后仍需接受胰岛素治疗的患者如血糖较稳定可每周2～3d监测血糖变化并记录，以备复诊时参考，利于合理地调整胰岛素的剂量。患者一旦开始胰岛素治疗，就应该学习在何时及如何进行血糖监测，使患者具备灵活和独立进行糖尿病管理的技能。

25. 糖尿病儿童每天需要监测几次血糖？

监测血糖的常用时间一般选择空腹、餐前、餐后2h、睡前以及凌晨2～3时，通常是每天4～7次。

26. 为减轻注射胰岛素带来的疼痛，在胰岛素使用上应注意什么？

正确的胰岛素注射方法能最大限度地降低注射时的不适感并能使胰岛素发挥最佳的治疗效果。由于在大多数情况下胰岛素被放置在冰箱中储存，所以在进行胰岛素注射前应先将胰岛素从冰箱中取出在室温中放置一段时间(20～30min)，使其温度接近室温，避免因温度过低而造成的注射疼痛。在用酒精进行注射部位的消毒后，应等到表皮上的酒精完全挥发后再进行注射，否则会导致注射部位的刺痛。

27. 如何避免注射胰岛素时针头漏液现象的发生？

在用胰岛素笔进行胰岛素注射时，注射完后应等待至少5～10s后再将针头拔出，以避免针头漏液的现象发生。

28. 运动对糖尿病儿童有什么好处？

运动是儿童正常生长发育所需要的一部分，经常参加运动的儿童糖尿病代谢控制较好，同时定期坚持运动的糖尿病儿童比不定期参加运动的患儿10～30年并发症发生率低。

29. 糖尿病儿童运动时应遵循哪些原则？

(1)结合病情，因人而异。

(2)控制锻炼时间、强度，注意血糖变化。

(3)因地制宜、循序渐进。

(4)生活规律、保证营养。

(5)坚持不懈、持之以恒。

30. 糖尿病儿童运动时应如何避免低血糖的发生?

运动前应监测血糖。如果血糖水平低于 5.5mmol/L,在运动前应补充碳水化合物。患儿在进餐后的 1～3h 进行运动。如果在进餐前使用短效胰岛素,应减少胰岛素剂量。对于使用胰岛素泵的患者,应减少基础胰岛素及餐前胰岛素剂量,避免低血糖。除此之外,患儿可能需要在运动前、运动间歇及运动后补充碳水化合物。

31. 糖化血红蛋白指标对糖尿病病情控制有何意义?

糖化血红蛋白是血液中葡萄糖与血红蛋白自然的结合,反映过去 6～12 周中血糖的平均水平,是目前被认定的唯一与糖尿病控制和微血管并发症相关的标准指标。糖化血红蛋白越高,控制越差,并发症越多。

32. 儿童什么原因会容易引发低血糖呢?

(1)胰岛素量过大、剂型错误、计算及抽取胰岛素方法不当。

(2)未进食或者进食过少而未改变药物剂量。

(3)运动不当,如空腹进行长时间运动、运动过度、运动量增加而未增加进食等。

(4)糖尿病合并肝病、肝功能严重受损、肾功能不全时。

33. 一旦出现低血糖就必须到医院吗?

简单地说,一旦发生低血糖并伴有症状时,应即刻口服能快速吸收的单糖类碳水化合物。每次以 5～15g 葡萄糖/蔗糖(片或块)或者相等含糖量的葡萄糖/蔗糖饮料,如可乐等。症状不明显的低血糖可以服用 100ml 无糖橙汁水或其他替代的甜饮料。一般等待 10～15min,假如依然有症状则重复口服上述含糖制品。但不宜纠正过度而致高血糖。症状改变或恢复正常血糖后,下一餐口服碳水化合物应选用易消化的食品。

34. 糖尿病儿童能上学吗?

当病情控制后,糖尿病儿童和健康儿童一样,可以上学,可以参加适当的体育活动。

35. 糖尿病儿童外出旅行时应该特别注意什么?

糖尿病儿童旅行时应该随身携带葡萄糖片或葡萄糖饮料以预防

发生低血糖，还应随身携带具有糖尿病标志的身份卡或手环，这样可以保证突发紧急情况时，医护人员通过识别糖尿病标识进行有效救治，利于患儿尽早脱离危险。

36. 儿童糖尿病为什么应定期到门诊复查？

儿童糖尿病与成人糖尿病在治疗和饮食上有很大的不同，儿童处于生长发育阶段，有其特殊的生理特点，随着年龄及病程的增长，胰岛素的用量要在医生的指导下进行调整。用量过多有诱发低血糖、昏迷、惊厥的危险；如用量不足可造成血糖升高，并有酮体出现，易发生酮症酸中毒；长时间不复查，糖尿病就会控制不良，虽然也可以生存，但将出现生长发育障碍、白内障、肝大等全身多器官病变，使患儿致残，生存期明显缩短。

37. 儿童会发生代谢综合征吗？

代谢综合征是指心血管疾病的多种代谢危险因素在同一个体内聚集的状态，主要包括肥胖、糖代谢异常、血脂异常及高血压等，与成人一样，儿童也会发生多种代谢性心血管危险因素的聚集状态，较成人发生会低些。

38. 儿童代谢综合征有哪些特点？

儿童出现的血脂异常往往表现为三酰甘油较高；多出现空腹血糖较高；在肥胖儿童中，高血压的检出率约为1/3。

39. 儿童代谢综合征的原因有哪些？

儿童自身的生活方式，高糖、高热量、高脂肪、高盐的饮食习惯，运动少及睡眠不足，均可导致肥胖，而肥胖可引起胰岛素敏感性下降，血糖升高，同时，肥胖引起血容量增加，导致血压升高；肥胖引起非酒精性脂肪肝，进一步加重代谢异常。在睡眠不足的儿童中，代谢综合征比较常见。

40. 对儿童代谢综合征应如何干预？

首先，应对儿童代谢综合征进行诊断，来判断是否有代谢综合征，再者，应评估危险因素，如危险因素较少，可进行生活方式干预，半年后，如果生活方式无效，可考虑药物干预。

七、糖原累积病

1. 什么是糖原累积病?

糖原累积病(GSD)是一种遗传性疾病,主要病因为先天性糖代谢酶缺陷所造成的糖原代谢障碍,为常染色体隐性遗传。临床以Ⅰ型糖原累积病最为多见。Ⅰ型糖原累积病又称肝糖原累积病,是由肝、肾等组织中葡萄糖-6-磷酸酶系统活力缺陷,过多的糖原累积于肝、肾、小肠黏膜、骨骼肌等组织中导致,临床上以反复出现低血糖、肝大、乳酸性酸中毒、高脂血症、高尿酸血症为主要特征。患者生长发育迟缓,可因严重酸中毒、肾炎引起肾衰竭而死亡。

2. 糖原累积病分哪几型?

糖原累积病是累及全身的系统性疾病,临床变异较大,但主要以肌病表现为主,本病一般依据发病年龄分为婴儿型、青少年型和成年型3型,各型症状差异很大。

(1)婴儿型(1岁以内发病):该型酸性α-糖苷酶活性很低,症状比较严重,常为致死性。患者在出生后的几个月内即可出现心肌肥大、全身肌肉无力、肌张力减退、肝大和呼吸困难,伴有营养障碍和发育停滞,大多在1岁时死于心肺衰竭。

(2)青少年型(1～19岁发病):表现为进行性肌营养不良,近端对称性肌无力,可伴腓肠肌假性肥大,后期可出现呼吸肌麻痹,而肝大和心肌肥大少见,甚至不受累。

(3)成人型(20岁以后发病):因残留牛溶酶体α葡萄糖苷酶酶活性较高,故症状比较轻微,仅表现骨骼肌无力,疾病进展速度缓慢,一般心脏不受累。

3. 糖原累积病患儿低血糖的临床表现有哪些?

精神萎靡、面色苍白、心悸、肢冷、冷汗、手颤、腿软、周身乏力、头晕、眼花、饥饿感、恐慌与焦虑等。

4. 糖原累积病的临床表现是什么?

(1)重症:新生儿时即可出现严重低血糖、酸中毒、呼吸困难和肝大。发生低血糖时,患儿精神萎靡、面色苍白、心悸、肢冷、冷汗、手颤，腿软、周身乏力、头晕眼花、饥饿感、恐慌与焦虑。少数婴幼儿在重症低血糖时可伴发惊厥。发生酸中毒时，患儿呼吸变得深且快，呼吸频率有时可高达40～50/min，呼出气体带有酮味。患儿面颊潮红，心率加快，血压常偏低。肌张力降低，腱反射减退和消失。重症患儿可有疲乏、眩晕、嗜睡、感觉迟钝或烦躁，甚至神志不清或昏迷。

（2）轻症：常在婴幼儿期由于糖代谢紊乱和慢性酸中毒，患儿身材明显矮小，骨龄落后，骨质疏松，腹部因肝持续增大而膨隆。肌肉松弛，四肢伸侧皮下常见有黄色瘤。但身体各部比例和智能等都正常。随着年龄的增长，低血糖发作次数可减少。由于血小板功能不良，患儿常有流鼻血等出血倾向。

5. 糖原累积病的辅助检查？

（1）血糖：清晨空腹血糖较低。

（2）葡萄糖耐量试验：上升极峰不一定很高，但降落缓慢。

（3）血清丙酮酸、三酸甘油酯等测定：结果增高。可行分子生物学检测，能鉴定患儿携带的突变等位基因，亦可用于携带者检测和产前诊断。

（4）血小板功能测定：血小板黏附和聚集功能低下。

6. 糖原累积病的治疗要点有哪些？

治疗的目的是保证正常血糖水平以阻断异常的生化过程，减轻临床症状。一旦发生低血糖症状，应立即测血糖，同时进食或口服10%葡萄糖5～10ml，或静脉注射10%葡萄糖2ml/mg，15min后复测血糖，密切观察血糖的变化。

7. 糖原累积病患儿的护理措施有哪些？

（1）合理饮食：防止低血糖给予高蛋白、低脂肪、富含维生素和无机盐，但总热量不宜过高的食物。各种谷类、瘦肉、蛋、鱼禽和蔬菜等常选食物；各种浓缩甜食、糕点、果汁等糖类及高嘌呤饮食为忌选食物。

（2）根据不同年龄和血糖浓度及时调整食物种类：保证必要营养物质的供给，避免剧烈运动，以防止低血糖。

（3）预防酸中毒：低脂饮食可减少酮体与血脂的产生，防止酸中毒发生。因患儿有高乳酸血症，故常用碳酸氢钠纠正酸中毒，禁用乳酸钠。

（4）平时少量多餐：主食以玉米淀粉汁为主（2g/kg），4～6h口服一次，分别在餐间、睡前、夜间服用。夜间应加餐1次或2次，以维持血糖在正常水平。

（5）做好患儿的心理护理：应根据患儿的心理及年龄特点与家属共同制订有针对性的心理护理计划，增强其心理承受力，正确对待生长发育的改变。

（6）预防感染：患儿因低血糖反复发作引起营养不良，严重贫血导致免疫力低下，极易继发感染。因此应保持病室环境整洁舒适，每日通风两次，每次30min，减少探视，探视人员须戴口罩。保持患儿个人卫生，加强口腔护理，预防感染。进行各项护理操作时严格执行无菌操作原则。

（7）注意安全：患儿因贫血、骨质破坏、关节肿胀等原因行动不便、头晕乏力，活动时应有人陪伴，避免各种创伤引起的出血和骨折。

8. 为什么选择玉米淀粉做主食？进食玉米淀粉的注意事项有哪些？

玉米淀粉吸收缓慢，可使餐后血糖缓慢上升，故可作为加餐首选。嘱患儿勿用热水冲服玉米淀粉，以免淀粉被淀粉酶水解吸收过快，无法维持血糖水平。

9. 为什么会出现小儿生长发育缓慢、高乳酸血症和高脂血症？

由于葡萄糖生成不足，使蛋白质分解增加，导致小儿生长发育迟缓。由于肝内三羧酸循环代谢障碍和脂肪不完全代谢，使血中乳酸和酮体增加，导致代谢性酸中毒及高脂血症。

参考文献

[1]　中华医学会糖尿病学分会.中国动态血糖监测临床应用指南(2012年版).中华糖尿病杂志，2012，4：582-590

[2]　郭晓蕙，孙子林.中国糖尿病运动治疗指南.北京：中华医学电子音像出版

社,2014:1-87
[3] 陈伟.中国糖尿病营养治疗指南解读.北京:人民军医出版社,2010:1-55
[4] 王野屏.儿科护理.北京:高等教育出版社,2004:6-30
[5] 周莉莉.儿科护理学.北京:高等教育出版社,2003:12-25
[6] 张瑞杰.小儿感染疾病及免疫缺陷病的诊断.北京:中国科学技术出版社,2006:4-28

第12章

结缔组织与风湿性疾病

一、风　湿　热

1. 什么是风湿热？

风湿热是一种常见的反复发作的急性或慢性全身性结缔组织炎症，其发病与A组乙型链球菌感染密切相关。主要累及心脏、关节、中枢神经系统、皮肤和皮下组织。临床表现以心脏炎和关节炎为主，可伴有发热、毒血症、皮疹、皮下小结、舞蹈病等。急性发作时通常以关节炎较为明显，但在此阶段风湿性心脏炎可造成病人死亡。急性发作后常遗留轻重不等的心脏损害，尤以瓣膜病变最为显著，形成慢性风湿性心脏病或风湿性瓣膜病。发病年龄以5～15岁多见。以冬春季节，寒冷、潮湿地区发病率高。

2. 风湿热的病因有哪些？

(1)链球菌感染和免疫反应学说：风湿热的病因和发病机制迄今尚未完全阐明，但目前公认风湿热是由于甲族乙型链球菌咽部感染后，产生自身免疫性疾病。

(2)病毒感染学说：近年来有关学者对病毒感染学说较为关注，认为风湿热可能与柯萨奇B_3、B_4病毒感染有关。

(3)遗传因素：最近发现风湿热患者中有遗传标记存在，应用一种含有称为883 B细胞同种抗原(allogeneicantigen)的血清，约72%风湿热患者呈阳性反应。

(4)免疫功能:免疫功能状态的变化也可能参与风湿热的发生。

3. 风湿热的临床表现?

(1)全身症状:发病前1～3周,约50%病人先有咽峡炎或扁桃体炎等上呼吸道链球菌感染史。经1～3周临床无症状期后,可出现风湿热症状,起病急骤,有发热、多汗、疲乏及厌食等,小儿可有鼻出血、腹痛。不典型者可无明显咽炎史,全身症状轻微。

(2)主要表现:风湿性心脏炎(rheumatic carditis)为本病最重要表现,占60%～80%。病情轻重不一,严重者可致心力衰竭,甚至死亡。若同时累及心内膜、心肌和心包则称为风湿性全心炎。体征有:与体温不相称的心动过速;心脏轻、中度扩大,心搏减弱;第一心音低钝,有时出现奔马律;心尖区或主动脉瓣区常有Ⅱ级以上全收缩期吹风样杂音,心尖区短促舒张中期杂音。心律失常以过早搏动及Ⅰ度房室传导阻滞多见,ST-T异常及QT延长等也可见到。心包炎见于重症病人,很少导致缩窄性心包炎。严重心肌炎或瓣膜关闭不全可导致心力衰竭,甚或死亡。①心肌炎:轻者可无症状。常见心率增快与体温升高不成比例,心尖区第一心音减弱,可出现早搏、心动过速等心律失常。心尖部可闻及Ⅱ～Ⅲ级收缩期杂音,为相对性二尖瓣关闭不全及狭窄表现。心电图变化有Ⅰ度房室传导阻滞、ST段下移,T波改变等。重者可伴不同程度的心力衰竭、心尖搏动弥散、心脏扩大、心音低钝及奔马律。②心内膜炎:主要侵犯二尖瓣,其次为主动脉瓣。二尖瓣关闭不全表现为心尖部全收缩期杂音,向腋下传导,左侧卧位听诊最明显,有时可闻及二尖瓣相对狭窄所致舒张期杂音;约20%发生主动脉瓣关闭不全,在胸骨左缘第3肋间可闻及舒张期叹气样杂音。多次复发可造成心瓣膜永久性瘢痕形成,导致风湿性心瓣膜病。③心包炎:有心包炎表现者,多存在全心炎。临床表现为心前区疼痛、心动过速、呼吸困难,有5%～10%病例心底部听到心包摩擦音;少数患者积液量多时心前区搏动消失,心音遥远,有颈静脉怒张、肝肿大等心脏压塞表现;X线检查心搏动减弱或消失,心影向两侧扩大呈烧瓶状;心电图示低电压,早期ST段抬高,随后ST段回到等电线，并出现T波改变。

游走性多关节炎：发生率>75%，其特点为非对称性、多发性和游走性，多侵犯四肢大关节（踝、腕、膝和肘），很少累及手、脚的小关节和髋关节，伴有红、肿、热、痛、活动受限和触痛，不遗留关节畸形。关节炎未经治疗者可持续2～3周，对水杨酸治疗有显著效果。经治疗关节功能可恢复，不留强直或畸形。轻症患儿仅有关节酸痛而无局部红肿表现。

舞蹈病（chorea）：发生率小于10%，是风湿炎症累及基底节和尾核的结果，通常发生在链球菌感染后3个月或更长时间，因此，舞蹈病可能是风湿热唯一的表现，可作为风湿热的诊断依据。表现为以四肢及面部肌肉无目的、不自主及不协调的快速运动等，呈现皱眉、挤眼、呶嘴、伸舌等奇异面容和颜面肌肉抽动、耸肩等动作，在兴奋或注意力集中时加剧，入睡后消失。轻者一般1～2周可自行恢复，重者即使治疗也要持续3～4个月。女童多见。舞蹈病可单独存在或与其他症状同时并存，约40%伴心脏损害，伴关节炎者罕见。

皮肤病变：环形红斑为少见表现（<5%），主要分布于躯干和近侧肢体，是一种短暂的斑点样的皮疹，一般在风湿热后期出现，多分布于躯干及四肢屈侧，呈环形或半环形，如钱币大小，色淡红或暗红，边缘可轻度隆起，环内肤色正常，多于数小时或1～2d消失，反复出现，不留痕迹。

皮下结节：常见于复发病例，好发于肘、腕、膝、踝等关节伸侧的骨质隆起或者肌腱附着处，为粟米到豌豆大小、可活动无压痛的硬结，常在起病数周后才出现，经2～4周自然消失。

其他病变：可累及肺、胸膜、腹膜、肾及大、中型动脉等，导致相应的临床表现。

4. 风湿热的诊断标准有哪些？

风湿热的诊断标准为：①以舞蹈病为唯一临床表现者；②隐匿发病或缓慢发生的心脏炎；③有风湿热史或现患风湿性心脏病，当再感染A组链球菌时，有风湿热复发的高度危险者。

5. 风湿热典型的临床表现有哪些?

风湿热典型的临床表现为发热、关节炎和心脏炎。环形红斑、皮下结节和舞蹈病也偶尔可见。

6. 风湿热疾病链球菌感染的证据有哪些?

(1)咽拭子培养常呈溶血性链球菌培养阳性。但阳性培养不能肯定是先前感染的,还是病程中获得的不同菌株。已用抗生素的治疗者,咽拭子培养可呈假阴性。

(2)血清溶血性链球菌抗体测定溶血性链球菌能分泌多种具有抗原性的物质,使机体对其产生相应抗体。这些抗体的增加,说明病人曾有溶血性链球菌感染。通常在链球菌感染后2～3周,抗体明显增加,2个月后逐渐下降,可维持6个月左右。

(3)常用的抗体测定有:①抗链球菌溶血素"O"(ASO):>500U为增高;②抗链球菌激酶(aSK):>80U为增高;③抗透明质酸酶:>128U为增高;④抗脱氧核糖核酸酶B(ADN-B):抗链球菌菌酶和抗M蛋白抗体测定。

7. 风湿炎症活动的证据有哪些?

(1)血常规:白细胞计数轻度至中度增高,中性粒细胞增多,核左移;常有轻度红细胞计数和血红蛋白含量的降低,呈正细胞性、正色素性贫血。

(2)非特异性血清成分改变:某些血清成分在各种炎症或其他活动性疾病中可发生变化。在风湿热的急性期或活动期也呈阳性结果。

8. 风湿热活动期常用的检测指标有哪些?

(1)红细胞沉降率(血沉,ESR):血沉加速,但合并严重心力衰竭或经肾上腺皮质激素或水杨酸制剂抗风湿治疗后,血沉可不增快。

(2)C反应蛋白:风湿热患者血清中有对C物质反应的蛋白,存在于α球蛋白中。风湿活动期,C反应蛋白增高,病情缓解时恢复。

(3)黏蛋白:黏蛋白系胶原组织基质的化学成分。风湿活动时,胶原组织破坏,血清中黏蛋白浓度增高。

(4)蛋白电泳:白蛋白降低 α_2 和 γ 球蛋白常升高。

9. 风湿热常用的免疫指标检测有哪些？

(1)循环免疫复合物检测阳性。

(2)血清总补体和补体 C3：风湿活动时降低。

(3)免疫球蛋白 IgG、IgM、IgA：急性期增高。

(4)B 淋巴细胞增多，T 淋巴细胞总数减少。

(5)T 抑制细胞明显减少，T 辅助细胞与 T 抑制细胞的比值明显增高。T 抑制细胞减少后，引起机体对抗原刺激的抑制减弱，破坏了免疫系统的自隐性。

(6)抗心肌抗体：80％的患者抗心肌抗体呈阳性，且持续时间长，可达 5 年之久，复发时又可增高。

10. 风湿热的治疗方式有哪些？

(1)一般治疗：注意保暖，避免潮湿和受寒。急性关节炎早期应卧床休息，至血沉、体温正常后开始活动。有心脏炎者应待体温正常、心动过速控制、心电图改善后，继续卧床休息 3～4 周再恢复活动。

(2)消除链球菌感染灶：青霉素是首选药物。对青霉素过敏或耐药者，可改用红霉素或罗红霉素。

(3)抗风湿治疗：对风湿性关节炎，首选非甾类抗炎药，常用阿司匹林，开始剂量成人 3～4g/d，小儿 80～100mg/(kg·d)，分 3～4 次口服。对心脏炎，一般采用糖皮质激素治疗。为防止停用激素后出现反跳现象，可于停用激素前 2 周或更早一些时间加用阿司匹林，待激素停用 2～3 周后才停用阿司匹林。抗风湿疗程，单纯关节炎为 6～8 周，心脏炎疗程最少 12 周，如病情迁延，应根据临床表现及实验室检查结果，延长疗程至病情完全恢复为止。

(4)舞蹈病：避免强光噪声刺激，并加用镇静剂，如地西泮、巴比妥或氯丙嗪等。激素治疗有效，尤其适用于那些上述药物治疗无效或不能耐受的患者。血浆置换和静脉注射丙种球蛋白可作为试验性治疗。

(5)并发症治疗：心功能不全，应给予小剂量洋地黄和利尿剂；如感染应针对不同病情，选择有效抗生素；代谢异常及冠心病的治疗亦应及时发现和处理。

11. 风湿热的自我护理有哪些?

(1)功能锻炼护理:患有风湿、类风湿的关节炎患者必须适当地进行功能锻炼,锻炼的目的是为了通过活动关节,起到避免出现僵直挛缩,防止肌肉萎缩,恢复关节功能的作用,即所谓以动防残。通过锻炼还能促进机体血液循环,改善局部营养状态,振奋精神,增强体质,促进早日康复。因此如何指导风湿病患者适当休息和进行必要的锻炼也是风湿病护理工作中的重要一环。

(2)一般护理:患有风湿病的患者最常见的症状表现就是最怕冷、潮湿,因此,患有风湿病的居住的房屋最好是向阳的、通风的、干燥的,并且要经常保持室内空气新鲜,床铺要平整,被褥轻暖干燥,经常洗晒,尤其是对强直性脊柱炎病人最好睡木板床,床铺不能安放在风口处,防睡中受凉。风湿病患者洗脸洗手宜用温水,晚上洗脚,热水以能浸至踝关节以上为好,时间在15min左右,可促进下肢血液流畅。但是对四肢功能基本消失、长期卧床的风湿病患者,要特别应注意帮助经常更换体位,防止发生压疮。对手指关节畸形,或肘关节屈伸不利,或两膝关节及踝关节变形、行走不便者,要及时照顾、处处帮助。

(3)饮食护理:患有风湿病的患者在饮食上要根据风湿病人的具体病情而有所不同的选择。风湿病患者在日常饮食上,一般应该多进高蛋白、高热量、易消化的食物,少吃辛辣刺激性的食物及生冷、油腻的食物。风湿病者注意饮食宜忌,要正确对待药补、食补的问题。瓜果、蔬菜、鱼肉、鸡、鸭均有营养,不可偏食。

二、幼年特发性关节炎

1. 什么是幼年特发性关节炎?

幼年特发性关节炎(JRA),既往称幼年型类风湿关节炎,16岁以下儿童常见,也是小儿时期一种常见的结缔组织病,以对称性多关节慢性炎症为其主要特点,并伴有全身多系统的受累的自身免疫性疾病,也是造成儿童致残的常见原因。以慢性关节炎为主要特征。

临床表现主要为长期不规则发热及关节肿痛，常伴皮疹、肝、脾、淋巴结肿大，若反复发作可致关节畸形和功能丧失。年龄越小，全身症状越重，年长儿以关节症状为主。在小儿结缔组织疾病中占第二位，男女发病比例为 3∶1。

2. 幼年特发性关节炎临床表现有哪些？

本病临床表现各型极为不同，根据关节症状与全身症状分为 3 型。

(1)全身型(still 型)：约占 JRD 的 20%，多见于 2～4 岁幼儿。以全身症状起病，发热和皮疹为典型症状，发热呈弛张热，常高达 40℃以上，可持续数周或数月，能自行缓解但易复发。发热期常伴一过性多形性皮疹，以胸部和四肢近端多见，随体温升降而时隐时现。关节症状较轻，部分病例后期出现多发性大关节炎症状。胸膜、心包或心肌可受累。肝、脾、淋巴结常有不同程度肿大。

(2)多关节型：约占 30%，多见于学龄儿童。起病缓慢，全身症状轻，仅有低热、食欲缺乏、消瘦、乏力、贫血。其特征是进行性、多发性关节炎，随后伴关节破坏，关节炎可由一侧发展到对侧，由指、趾等小关节发展到膝、踝、肘等大关节，先呈游走性，后固定对称。发作时产生肿痛与活动受限，晨僵是本型的特点。反复发作者关节发生畸形和强直，并常固定于屈曲位置。可有轻度肝、脾、淋巴结肿大，约 1/4 患儿类风湿因子阳性，最终有 1/2 以上患儿有严重关节炎。

(3)少关节型：约占 50%，多见于较大儿童。全身症状较轻，有低热或无热，常侵犯单个或 4 个以内的关节，以膝、踝、肘大关节为主，多无严重的关节活动障碍。少数患儿伴虹膜睫状体炎，有的可出现髋及骶髂关节受累，甚至发展为强直性脊柱炎。由于慢性虹膜睫状体炎可致失明，故应对少关节患儿每 3～4 个月定期进行裂隙灯检查，以便早期发现，及时治疗。

3. 幼年特发性关节炎的病因是什么？

病因不清，一般认为与感染(病毒、支原体和其他病原持续感染)、自身免疫、遗传及寒冷、潮湿、劳累、疲劳、营养不良、外伤、精神因素有关。我们的免疫系统免于我们受感染(病毒和细菌)的侵袭，免疫系统能够识别外来的和潜在的危险，并能区别自己的组织、对外来的组织予以清除。已有确切的证据证明，慢性关节炎是免疫系统的一种继发性的反应，它是由于免疫系统部分丧失了区别“外来”和“自己”细胞的能力，因而破坏自己的关节成分。

4. 幼年特发性关节炎的诊断标准有哪些？

发病年龄小于 16 岁，关节炎持续超过 6 周，发病原因不清（意思是所有能引起关节炎的疾病已经被排除）。在幼年性特发性关节炎中，关节炎的不同形式已被鉴别。因此，幼年性特发性关节炎的诊断是以持续性关节炎为基础，并且通过病史、体格检查、实验室检查仔细除外任何其他疾病。

5. 幼年特发性关节炎的检查方式有哪些？分别代表什么意义？

实验室检查与临床表现有相关性，在诊断中有一定作用，有助于幼年性特发性关节炎分型及判断发生并发症的危险，如虹膜睫状体炎。类风湿因（RF）是一种自身抗体，持续高浓度的 RF 阳性仅在多关节炎型的幼年性特发性关节炎可见，这种类型相当于成人类风湿关节炎。抗核抗体（ANA）在早期发病的少关节炎幼年性特发性关节炎患者中是常见的，ANA 阳性预警这些患者有发展成慢性虹膜睫状体炎的危险，要让患者定期（3 个月）进行眼睛裂隙灯检查。其他实验室检查如红细胞沉降率或 C 反应蛋白可以检测一般炎症反应的程度，并且在疾病治疗中也有帮助，但是治疗则更多取决于临床表现，而不是实验室检查。定期进行 X 线检查有利于评价疾病的进展，从而改变治疗方案。

6. 幼年特发性关节炎的治疗方式有哪些？

本病治疗原则为减轻或消除症状，维持正常生活，保持关节功能，防止关节畸形。

（1）一般治疗：急性期应卧床休息，合理饮食，病情好转后适当活动，有关节变形、肌肉萎缩、活动受限等病变时应配合理疗、热敷、红外线照射、按摩、医疗体育，必要时做矫形手术。

（2）药物治疗：应用抗炎药物，根据药物作用长短分快作用（非甾体类抗炎药）类、慢作用（病情缓解药）类、类固醇激素和免疫抑制剂等。①非甾体类抗炎药(NSAID)是治疗早期幼年特发性关节炎、改善临床症状必不可少的药物。临床上可选用萘普生、布洛芬、吲哚美辛(消炎痛)、双氯芬酸(扶他林)、吡罗昔康(炎痛喜康)等。这些非甾体类抗炎药虽能充分控制关节症状,对发热等关节外症状亦有效,但对阻止关节炎的关节破坏病程无阻止作用,不能防止关节畸形和强直。对病情重、进展快或经短期非甾体类抗炎药治疗病情未能控制的患儿应尽早使用慢作用类药物。②病情缓解药物或慢作用的抗风湿药:如非甾体类抗炎药治疗3～6个月无效,加用羟氯喹、青霉胺、甲氨蝶呤等。③类固醇激素:内脏受累,特别是伴有心肌和眼部病变者,宜早用激素,常用泼尼松。④免疫抑制剂:适用于上述药物均无效或有严重反应,或伴有严重合并症的重症关节炎患者。常用硫唑嘌呤与环磷酰胺,可单独使用或与激素联合应用,应注意不良反应。

7. 幼年特发性关节炎的自我护理有哪些?

走远路不要穿高跟鞋,要穿厚底而有弹力的软底鞋,以减少膝关节所受的冲击力,避免膝关节发生磨损,尽量少上下楼梯、少登山、少久站、少提重物,避免关节的负荷过大而加重病情。

注意走路和劳动的姿势,不要扭着身体走路和干活。避免长时间下蹲,因为下蹲时膝关节的负重是自身体重的3～6倍,长时间坐着和站着,也要经常变换姿势,防止膝关节固定一种姿势而用力过大。

8. 幼年特发性关节炎的急性期的护理有哪些?

(1)降低体温:密切监测体温变化,观察有无皮疹、眼部受损及心功能不全表现,有无脱水体征。高热时采用物理降温法(有皮疹者忌用酒精擦浴),及时擦干汗液,更换潮湿衣物,保持皮肤清洁,防止受凉。保证患儿摄入充足的水分及热量,并给予患儿高热量、高蛋白、高维生素、易消化饮食。遵医嘱按时服用抗炎药物进行病因治疗。

(2)减轻关节疼痛,维护关节功能:急性期应卧床休息,注意患儿体位。注意观察关节炎症状,如有无晨僵、疼痛、肿胀、热感、运动障碍及畸形。可利用夹板、沙袋固定患肢于舒适的位置以减轻关节疼痛,用被架保护患肢不受压。教给患儿用放松、分散注意力的方法控制疼痛或局部热敷镇痛。

(3)药物不良反应的观察:非甾体类抗炎药常见不良反应为胃肠道反应,此外对凝血功能、肝、肾和中枢神经系统也有影响。故长期用药应每2～3个月检查血象、肝、肾功能。

9. 幼年特发性关节炎的急性期过后的护理有哪些?

(1)功能锻炼:急性期过后应尽早开始关节的康复治疗,帮助患儿做被动关节运动和按摩,经常变换体位。鼓励患儿在日常生活中尽量独立,设计出病情允许的游戏,将治疗性的运动融入游戏中,如游泳、抛球、骑脚踏车、踢球、捻黏土等,以恢复关节功能,防止关节废用和畸形。对关节畸形的患儿,注意防止外伤。

(2)心理护理:关心患儿,家长应多于患儿沟通,了解患儿的情绪,并给予精神上的安慰,提高他们战胜疾病的信心。指导患儿做好受损关节的功能锻炼,帮助患儿克服因慢性疾病或残疾造成的自卑心理。父母不要过度保护患儿,多让患儿置身于现实生活的环境,并且多尝试新的活动,奖赏其独立性。鼓励患儿参加正常的活动和学习,使其身心健康发展。

三、过敏性紫癜

1. 什么是过敏性紫癜?

过敏性紫癜又称舒-亨综合征、急性血管性紫癜或紫癜,是小儿时期最常见的一种血管炎,以毛细血管变态反应性炎症为病理基础,是由血管变应性炎症引起的皮肤及黏膜病变。临床表现除皮肤紫癜外,常有过敏性皮疹、关节肿痛、腹痛、便血和血尿等。主要见于学龄期儿童,男女发病比例为2∶1,四季均有发病,但冬、春季节多见。病程有时迁延反复,但预后多良好。

2. 过敏性紫癜的病因是什么?

病因不清,目前认为与某种致敏因素引起的自身免疫反应有关。致敏原可为病原体(细菌、病毒或寄生虫)、药物(抗生素、磺胺药、异烟肼、水杨酸类、苯巴比妥钠等)、食物(鱼、虾、蟹、蛋、牛奶等)及其他(花粉吸入、昆虫叮咬、疫苗注射等)。机体对这些因素产生不恰当的免疫应答,形成免疫复合物沉积于小血管,引起皮肤、胃、肠、关节的广泛性毛细血管炎,导致水肿和出血。

3. 过敏性紫癜的临床表现有哪些?

小儿过敏性紫癜发病可急可缓,以急性发病居多。多数患儿发病前 1～3 周有上呼吸道感染史。可有不规则低热、乏力、头痛等非特异性表现。

(1)皮肤症状皮疹:是本病主要的表现,多见于下肢远端,踝关节周围密集。其次于臀部及上肢,也可发生于面部,躯干部罕见。皮疹的形态、色泽可有不同。初起为小型荨麻疹或粉红色斑丘疹,压之褪色。继而色泽加深,形成红斑。红斑中心发生点状出血,颜色由粉红色渐变成暗紫色,即为紫癜。紫癜可融合成片。最后色泽变为棕色而消退,不留痕迹。此外,尚有多形红斑和结节性红斑。血管神经性水肿可见于头部、眼睑、唇部、手足、肾及会阴部。有时肿胀处可有压痛。

(2)消化道症状:比较常见,可见于 2/3 的患儿,临床称为腹型。腹痛最常见,多为严重绞痛,发生于脐周,也可见于其他部位,3/4 的患儿可有压痛,同时可有呕吐。继而可见血便,严重者为血水样大便。吐血少见。常易误诊为急腹症,特别在出现皮疹以前,为此而行剖腹检查者不在少数。少数患者可并发肠套叠,偶见发生肠梗阻、穿孔及出血性坏死性小肠炎。

(3)关节症状:约 50%患儿可有多发游走性关节痛或关节炎,以下肢关节多见。关节周围有皮疹者肿痛更为明显。临床称为"关节型"。关节腔积液多呈浆液性。关节症状多在数日内消失,不遗留变形。

(4)肾脏症状:约有 1/3 患儿发生肾炎,年龄越小发生越多,可为肉眼血尿或显微镜下血尿。一般出现于紫癜后 2～4 周,也可出现于皮疹消退后或疾病静止期。临床称为"肾型"。病情轻重不等,轻者居多,重症可发生肾功能减退、氮质血症和高血压脑病。少数病例血尿、蛋白尿或高血压可持续2年以上。

(5)其他:混合型病例可有中枢神经系统症状,如昏迷、视神经炎、蛛网膜下腔出血、吉兰-巴雷综合征,个别发生肢体抽搐。75%患儿有脑电图异常,脑电图在6～20个月恢复正常。重症病例可因心肌缺氧、缺血引起心电图暂时性异常。偶见并发急性胰腺炎、睾丸炎及肺出血的报道。

4. 过敏性紫癜的诊断标准有哪些?

(1)血液检查①血常规检查:血细胞轻中度增高,嗜酸细胞正常或者增高,出血量多可贫血,出凝血时间、血小板计数、血块收缩时间均正常;②红细胞沉降率:多数患者血沉增快;③抗O:可增高;④血清免疫球蛋白:血清IgA可增高;⑤血尿素氮及肌酐:肾功能不全者增高。

(2)尿常规:肾脏受累者尿中可出现蛋白红细胞或管型。

(3)大便隐血:消化道出血时阳型。

(4)毛细血管脆性试验:约1/2患者阳性。

(5)肾组织活检:可确定肾炎病变性质对治疗和预后的判定有指导意义。

5. 过敏性紫癜的检查方式有哪些?分别代表什么意义?

(1)实验室检查:①血小板计数多正常,出凝血时间正常。白细胞数轻度或中度升高,嗜酸性粒细胞及中性粒细胞增多;②红细胞沉降率常增快。肾损害时,尿液可检测出红细胞、蛋白、颗粒管型等;③严重者血中尿素氮和肌酐升高。

(2)其他辅助检查:组织病理可见真皮浅层的毛细血管内皮细胞肿胀,管腔闭塞,血管壁出现纤维蛋白沉积、变性和坏死。血管及其周围有中性粒细胞浸润。

6. 过敏性紫癜的治疗方式有哪些?

(1)病因治疗:积极寻找、治疗可能的病因。

(2)药物治疗:①抗生素有感染因素者可选用适当的抗生素;②抗组胺药适用于单纯型紫癜,可同时使用芦丁、维生素C、钙剂、安络血或止血敏等;③氨苯砜早期选用有效;④糖皮质激素适用于严重皮肤损害或关节型、腹型、肾型紫癜;⑤免疫抑制药顽固的慢性肾炎患者,可选用环磷酰胺或硫唑嘌呤,可与糖皮质激素联合应用;⑥对症治疗发热、关节痛者可使用解热镇痛药如吲哚美辛、芬必得,腹痛者用山莨菪碱口服或肌内注射,或阿托品肌内注射;⑦其他治疗分别有报道用西咪替丁、复方丹参注射液、雷公藤、右旋糖酐-40、双嘧达莫等治愈过敏性紫癜。

(3)脱敏治疗:对于小儿患者,可考虑特异性脱敏治疗。

(4)血浆置换:该法能有效清除血循环中的免疫复合物,从而防止血管阻塞和梗死。适用于血浆中存在大量免疫复合物的腹型、肾型患者。

7. 过敏性紫癜的自我护理有哪些?

(1)合理安排饮食:有消化道症状,无消化道出血者给予少渣、易消化、半流质饮食;对可能引起过敏食物,如鱼,虾,蟹,蛋及牛奶等食物暂时禁用,待病情恢复,排除过敏原后食用。

(2)密切观察病情变化,及时给予相应处理:观察皮肤紫癜形态、分布及消退情况,如有痒感,可用温水擦洗,防止用手抓破皮肤致感染,穿刺或注射后压迫片刻,防止出血;观察腹痛的部位及性质,是否有包块及外科并发症,如肠套叠、肠穿孔、肠坏死,及时与医师联系,请外科会诊;观察关节疼痛情况;观察有无红、肿、热、痛及功能障碍,并卧床休息,局部热敷以减轻症状,必要时用解热镇痛药。

(3)患儿饮食要谨慎,避免食用刺激性食物,如果处于母乳期,母亲也要减少食用辛、辣、刺激性食物。

(4)注意保暖,防止感冒。因为感冒的时候抵抗力差,更容易受感染。

(5)保持皮肤清洁,经常要给患儿进行清洁,修剪指甲、防止皮肤感染。必要时给患儿戴上手套,防止抓伤皮肤。

8. 过敏性紫癜和血小板减少性紫癜的区别是什么?

过敏性紫癜:①是以小血管炎为主要病变的系统性血管炎;②临床特点除皮肤紫癜外,有关节肿痛、腹痛、便血和血尿等;③病因尚不清楚，目前认为与过敏有关；④血常规检查：白细胞正常或轻度增高，中性粒细胞和嗜酸粒细胞可增高，出凝血时间、血小板计数、血块退缩试验均正常。

血小板减少性紫癜：①是由于血小板数量减少所致；②皮肤、黏膜自发性出血；③病前多有病毒感染，目前认为病毒感染不是直接原因，而是由于病毒感染后机体产生的抗体，使血小板受到损伤，导致血小板减少；④血小板明显减少＜100×10^9/L，出血严重时可伴贫血，白细胞正常，出血时间延长，凝血时间正常，血管收缩不良，血清凝血酶原消耗不良。

四、系统性红斑狼疮

1. 系统性红斑狼疮的概念是什么？

系统性红斑狼疮(SLE)是一种自身免疫结缔组织病。以病人体内存在有多种致病性自身抗体(特别是抗核抗体)和病变累及全身多系统器官为特征，病程迁延，病情反复发作，临床可表现为各个系统和脏器功能的损害，以女性多见，男女之比为1∶4。

2. 系统性红斑狼疮的发病特点是什么？

本病病程以缓解和急性发作交替为特点。多发于学龄期及年长儿，女孩多见。与成人系统性红斑狼疮相比较，小儿病例较早累及泌尿、神经、心血管、血液等多个系统，表现为中至重度多脏器损害，临床表现复杂，极易漏诊误诊，病情发展迅速，若治疗不当，儿童SLE的预后比成人更严重。

3. 系统性红斑狼疮的临床表现是什么？

(1)皮肤黏膜：蝶形红斑、盘状皮损、光过敏、红斑或丘疹、口腔、外阴或鼻溃疡、脱发等。

(2)关节肌肉：关节痛、关节肿、肌痛、肌无力、缺血性骨坏死等。

(3)血液系统：白细胞减少、贫血、血小板减少、淋巴结肿大、脾大等。

(4)神经系统：头痛、周围神经病变、癫痫、抽搐、精神异常等表现。

(5)心血管系统:心包炎、心肌炎、心内膜炎等。

(6)血管病变:雷诺现象、网状青斑、动、静脉栓塞及反复流产等。

(7)胸膜及肺:胸膜炎、肺间质纤维化、狼疮肺炎、肺动脉高压及成人呼吸窘迫综合征等。

(8)肾脏:蛋白尿血尿、管型尿、肾病综合征及肾功能不全等。

(9)消化系统:腹痛、腹泻、恶心、呕吐、腹膜炎及胰腺炎等。

4. 系统性红斑狼疮少见的受累组织器官的临床表现是什么?

(1)肠系膜血管炎、蛋白丢失性肠病或假性肠梗阻等属于严重的消化系统受累的并发症,症状包括发热、恶心、呕吐、腹泻或血便,腹部压痛及反跳痛等症状和体征。

(2)狼疮眼部受累,以视网膜病变常见,表现为“棉絮斑”,其次是角膜炎和结膜炎,可表现为视物不清、视力下降、眼部疼痛及黑矇等。

5. 系统性红斑狼疮的常规检查有哪些?

(1)血常规:观察白细胞血小板及血红蛋白。SLE患者可以表现为不明原因的血小板减少、白细胞减少或急性溶血性贫血。

(2)尿液检查:尿蛋白阳性、红细胞尿、脓尿、管型尿(>1个/高倍视野)均有助于诊断。

(3)便常规:隐血阳性时应注意消化系统病变。

(4)急性时相反应物:红细胞沉降率(ESR)的增快多出现在狼疮活动期,稳定期狼疮患者的红细胞沉降率大多正常或轻度升高。血清CRP水平可正常或轻度升高;当CRP水平明显升高时,提示SLE合并感染的可能,但也可能与SLE的病情活动有关。

6. 影响系统性红斑狼疮预后的主要因素主要包括什么?

(1)早期诊断是改善预后的关键。

(2)合理规范的治疗是狼疮缓解的关键因素。

(3)肾脏损害的程度是判断狼疮预后的主要指标,因此肾组织病理活检对于判断预后非常重要。

(4)多系统损害,如肺动脉高压、肺纤维化、脑病、心功能受累等也是影响系统性红斑狼疮预后的因素。

7. 怎样预防系统性红斑狼疮的复发?

避光及消除疲劳;预防感染;适当休息与锻炼。

8. 系统性红斑狼疮宜吃哪些食物?

多食用高蛋白食物:可多饮牛奶,吃鸡蛋、瘦肉等富含蛋白质的食物。多食用低脂易消化的食物:应该多食用易消化脂肪低的食物,有利于病情的恢复。

9. 系统性红斑狼疮忌吃哪些食物?

(1)忌食用具有感光敏感的食物:如无花果、紫云英、油菜、黄泥螺以及芹菜等,如食用后应避免阳光照射;蘑菇、香菇等蕈类和某些食物染料及烟草也会有诱发系统性红斑狼疮的潜在作用,也尽量不要食用或少食用。

(2)多食用低糖食物:应留意对饭量的操控,少食用含糖量比较高的食物,引发糖尿病,给患者带来更大的痛苦。

(3)忌吃海鲜,俗称“发物”。

(4)忌食羊肉、狗肉、鹿肉、桂圆、荔枝等性温热的食物。

10. 系统性红斑狼疮的病因有哪些?

病因不明,可能与遗传、病毒、性激素、环境因素(阳光照射)、药物等有关。

(1)遗传:流行病学及家系资料调查表明,SLE 患者第一代亲属中 SLE 发病率为无 SLE 家族史的 8 倍,单卵双胞胎患 SLE 者 5～10 倍于异卵双胞胎的 SLE 发病率。但大部分病例不显示有遗传性。

(2)环境因素:阳光、紫外线使皮肤上皮细胞出现凋亡,新抗原暴露而成为自身抗原。药物、化学试剂、微生物病原体等也可诱发本病。

(3)雌激素:女性患者明显高于男性,在更年期前阶段为 9∶1,儿童及老人为 3∶1。

11. 系统性红斑狼疮的发病机制有哪些?

可能是具有遗传因素者,在各种致病因子作用下激发机体异常的免疫应答或免疫调节障碍,而持续产生大量的免疫复合物和致病性自身抗体，引起组织损伤。

12. 系统性红斑狼疮(SLE)的治疗原则有哪些？

(1)早发现，早治疗。

(2)初次彻底治疗，使之不再复发。

(3)治疗方案及药物剂量必须个体化，监测药物的不良反应。

(4)定期检查，维持治疗。

(5)病人教育，使之正确认识疾病，恢复社会活动及提高生活质量。

13. 系统性红斑狼疮(SLE)的一般治疗有哪些？

(1)心理治疗。

(2)急性活动期卧床休息，避免过劳。

(3)及早发现和治疗感染。

(4)避免阳光暴晒和紫外线照射。

(5)缓解期才可做防疫注射。

(6)避免使用可能诱发狼疮的药物，如青霉素、磺胺类、保泰松、金制剂等药物，容易诱发红斑狼疮症状。

(7)肼苯哒嗪、普鲁卡因酰胺、氯丙嗪、甲基多巴、异烟肼等容易引起狼疮样综合征。患者应尽量避免使用这些药物。

14. 系统性红斑狼疮(SLE)的药物治疗有哪些？

(1)轻型：系统性红斑狼疮(SLE)治疗药物包括非甾体抗炎药(NSAIDS)、抗疟药、局部糖皮质激素、小剂量糖皮质激素、必要时免疫抑制药。

(2)重型：SLE 治疗药物包括糖皮质激素和免疫抑制药(环磷酰胺、硫唑嘌呤、甲氨蝶呤、环孢素、霉酚酸酯等)。

15. 系统性红斑狼疮患者口腔护理有哪些？

(1)平时要保持口腔清洁，早晚刷牙，进食后用生理盐水漱口，防止食物残渣在口腔内存留、发酵，使口腔溃疡加重或引起新的口腔溃疡。

(2)口腔溃疡比较严重、疼痛的患者一定要到医院就诊，遵照医嘱口服一些维生素类药物，或喷涂西瓜霜、口腔溃疡及使用漱口液等,这些可以起到消炎镇痛、促进溃疡愈合作用。

(3)饮食上应注意食物要温、软,避免过热、较硬食物,如热饮料、坚果类等,以避免刺激、碰触溃疡部位,引起疼痛或加重溃疡。

(4)加强营养,黄、绿色蔬菜中维生素 B、维生素 C 的含量较多,适当食用可以预防或减少口腔溃疡的发生。

16. 如何做好系统性红斑狼疮的皮肤护理?

(1)经常用清水洗脸,保持面部清洁。洗浴时不用碱性较强的皂液,可以用质量好的洗面奶及中性浴液,尽量不用化妆品及油膏。选用护肤品时要先试一试是否过敏,以减少对皮肤的刺激,减轻或避免诱发皮疹。

(2)用 30℃的温水湿敷红斑处,每日三次,每次 30min,可促进局部血液循环。

(3)四季都要避免阳光直接照射皮肤。日光最强时,尽量不要外出。平时外出时要戴遮阳帽或打遮阳伞,穿长袖衣服,注意衣领不要过大,以防皮肤过多暴露。开车时要注意手臂的防护。

(4)可以使用防紫外线的护肤品以减轻紫外线的照射。

(5)工作、居住环境要避免阳光直射。常用的工具、家具不宜置于窗户旁。

(6)冬天外出时戴帽子、围巾,以防止面部皮肤冻伤,减少诱发因素。

17. 系统性红斑狼疮的免疫学检查有哪些?

本病以存在多种抗核抗体为特点,对疾病诊断敏感性为 95%,是目前最佳的系统性红斑狼疮筛选试验。

常见的抗体有:①抗 Sm 抗体和抗双链 DNA 抗体对 SLE 的诊断特异性较高;②抗核抗体(ANA);③抗 RNP 抗体;④抗 SSA 抗体;⑤抗 SSB 抗体;⑥抗红细胞抗体;⑦抗双链 DNA 抗体;⑧抗血小板相关抗体。另外免疫复合物增加及补体 C3、C4、CH50 降低有助于 SLE 诊断,并提示狼疮活动。

18. 系统性红斑狼疮伴发的“雷诺现象”有何表现?

雷诺现象是一种周围循环疾病。在寒冷或情绪紧张等刺激下,突然发生于指(趾)小动脉的痉挛。雷诺现象最常影响手指,但脚趾、耳、鼻和舌也可受累,持续或频繁地发作雷诺现象,可以导致指(趾)端缺血性溃疡或坏死。

19. 什么是狼疮危象?

是本病的一种恶化表现,其表现为高热,全身极度衰竭和疲乏,严重头痛和腹痛,常有胸痛,还可有各系统的严重损害如心肌炎、心力衰竭和中枢神经系统症状,表现为癫痫发作,精神病和昏迷,伴发局部感染或败血症等,如肾脏受累,肾衰竭可导致死亡。

20. 系统性红斑狼疮应用激素治疗的注意事项有哪些?

(1)糖皮质激素减量应逐步进行,不可突然停药,告诫患者遵医嘱服药,不可自增自减。

(2)积极预防感染,尤其口腔黏膜、呼吸道、泌尿系及皮肤的感染,注意观察体温变化,加强口腔护理,早期处理口腔内的各种病变,需每天进行会阴部清洁,防止发生泌尿系逆行感染。

(3)适当补充钙剂及维生素D,防治骨质疏松。

(4)注意监测血糖和尿糖,以防止药物引起的糖尿病,对糖尿病患者应随时注意有无发生酮症。

(5)观察大便颜色及胃肠道症状,定期检查大便隐血,以便早期发现消化道出血或溃疡,必要时给予氢氧化铝凝胶,保护胃黏膜。

(6)糖皮质激素易引发精神及神经症状,如有发生须减药量,加强安全措施,专人看护,防止意外伤害。

(7)大剂量激素冲击治疗前,应向患者交代治疗期间应注意的事项,治疗中注意掌握输液滴速,观察心律变化,防止输液速度过快,引起心力衰竭。

21. 怎样预防系统性红斑狼疮肾功能恶化?

(1)当出现肾功能减退时,应减少活动量,尤其在血尿和蛋白尿期间,应卧床休息。

(2)每天注意尿量,体重的变化,当有尿量减少,体重增加或水肿时,应限制水分和盐分摄取量,并将详情告诉医师。

(3)若肾脏排泄代谢废物的能力大为降低,致使血中尿素氮、肌酐增加时，应采取低蛋白饮食。

(4)每天测量血压，注意观察是否有心肺负荷过重(液体积留体内)和高血压等症状。

(5)若已出现肾衰竭，则需要安排定期血液透析或腹膜透析治疗，以排除体内的代谢废物和水分。

22. 系统性红斑狼疮的诊断标准有哪些?

国际上应用较多的是美国风湿协会1982年提出的诊断标准，我国风湿病学会在同年结合我国情况提出了我国的诊断标准：①蝶形红斑或盘状红斑；②日光过敏；③口腔溃疡；④非畸形关节炎或关节痛；⑤浆膜炎(胸膜炎或心包炎)；⑥肾炎(蛋白尿和(或)血尿和(或)管型尿)；⑦神经系统损伤(抽搐或精神症状)；⑧血象异常(白细胞$<4\times10^9/L$或血小板$<80\times10^9/L$)或溶血性贫血；⑨狼疮细胞抗体或抗双链DNA抗体阳性；⑩抗Sm抗体阳性；⑪抗核抗体阳性；⑫狼疮带试验阳性；⑬补体低于正常。

符合以上4条或4条以上者即可确诊。

23. 系统性红斑狼疮在消化系统有什么表现?

约30%患者出现食欲不振、腹痛、呕吐、腹泻、腹水等。少数可有各种急腹症发作，如急性腹膜炎、胰腺炎、肠胃炎等。肠壁或肠系膜血管炎可引起胃肠道出血、坏死、穿孔或梗阻，肝大多见，常无黄疸。

24. 系统性红斑狼疮在神经系统有什么表现?

约20%患者有神经系统损伤。脑损害最多见，可表现为精神障碍、癫痫发作、偏瘫、蛛网膜下腔出血、脊髓炎等。脑损害症状提示病情活动，且严重，往往预后不佳。此外亦可出现脑神经与外周神经的病变。严重头痛可以是SLE的首发症状。

25. 系统性红斑狼疮在血液系统有何特点?

约60%活动性SLE有慢性贫血表现，仅10%为自身免疫性溶血性贫血，约40%患者白细胞减少或淋巴细胞绝对数减少，约20%患者有血小板减少。约20%患者可有无痛性的轻、中度淋巴结肿大，病理活检可呈坏死性淋巴炎。约15%患者有脾大。

26. 系统性红斑狼疮在肾脏有何临床表现?

SLE 患者的肾损害最常见。几乎所有的病例均有肾组织的病理变化。狼疮肾炎表现为急慢性肾炎、肾病综合征、远端肾小管酸中毒和尿毒症,尿毒症是 SLE 常见的死亡原因。

27. 系统性红斑狼疮的心血管系统表现有哪些?

30%患者出现心血管表现,其中以心包炎最为常见,还可有心肌炎及周围血管病变,常见有血栓性静脉炎。

28. 系统性红斑狼疮的皮肤与黏膜的改变有哪些?

约 80%患者有皮肤损害,表现为多种多样。最具特征的为面部蝶形红斑。此红斑发生在颧颊,经鼻梁融合成蝶翼状。皮损为不规则的水肿性红斑,色鲜红或紫红,边缘清楚或模糊,可稍高出皮肤表面,表面光滑,可见鳞屑,可有痒及痛感。偶也呈盘形红斑。病情缓解时,红斑可消退,留有色素沉着。手指末端和甲周的红斑也具特征性。此外,患者可出现各种皮疹,红斑、红点、丘疹、紫癜或紫斑、水疱和大疱。有光敏现象,患者受日光或其他来源的紫外线照射后出现面部红斑。

29. 系统性红斑狼疮的早期表现有哪些?

系统性红斑狼疮虽然发病隐匿,但一些早期症状还是可以给予患者以预警的。临床研究发现,患者在患病初期多有食欲缺乏、四肢无力、无精打采、浑身乏力,经临床专家研究表明,系统性红斑狼疮的症状与其乏力程度密切相关,出现该症状患者约占系统性红斑狼疮患者的 83%。68%系统性红斑狼疮患者会有体重下降的症状。发热是 40%该病患者的首发症状。发热类型多种多样,可能长期低热,发热度越高,发热频率也越多。糖皮质激素常能迅速退热。

五、皮肤黏膜淋巴结综合征

1. 什么是皮肤黏膜淋巴结综合征?

皮肤黏膜淋巴结综合征(mucocutaneous lymphnode syndrome, MCLS)又称川崎病(Kawasaki disease,KD),是由日本川崎富作于 1967 年首次报道,是一种全身中、小动脉炎性病变为主要病理改变的急性发热出疹性疾病。表现为急性发热、皮肤黏膜病损和淋巴结肿大。本病以婴幼儿多见,男孩多于女孩。一年四季均有发病,以春秋两季居多。

2. 川崎病的病因有哪些?

病因不清,可能与多种病原感染有关,如立克次体、短棒菌苗(丙酸杆菌)、链球菌、反转录病毒、支原体、尘螨等多种病原体感染有关,但均未能证实。发病机制尚不清楚,现在有越来越多的研究发现是机体对感染原的免疫反应参与了其发病,也有人认为与环境污染、药物、化学剂等因素有关。目前认为川崎病是易感宿主对多种感染病原触发的一种免疫介导的全身性血管炎。

3. 川崎病的临床表现有哪些?

(1)主要表现①发热:体温 38~40℃,呈稽留热或弛张热,持续1~2周,甚至更长,抗生素治疗无效。②皮肤表现:皮疹在发热或发热后出现,呈向心性、多形性,常见的为斑丘疹、多形红斑样或猩红热样,无疱疹及结痂,躯干部多见,持续 4~5d 后消退;手足皮肤呈广泛性硬性水肿,手掌和脚底早期出现潮红,恢复期指(趾)端膜状脱皮,重者趾(指)甲亦可脱落,此为本病典型的临床特点。肛周皮肤发红、脱皮。③黏膜表现:双眼球结膜充血,无脓性分泌物和流泪,口唇潮红、皲裂或出血,舌乳头明显突出、出血呈杨梅舌,咽部弥漫性充血,扁桃体可有肿大或渗出。④颈部淋巴结肿大:单侧或双侧,质硬有触痛,表现不红无化脓,热退后消散。

(2)心脏表现:少见,是川崎病最严重的表现。可于发病后 1~6 周出现,也可能迟至急性期后数月甚至数年后才发生。在急性发热期可表现为心脏杂音、心律失常、心脏扩大和心力衰竭等;亚急性期和恢复期,常在疾病的 2~4 周发生,可因冠状动脉炎和动脉瘤而发生心肌梗死或巨大冠状动脉瘤破裂可导致心源性休克甚至猝死。

(3)其他:可有间质性肺炎、无菌性脑膜炎、消化系统症状(腹泻、呕吐、腹痛、肝大、转氨酶升高、黄疸)、关节疼痛或者肿胀、可出现脓尿和尿道炎。

4. 川崎病的治疗原则是什么？

（1）控制炎症①阿司匹林：为首选药物，剂量为 30～100mg/(kg・d)，每天 3～4 次口服，热退后三天逐渐减量。如有冠状动脉病变时，根据血小板调整剂量、疗程直至冠状动脉病变恢复正常。②静脉注射丙种球蛋白（IVIG）：可明显降低急性期冠状动脉病变的发生率，对已形成的冠状动脉瘤可使其早期退缩。剂量为 1～2g/kg 于8～12h 静脉缓慢输入，宜于发病早期应用。③糖皮质激素：静脉注射丙种球蛋白无效者可考虑使用糖皮质激素，也可与阿司匹林和双嘧达莫合并使用。剂量每日 2mg/kg，使用 2～4 周。

（2）抗血小板凝集：除阿司匹林外可加用双嘧达莫。

（3）其他治疗：根据病情对症支持治疗，如补液、护肝、控制心力衰竭、纠正心律失常等，有心肌梗死时及时溶栓治疗。

5. 川崎病发热时如何护理？

①急性期患儿应绝对卧床休息。维持病室适当的温度、湿度。监测体温、观察热型及伴随症状，及时采取必要的治疗护理措施。②给予清淡的高热量、高维生素、高蛋白质的流质或半流质饮食，鼓励病人多饮水，必要时静脉补液。③按医嘱用药并注意观察应用阿司匹林有无出血倾向和静脉注射丙种球蛋白有无过敏反应，一旦发生及时处理。

6. 川崎病皮肤黏膜的护理要点有哪些？

（1）皮肤的护理：①密切观察皮肤黏膜病变情况，保持皮肤清洁，每天清洗患儿皮肤，剪短指甲，以免抓伤或者擦伤；②衣被质地柔软而清洁，每次便后清洗臀部；③对半脱的痂皮用干净的剪刀剪除，切忌强行撕脱，防止出血和继发感染。

（2）黏膜的护理：①评估患儿口腔卫生习惯及进食能力，观察口腔黏膜病损情况，每日晨起、睡前、餐前、餐后漱口，以保持口腔清洁，防止继发感染与增进食欲；②口唇干裂者可涂护唇油；③禁食生、辛、硬的食物，必要的时候遵医嘱给予药物涂擦口腔创面；④每日用生理盐水洗眼 1～2 次，也可涂眼膏，以保持眼的清洁，预防感染。

7. 川崎病的心血管系统的护理要点有哪些？

密切监测患儿有无心血管损害症状，如面色、精神状态、心率、心律、心音、心电图异常，一旦发现立即进行心电监护。根据心血管损害程度采取相应的护理措施。使用保护心血管药物，如阿司匹林、潘生丁等。

8. 为何会患川崎病？

从发现疾病时到现在，三十几年过去了仍然没有找到确切的病因，目前大致认为川崎病可能是一定易患宿主对多种感染病原触发的一种免疫介导的全身性血管病。本病病理变化为全身性血管炎，好发于冠状动脉。

9. 川崎病有无心脏表现？

于发病后1～6周可出现心肌炎、心包炎、心内膜炎、心律失常等。冠状动脉损害多发生于病程第2～4周，也可发生于疾病恢复期。发生冠状动脉瘤或狭窄者，可无临床表现，少数可有心肌梗死的症状。心肌梗死和冠状动脉瘤破裂可导致心源性休克甚至猝死。

10. 川崎病诊断金标准是什么？

发热5d以上，伴下列5项临床表现中4项以上者，排除其他疾病，即可诊断为川崎病，如不足4项，但超声心动图有冠状动脉损坏，亦可诊断为川崎病。①眼结膜非化脓性充血；②唇充血皲裂，口腔黏膜弥漫性充血，舌乳头充血、突起呈草莓舌；③急性期掌跖红斑，手足硬性水肿，恢复期指(趾)端膜状蜕皮；④多形性红斑；⑤颈部淋巴结肿大。

11. 川崎病常用的检查方式有哪些？

(1)血液检查：轻度贫血，外周血白细胞计数升高，以中性粒细胞增高为主，有核左移现象。红细胞沉降率增快，C反应蛋白增高，免疫球蛋白增高，为炎症活动指标。血小板早期正常，第2～3周显著增高，部分病例转氨酶、血清胆红素增高。

(2)心血管系统检查：有心脏受损者可见心电图和超声心动图改变。心电图主要为ST段和T波改变、P-R间期和Q-T期间延长、低电压、心律失常等。二维超声心动图是诊断及随访冠状动脉病变的最佳方法，安全、可靠、方便、重复性好。冠状动脉扩张、冠状动脉瘤样改变，于病程的第 2～3 周检出率最高，多在病程 1～2 年恢复。

（3）其他：脑脊液白细胞增高，以淋巴细胞增高为主。尿沉渣中白细胞数增多，轻度蛋白尿。

12. 川崎病预后如何？

在发病后 8～10d 接受治疗的患儿预后较好。大多数动脉瘤在 1 年内消退而无明显后遗症。虽经治疗仍有 5%发生动脉瘤，其中 1%因巨大动脉瘤持续存在，其余基本消退，这些患者在以后的生活中是否会出现心脏病的危险，目前仍有争议。另外一些患者可出现持续性血管壁纤维化，顺应性差。有川崎病病史的患儿都应该由心脏科专家定期随访。美国儿童川崎病总病死率在 0.1%～0.2%，1 岁内婴幼儿更高。

13. 如何做好川崎病的健康教育？

（1）心理支持：家长因患儿心血管受损及可能发生猝死而产生心理不安，应给予理解与疏导。

（2）运动指导：多发或较大冠状动脉瘤尚未闭塞者不宜参加体育活动。

（3）定期复查：定期做心电图、超声心动图等检查，对所有残留有冠状动脉病变的患儿，于出院后 1 个月、3 个月、6 个月及 1 年全面检查 1 次，有冠状动损害者更应长期密切随访，6～12 个月 1 次。

（4）疾病预后：发生冠状动脉瘤患儿多于病后 2 年内自行消失，但常遗留管壁增厚和弹性减弱等功能异常，大的动脉瘤常不易完全消失，导致血栓形成管腔狭窄。

14. 川崎病的并发症有哪些？

（1）冠状动脉瘤：川崎病易侵及体循环中小血管特别是冠状动脉，其病程的中后期可形成冠状动脉瘤，在患儿中发生率约为 20%，川崎病冠状动脉瘤的病理表现主要为血管壁内纤维增生，中层纤维板破坏断裂，血管壁薄弱膨出，瘤体直径可为自体正常冠状动脉的数倍，并伴有血栓栓塞、机化，其中 5%～19%发展为冠状动脉狭窄性损害，引起急性心肌梗死或猝死。故护士应加强病情观察，协助做好生活护理。

(2)心肌梗死:多为冠状动脉供应血急剧减少或中断,使相应心肌严重而持久地缺血而导致心肌梗死。表现为疼痛、心律失常、心力衰竭、休克,伴有全身症状和消化道症状。患者应卧床休息,保持情绪稳定,吸氧、监测心电图、血压;保持大便通畅,饮食应低脂、易消化,宜少食多餐。

15. 川崎病患儿的出院指导如何做?

川崎病的病理基础是以冠状动脉为中心的全身性血管炎,少数病例可因血栓性血管炎、冠状动脉瘤、心肌梗死,在疾病第3~4周或症状消失数月、数年后猝死,因此,定期进行超声心动图的随访是十分重要的,在疾病第1年内每1~3个月随访1次,之后每3~6个月随访1次,以指导用药和判断预后。

参考文献

[1] 焦卫红,裘小霞.儿科护理教学查房.2版.北京:人民军医出版社,2014:231-237
[2] 崔焱.儿科护理学.3版.北京:人民卫生出版社,2005:281-293
[3] 叶志中,李博,何伟珍.儿童风湿病学.北京:人民卫生出版社,2009:295-326
[4] 王卫平.儿科学.北京:人民卫生出版社,2013:402-453
[5] 邹耀红.系统性红斑狼疮诊疗手册.北京:人民军医出版社,2011:821-978

第13章 感染性疾病

一、麻　疹

1. 什么是麻疹?

麻疹是由麻疹病毒引起的一种具有高度传染性的疾病，尽管已有安全有效的疫苗，但麻疹仍是造成全球儿童死亡的主要原因之一。2010 年，全球有 139 000 人死于麻疹，主要分布在卫生设施薄弱的低收入国家。该病临床上以发热、上呼吸道炎、结膜炎、口腔麻疹黏膜斑(又称柯氏斑，Koplik′s spots)、全身斑丘疹及疹退后遗留色素沉着伴糠麸样脱屑为特征。病后大多可获得终身免疫。常见并发症为肺炎、喉炎，也是引起麻疹死亡的重要原因。广泛使用麻疹疫苗后，麻疹发病率及死亡率大幅下降，一些国家和地区已经消灭了麻疹。

2. 麻疹的发病原因是什么?

麻疹病毒通过鼻咽部进入人体后，在呼吸道上皮细胞和局部淋巴组织中增殖并侵入血液，通过单核-巨噬细胞系统向其他器官传播，如脾、胸腺、肺、肝、肾、消化道黏膜、结膜和皮肤，引起广泛性损伤而出现一系列临床表现。同时患者免疫反应受到抑制，常并发喉炎、支气管肺炎或结核病恶化，特别是营养不良或免疫功能缺陷的儿童，可并发重型麻疹，并发重型肺炎、脑炎而导致死亡。

3. 麻疹的主要临床表现是什么?

(1)典型麻疹：①潜伏期：大多为 6～18d(平均 10d)。②前驱期：

也称出疹前期，常持续 3～4d。主要表现发热，多为中度以上，热型不一；上呼吸道炎及结膜炎表现：在发热同时出现咳嗽、打喷嚏、咽部充血等上呼吸道感染症状，以及结膜充血、流泪、畏光等结膜炎表现；麻疹黏膜斑（Koplik 斑），是麻疹早期的特异性体征，常在出疹前 1～2d 天出现，开始时见于下磨牙相对的颊黏膜上，为直径 0.5～1mm 的灰白色小点，周围有红晕，迅速增多，可累及整个颊黏膜及唇部黏膜，部分可融合，于出疹后 1～2d 消失，其他表现：如全身不适、食欲减退、精神不振等。婴儿可有呕吐、腹泻等消化系统症状，偶见皮肤荨麻疹、隐约斑疹或猩红热样皮疹，在出现典型皮疹时消失。③出疹期：多在发热 3～4d 后出现皮疹，此时全身中毒症状加重，体温可突然高达 40～40.5℃，咳嗽加剧，伴嗜睡或烦躁不安，重者有谵妄、抽搐。皮疹现出现于耳后、发际，渐及额、面、颈部，自上而下蔓延至躯干、四肢，最后达手掌与足底。皮疹初为红色斑丘疹，呈充血性，疹间可见正常皮肤，不伴痒感。以后部分融合成片，色加深，呈暗红色。此期肺部可闻及干、湿性啰音，X 线检查可见肺纹理增多或轻重不等的弥漫性肺部浸润。④恢复期：若无并发症发生，出疹 3～4d 后发热开始减退，食欲、精神等全身症状逐渐好转，皮疹按出疹的先后顺序开始消退，疹退后皮肤留有棕褐色色素沉着伴糠麸样脱屑，一般 7～10d 或以后消退。

（2）非典型麻疹：①轻型麻疹：多见于有部分免疫者，如潜伏期内接受过丙种球蛋白或＜8 个月有母亲被动抗体的婴儿。主要临床特点为一过性低热，轻度眼、鼻卡他症状，全身情况良好，可无麻疹黏膜斑，皮疹稀疏、色淡、消失快，疹退后无色素沉着或脱屑，无并发症。常需要靠流行病学资料和麻疹病毒血清学检查确诊。②重型麻疹：主要见于营养不良、免疫力低下继发严重感染者。体温常持续 40℃左右，中毒症状重，伴惊厥、昏迷。皮疹密集融合，呈出血性，常伴有黏膜和消化道出血、咯血和血尿。部分患者疹出不透、色暗淡，或皮疹骤退、四肢冰冷、血压下降，出现循环衰竭表现。此型患儿常有肺炎、心力衰竭等并发症，死亡率高。③异型麻疹：主要见于接种过麻疹灭活疫苗或减毒活疫苗而再次感染麻疹野病毒株者。临床表现为前驱期短，常无麻疹黏膜斑，持续高热、乏力、肌痛、头痛或伴有四肢水肿，皮疹不典型，呈多样性，出疹顺序可从四肢远端开始，延及躯干、面部，易并发肺炎。本型少见，临床诊断较困难，麻疹病毒血清学检查有助诊断。

4. 麻疹的并发症有哪些？

(1)肺炎：麻疹最常见的并发症，占麻疹患儿死因的 90% 以上，多见于 5 岁以下小儿。由麻疹病毒本身引起的间质性肺炎多不严重，常在出疹及体温下降后消退。继发性肺炎病原体多为细菌，常见金黄色葡萄球菌、肺炎链球菌、流感嗜血杆菌等，故易并发脓胸和脓气胸。部分为病毒性肺炎，也可为多种病原体混合感染。多发生于出疹期。继发性肺炎常见于重度营养不良或免疫功能低下的小儿，预后较差，病死率高。

(2)喉炎：由于麻疹病毒本身可导致整个呼吸道炎症，故麻疹患儿常有轻度喉炎表现。如并发细菌感染时，喉部组织明显水肿，分泌物增多，临床出现声音嘶哑、犬吠样咳嗽、吸气性呼吸困难及三凹征，严重者因喉梗阻而窒息死亡。

(3)心肌炎：常见于营养不良和并发肺炎的小儿。轻者仅有心音低钝、心率增快和一过性心电图改变，严重可出现心力衰竭、心源性休克。

5. 麻疹的神经系统症状有哪些？

(1)麻疹脑炎：发病率为 1‰～2‰，大多发生在出疹后的 2～6d，临床表现和脑脊液改变与病毒性脑炎相似，与麻疹轻重无关。病死率高，后遗症多，存活者中可伴有智力障碍、瘫痪、癫痫等。

(2)亚急性硬化性全脑炎：是少见的麻疹远期并发症，发病率为 1/100 万～4/100 万。病理变化主要为脑组织慢性退行性病变。大多在患麻疹 2～17 年后发病，开始时症状隐匿，可仅为行为和情绪的改变，以后出现进行性智力减退，病情逐渐恶化，出现共济失调、试听障碍、肌阵挛等表现，晚期因昏迷、强制性瘫痪而死亡。患者血清或脑脊液中麻疹病毒 IgG 抗体持续阳性。

6. 麻疹的实验室检查有哪些?

(1)血常规:血白细胞总数正常或减少,淋巴细胞相对增多。

(2)多核巨细胞检查:于出疹前2d至出疹后1d,取患者鼻、咽分泌物或尿沉渣涂片,瑞氏染色后直接镜检,可见多核巨细胞或包涵体细胞,阳性率较高。

(3)血清学检查:采用酶联免疫吸附试验(ELLSA法)进行麻疹病毒特异性IgG抗体检测,敏感性和特异性均好,出疹早期即可发现阳性。

(4)病毒抗原检测:用免疫荧光法检测患者鼻咽分泌物或尿沉渣脱落细胞中麻疹病毒抗原,可早期快速协助诊断。也可采用PCR法检测麻疹病毒的RNA。

(5)病毒分离:前驱期或出疹初期取血、尿或鼻咽分泌物接种人胚肾细胞或羊膜细胞进行麻疹病毒分离。出疹晚期则较难分离到病毒。

7. 麻疹与其他出疹性疾病的鉴别要点有哪些?

见表13-1。

表13-1 麻疹与其他出疹性疾病的鉴别要点

	麻疹	风疹	幼儿急疹	猩红热
病原体	麻疹病毒	风疹病毒	人疱疹病毒	乙型溶血性链球菌
潜伏期(d)	6～18(平均10d左右)	14～21	7～17	1～7
皮疹与发热的关系	发热3～4d,出疹期热更高	发热1～2d后出疹,2～3d消退	发热第3～5天出疹,热退疹出	发热第2天出疹,出疹时高热
出疹顺序	耳后→颜面部→躯干、四肢→手掌、足底,3～5d出齐	面部→躯干→四肢,2d出齐,面部、四肢较少	躯干多,1d出齐	耳后→颈部→上胸部→全身,颜面部无疹,1d出齐

续表

	麻疹	风疹	幼儿急疹	猩红热
皮疹形态	浅红色斑丘疹，增多融合后成暗红色，疹间皮肤正常	散在浅红色斑丘疹，不融合	玫瑰色斑丘疹，稀疏分明	猩红色密集点状疹，疹间无正常皮肤，压之褪色
脱屑	糠麸样	无	无	大片状脱皮
色素沉着	棕褐色	无	无	无
口腔黏膜	麻疹黏膜斑	软腭、咽部有红色小疹（黏膜疹）	软腭可见红色小斑点	杨梅舌、咽峡炎、扁桃体炎
全身症状	重、体温高、呼吸道症状明显	轻、低热，呼吸道症状轻	轻、有高热	高热，咽痛
并发症	肺炎、喉炎、脑炎	少，孕妇患病可致胎儿畸形	少，偶有高热惊厥	少数可并发肾炎、风湿热
血常规	白细胞总数正常或减少	同左	同左	白细胞总数及中性粒细胞均增高

8. 麻疹的治疗方法有哪些？

目前尚无特效的药物治疗麻疹，主要为对症治疗、加强护理和预防并发症。

（1）一般治疗：卧床休息，保持室内适当的温度、湿度和空气流通，避免强光刺激。注意皮肤和眼、鼻、口腔清洁。鼓励多饮水，给予易消化和营养丰富的食物。

（2）对症治疗：高热时可酌情使用小量退热剂，但应避免急骤退热，特别是出疹期。烦躁可适当给予镇静剂。频繁剧咳可用镇咳剂或雾化吸入，WHO 推荐给予麻疹患儿补充高剂量维生素 A，20 万～40 万 U，每日 1 次口服，连服 2 剂可减少并发症的发生，有利于疾病的恢复。

(3)并发症的治疗：有并发症者给予相应治疗。继发细菌感染可给予抗生素。

9. 如何预防麻疹？

提高人群免疫力，减少麻疹易感人群是消除麻疹的关键。

(1)主动免疫：采用麻疹减毒活疫苗预防接种。我国儿童免疫规划程序规定出生后 8 个月为麻疹疫苗的初种年龄，1 岁 6 个月至 2 岁儿童要完成第 2 剂次接种。此外，根据麻疹流行病学情况，在一定范围、短时间内对高发人群开展强化免疫接种。

(2)被动免疫：接触麻疹后 5d 内应尽快给予肌内注射免疫球蛋白 0.25ml/kg，可预防发病或减轻麻疹症状。被动免疫只能维持 3～8周，以后应采取主动免疫。

(3)控制传染源：对麻疹患者要做到早发现、早报告、早隔离、早治疗。一般隔离至出疹后 5d，合并肺炎者延长至出疹后 10d。对接触麻疹的易感儿应隔离检疫 3 周，并给予被动免疫。

(4)切断传播途径：流行期间易感儿童避免到人群密集的场所去。患者停留过的房间应通风并用紫外线照射消毒，患者的衣物应在阳光下暴晒。无并发症的轻症患儿可在家中隔离，以减少传播和继发医院内感染。

(5)加强麻疹的监测管理：麻疹监测的目的是了解麻疹的流行病学特征、评价免疫等预防控制措施的效果、为制定有效的麻疹控制策略提供依据。对麻疹疑似病例要注意进行流行病学调查和必要的实验室检查，及时报告并采取针对性措施进行隔离观察，预防和控制疫情的发生和蔓延。

10. 麻疹的护理措施有哪些？

(1)维持正常体温：①卧床休息：应绝对卧床休息至皮疹消退、体温正常。保持室内空气新鲜，室内温度维持在 18～22℃，湿度 50%～60%，避免直接吹风，防止受凉。②监测体温与高热的护理处理:麻疹高热时需兼顾透疹,不宜用药物及物理方法强行降温,尤其禁用冷敷及酒精擦浴,使体温稍降以免惊厥。

(2)保持皮肤黏膜完整性:①皮肤护理:保持皮肤清洁,勤换内衣。观察皮疹的变化,如出疹不畅,可用鲜芫荽煎服或外用。脱屑时不要用手搔抓,避免患儿抓伤皮肤引起继发感染。②口、眼、耳、鼻部的护理:保持口腔、眼、耳、鼻部的清洁。加强口腔护理,常用生理盐水或2%硼酸溶液洗漱口腔。眼部因炎性分泌物多而形成眼痂,应避免强光刺激眼睛,并用生理盐水清洗双眼,再滴入抗生素眼药水或眼膏,一日数次,加服鱼肝油预防干眼症,防止眼泪及呕吐物流入耳道,引起中耳炎,及时清除鼻痂,保持鼻腔通畅。

(3)保持营养的供给:饮食以清淡、易消化、营养丰富的流食、半流食为宜,少量多餐。鼓励多饮水,必要时按医嘱静脉补液,补充热量及维生素A、维生素B、维生素C、维生素D。

(4)病情观察:①经常拍背、翻身,必要时给氧、吸痰,保持呼吸道通畅;②出疹期间出现高热不退、咳嗽加剧、呼吸困难及肺部细湿啰音等为并发肺炎的表现,重症肺炎尚可致心力衰竭,应严密观察;③观察患儿有无声嘶、气促、吸气性呼吸困难、三凹征等喉炎的表现,必要时做好气管切开的抢救准备;④观察患儿有无抽搐、嗜睡、脑膜刺激征等脑炎的表现,按医嘱给予降温、止惊、给氧、脱水剂等。

11. 什么情况下不能接种麻疹疫苗?

(1)已知对该疫苗所含任何成分,包括明胶等辅料及抗生素,如硫酸庆大霉素和硫酸卡那霉素过敏者。

(2)患急性疾病,严重慢性疾病、慢性疾病的急性发作期和发热者。

(3)免疫缺陷儿童,免疫功能低下(经常感冒或得肺炎)儿童或正在接受免疫抑制治疗者。

(4)曾患或正患多发性神经炎、吉兰-巴雷综合征、急性播散性脑脊髓炎、脑病,未控制的癫痫等严重神经系统疾病,或其他进行性神经系统疾病者。

12. 如何预防麻疹感染的传播?

(1)隔离:患儿对上呼吸道感染患儿应加强预检,熟悉小儿出疹性疾病的鉴别要点,以免造成误诊。一旦确诊,需隔离至出疹后5d,并发肺炎者延长至出疹后10d。密切接触的易感儿,应隔离观察3周,若接触后接受过免疫制剂者则延至4周。

(2)切断传播:途径每天用紫外线消毒患儿房间或通风30min,衣物用后应在阳光下暴晒。居家麻疹患儿实行送医药上门。医务人员接触患儿前后要洗手、更换隔离衣或在空气流动处停留30min。

(3)保护易感人群:流行期易感儿应尽量避免去公共场所。托幼机构应加强晨间检查,8个月以上未换过麻疹者均应接种麻疹减毒活疫苗,5~6岁应进行复种。流行期间可应急接种,以防止传染病扩散。体弱易感患儿接触麻疹后,应及早注射人血丙种球蛋白等。

二、水　痘

1. 什么是水痘?

水痘是由水痘-带状疱疹病毒引起的传染性极强的儿童期出疹性疾病。经飞沫或接触传播,感染后可获得持久免疫。其临床特点为皮肤黏膜相继出现或同时存在斑疹、丘疹、疱疹和结痂等各类皮疹,全身症状轻微。冬春季节多发。对于新生儿或免疫功能低下者来说,水痘可能是致命性疾病。

2. 水痘的流行病学是什么?

水痘患者为本病的传染源。主要通过空气飞沫经呼吸道传染,也可通过接触患者疱疹浆液或被污染的用具而感染。传染期从出疹前1~2d至病损结痂为7~8d。人群普遍易感,主要见于儿童,以2~6岁为高峰,20岁以后发病者<2%。孕妇分娩前6d患水痘可感染胎儿,常于出生后10d内发病。

3. 水痘的发病机制是什么?

病毒通过鼻咽部黏膜进入人体,在局部黏膜及淋巴组织内繁殖,然后侵入血液,形成病毒血症,如患者的免疫能力不能清除病毒,则病毒可到达单核-巨噬细胞系统内再次增殖后入血,引起各器官病变。主要损害部位在皮肤和黏膜,偶尔累及内脏。皮疹分批出现与间隙性病毒血症有关。皮疹出现 1～4d 后,产生特异性细胞免疫和抗体,病毒血症消失,症状随之缓解。

4. 水痘的临床表现是什么?

(1)典型水痘:出疹前可出现前驱症状,如发热、不适和厌食等。24～48h 出现皮疹。皮疹特点:①首发于头、面和躯干,继而扩展到四肢,末端稀少,呈向心性分布;②最初的皮疹为红色斑疹和丘疹,继之变为透明饱满的水疱,24h 后水疱浑浊并呈中央凹陷,水疱易破溃,2～3d 迅速结痂;③皮疹陆续分批出现,伴明显痒感,在疾病高峰期可见到斑疹、丘疹、疱疹和结痂同时存在;④黏膜皮疹还可出现在口腔、眼结膜、生殖器等处,易破溃形成浅溃疡,全身症状较轻,病程长短不一,皮疹结痂后多不留瘢痕。

(2)重型水痘:多发生在恶性疾病或免疫功能低下患儿。持续高热和全身中毒症状明显,皮疹多并且易融合成大疱型或呈出血性,可继发感染或因伴血小板减少而发生暴发性紫癜。

(3)先天性水痘:母亲在妊娠早期感染水痘可导致胎儿多发性畸形;若母亲发生水痘数天后分娩可导致新生儿水痘,病死率可达 25%～30%。

5. 水痘的并发症有哪些?

最常见为皮肤继发感染,如脓疱疹、丹毒、蜂窝织炎,甚至由此导致败血症等;水痘肺炎主要发生在免疫缺陷儿和新生儿中,其他儿童少见;神经系统并发症可见水痘后脑炎、横贯性脊髓炎、面神经瘫痪、Reye 综合征等;其他少数病例可发生心肌炎、肝炎、肾炎、关节炎等。

6. 水痘的实验室检查有哪些?

(1)外周血白细胞计数:白细胞总数正常或稍低。

(2)疱疹刮片:刮取新鲜疱疹基底组织和疱疹液涂片,瑞氏染色见多核巨细胞;苏木素-伊红染色可查到细胞核内包涵体。疱疹液直接荧光抗体染色查病毒抗原简捷、有效。

(3)病毒分离:取水痘疱疹液、咽部分泌物或血液进行病毒分离。

(4)血清学检查:血清水痘病毒特异性 IgM 抗体检测,可帮助早期诊断;双份血清特异性 IgG 抗体滴度 4 倍以上增高也有助诊断。

7. 水痘的治疗方法有哪些?

水痘是自限性疾病,无合并症时以一般治疗和对症处理为主。患者应隔离,加强护理,如勤换内衣、剪短患儿指甲、戴手套以防抓伤和减少继发感染等。保持空气流通,供给足够水分和易消化食物。皮肤瘙痒可局部使用炉甘石洗剂,必要时可给予少量镇静剂。抗病毒药物首选阿昔洛韦,应尽早使用,一般应在皮疹出现的 48h 内开始。口服每次 20mg/kg(<800mg),4/d;重症患者需静脉给药,每次 10~20mg/kg,1/8h。继发细菌感染时可给予抗生素治疗。皮质激素有导致病毒播散的可能,不宜使用。

8. 如何预防水痘?

儿童水痘预后一般良好,成人和 T 细胞免疫功能缺陷患者(如淋巴细胞性恶性疾病)、接受皮质类固醇治疗或化疗者预后严重,甚至致命。患儿应隔离至皮疹全部结痂为止。对有接触史的易患儿,应检疫 3 周。水痘减毒活疫苗能有效预防易患小儿发生水痘,其保护率可达 85%~95%,并可持续 10 年以上。对正在使用大剂量激素、免疫功能受损、恶性病患者及接触过患者的孕妇、患水痘母亲的新生儿,在接触水痘 72h 内每 10 千克体重肌内注射水痘-带状疱疹免疫球蛋白 125~625IU,可起到预防作用。

9. 水痘的护理措施有哪些?

(1)做好皮肤护理,避免抓破疹子:①儿童指甲剪短,保持干净,防止抓破疹子,年龄较小的儿童可给予戴手套"抓痒",年龄大的儿童可教导在痒处施压,不要用手抓痒,并告知抓破皮可能导致日后遗留瘢痕的后果;②痒时可给温水试浴,涂擦淀粉或含薄荷成分的痱子膏或给抗组胺;③皮疹擦破时,可涂抗生素药膏,预防感染;④衣着选择柔软宽松的衣服。

(2)口腔护理:用温硼酸水漱口。

(3)饮食:均衡饮食,多喝水。

(4)发热时予以适当护理以减轻不适。

(5)水痘为第 3 类法定传染病,务必提醒负责医师填写"传染病报告单”并于 1 周内报告有关单位。

10. 水痘患儿饮食应注意哪些问题?

(1)发物:宜清热,不可食发物,食用发物后会使水痘增多、增大,从而延长病程,故疾病初期禁食发物,如芫荽(香菜)、酒酿、鲫鱼、生姜、大葱、羊肉、雄鸡肉、海虾、鳗鱼、南瓜等。

(2)辛辣之物:水痘与其他热性病一样,忌食辛辣之品,辛辣之品可助火生痰,使热病更为严重,这类食品如辣椒、辣油、芥末、咖喱、大蒜、韭菜、茴香、桂皮、胡椒等。

(3)油腻之物:水痘患儿常因发热而出现食欲减退、消化功能不良等情况,故忌食油腻之物,如油煎、油炸的麻球、巧果、麻花、炸猪排、炸牛排、炸鸡等各种油腻碍胃之品,这类食品难以消化,会增加胃肠道的负担。

(4)热性食品:水痘的治疗宜以清热解毒为主,故食物中属热性的不可服用,这类食品有狗肉、羊肉、鹿肉、麻雀肉、蚕豆、蒜苗、韭菜、龙眼肉、荔枝、大枣、粟米等。

水痘患儿多有中低度发热,不必用药物降温,嘱多饮水。如有高热,可用物理降温或适量退热剂,忌用阿司匹林,以免增加 Reye 综合征的危险。卧床休息直至热退,症状减轻。

三、百　日　咳

1. 百日咳的定义?

百日咳是由百日咳嗜血杆菌引起的急性呼吸道传染病,以阵发性、痉挛性咳嗽及阵咳终末出现鸡鸣样吼声为特征。因咳嗽症状可持续 2～3 个月之久,故名“百日咳”。婴幼儿多发,可窒息死亡。

2. 百日咳的发病机制是什么?

百日咳杆菌属革兰阴性杆菌,对外界抵抗力弱,离开人体后不易生存,日光暴晒 1h 时即死亡,对一般消毒剂敏感。百日咳杆菌侵入呼吸道后,局部繁殖并产生多种毒素,引起广泛炎症,黏液分泌增多,黏液刺激呼吸道神经末梢,反射性引起剧烈、连续的痉挛性咳嗽;痉咳时患儿处于呼气状态,同时声门痉挛,痉咳停止时吸入大量气体快速通过痉挛的声门发出高调鸡鸣样吼声。

3. 百日咳的流行病学是什么?

(1)传染源:病人是唯一的传染源,传染期在发病1~3周,第1周传染性最强。

(2)传播途径:飞沫传播,传播范围在患者周围2.5m之内。

(3)易感人群:普遍易感,但5岁以下多见。6个月以内婴儿因缺乏先天免疫力,此时患儿较重。

(4)流行特点:冬、春季多见。病后多可获持续免疫力。

4. 百日咳有何临床表现?

潜伏期:平均为7~10d。

(1)痉咳前期(卡他期):咳嗽、流涕、打喷嚏、低热、乏力等上呼吸道感染症状,2~3d后退热,但咳嗽日益加重,尤以夜间为甚,可持续7~10d。

(2)痉咳期:出现典型痉咳状态,病期2~6周或更长。痉咳表现为突发性十余声急促的咳嗽(处于连续的呼气状态),咳至终末方伴一口深长吸气及高调鸡鸣样吼声。痉咳时患儿两眼圆睁、面红耳赤、口唇发绀、舌伸齿外,痉咳伴随黏液痰咳出或胃内容物呕出而告终。如此反复发作每日数次至数十次,日轻夜重。

痉咳常因冷空气刺激、进食、烟熏或情绪波动而诱发。痉咳频繁者而出现颜面水肿、球结膜下出血(或鼻出血)、舌系带溃疡等百日咳面容。无炎症并发症时体温始终正常,未并发肺炎者肺部体征阴性。

(3)恢复期:痉咳逐渐减轻至停止、咳嗽消失,为2~3周。有并发症者迁延数周。少数患儿可并发支气管肺炎、肺不张、肺气肿、皮下或纵隔气肿及百日咳脑病。

5. 百日咳的辅助检查一般会有哪些变化?

周围血白细胞数一般$(20\sim40)\times10^9/L$,淋巴细胞分类一般60%~80%,血清学监测特异性抗体IgM有利于早期诊断。可用鼻咽吸出物或鼻咽拭子进行细菌学检查。

6. 百日咳的治疗原则是什么?

卡他期应用抗生素可减轻或阻断痉咳,缩短病程。痉咳期可选用红霉素、氨苄西林等，疗程为 14～21d。重症幼婴可用泼尼松，以减轻症状，疗程为 3～5d。亦可用高价免疫球蛋白，同时配合对症治疗及并发症治疗。

7. 百日咳的护理措施有哪些？

（1）痉咳的护理：减少引起痉咳的诱发因素，痉咳发作时，协助侧卧、坐起或抱起，轻拍背部，助痰排出，随时擦拭口鼻分泌物。痉咳频发伴窒息或抽搐者应专人守护，及时吸痰、给氧。痰稠频咳者用雾化吸入。夜间痉咳影响睡眠可遵医嘱服用镇静剂。

（2）饮食护理：痉咳常导致呕吐，为保证小儿营养供应，需给予营养丰富、易消化、无刺激性、较黏稠的食物，采用少量多餐的方法，痉咳后进食，喂食不能过急，食后少动，以免引起呕吐。

（3）病情观察：密切观察病情变化，若出现持续高热、气促、肺部啰音而阵发性痉咳停止，提示为并发肺炎。若出现意识障碍、反复惊厥、瞳孔和呼吸的改变，提示百日咳脑病的表现。

（4）预防疾病的传播：呼吸道隔离至痉咳后 3 周。呼吸道分泌物、呕吐物及其污染的物品随时消毒、衣被暴晒。对接触者医学观察 21d 并口服红霉素预防，亦可肌注高价免疫球蛋白，5d 后重复 1 次。目前常用百、白、破三联制剂进行预防，3 个月、4 个月、5 个月各接种一次，0.5ml 皮下注射。有效保护期为 4 年，需加强免疫。

四、脊髓灰质炎

1. 什么叫脊髓灰质炎？

脊髓灰质炎是由脊髓灰质病毒引起的严重危害儿童健康的急性传染病，临床特征为分布不规则和轻重不等的迟缓性瘫痪。重者会因呼吸机麻痹而死亡。目前尚无有效治疗。自 WHO 发起全球根除脊髓灰质炎行动以来，该病发病率降低了 99%。目前只在非洲和亚洲的少数国家仍有流行。2000 年 10 月世界卫生组织宣布包括我国在内的西太平洋区域为无脊髓灰质炎地区，这是世界上继美洲区以外的第二个无脊髓灰质炎地区。但此后至 2011 年期间，23 个以往无脊髓灰质炎的国家因输入病毒而再度出现感染病例。

2. 脊髓灰质炎的病原有哪些?

脊髓灰质炎病毒属于微小 RNA 病毒科的肠道病毒属,为 20 面体球形、无包膜的裸体颗粒。有 3 个血清型,各型间较少交叉免疫。该病毒体外生存力强,耐寒、耐酸,耐乙醚、氯仿等有机溶剂,－20℃下能长期存活。高温、紫外线照射、含氯消毒剂、氧化剂等可将其灭活。

3. 脊髓灰质炎的流行病学特点有哪些?

人是脊髓灰质炎病毒的唯一自然界宿主。粪-口感染为本病的主要传播方式。急性期患者和健康带病毒者的粪便是最重要的病毒来源,其中隐形感染者(占 90%以上)和轻型无麻痹患者是最危险的传染源。感染之初患者的鼻咽分泌物也排出病毒,故亦可通过飞沫传播,但为时短暂。病程的潜伏期末和瘫痪前期传染性最大,热退后传染性减少。患儿粪便中脊髓灰质炎病毒存在时间可长达 2 个月,但以发病 2 周内排出最多。一般以 40d 作为本病的隔离期。人群普遍易感,感染后获得对同型病毒株的持久免疫力。

4. 脊髓灰质炎的发病机制是什么?

病毒经口进入人体,在咽部和回肠淋巴组织中增殖,同时向外排出病毒,如机体抵抗力强,形成相应的保护性抗体,患儿可无临床症状,形成隐性感染。少数患者病毒可侵入血液引起病毒血症,并侵犯呼吸道、消化道等组织引起前驱症状。此时如机体免疫系统能清除病毒,则形成顿挫型感染,否则病毒可继续扩散到全身淋巴组织中大量增殖,并再次入血形成第二次病毒血症。病毒进入中枢神经系统的确切机制还不清楚,主要侵犯脊髓前角运动神经元和脊髓、大脑的其他部位,包括小脑和皮质运动区都受到不同程度的侵犯,引起灰质细胞广泛坏死,发生瘫痪。

5. 脊髓灰质炎的临床表现有哪些?

潜伏期通常为 8～12d,临床表现差异大,分为无症状型又称隐性感染(占 90%以上)、顿挫型(占 4%～8%)、无瘫痪型和瘫痪型。其中瘫痪型典型表现可分为以下各期。

(1)前驱期:主要表现为发热、全身不适、食欲缺乏、多汗、咽痛、咳嗽、流涕等症状。亦可见恶心、呕吐、腹痛、腹泻等消化症状。持续1～4d,如病情不再发展而痊愈,即为顿挫型。

(2)瘫痪前期:多数患者由前驱期进入本期,少数于前驱期症状消失数天后再次发热至本期,亦可无前驱期症状而从本期开始发病。患儿出现高热、头痛,颈背、四肢疼痛,活动或变换体位时加重。同时有多汗、皮肤发红、烦躁不安等兴奋状态和脑膜刺激征阳性等神经系统体征。小婴儿拒抱,较大患儿体检可见①三脚架征:患儿坐起时困难,需用两臂后撑在床上使身体形似三角形以支撑体位,提示有脊柱强直。②吻膝试验阳性:小儿坐起后不能自如的弯颈使下颌抵膝。③头下垂征:将手置于患儿并抬起躯干时,可发现头向后下垂。此时脑脊液已出现异常,呈现细胞蛋白分离现象。若 3～5d 后热退,症状轻时则为无瘫痪型;如病情继续发展,浅反射和深腱反射逐渐减弱至消失,则可能发生瘫痪。

(3)瘫痪期:临床上无法将此期与瘫痪前期截然分开,一般于起病后的 2～7d 或第 2 次发热 1～2d 后出现不对称性肌群无力或迟缓性瘫痪,随发热而加重,热退后瘫痪不再进展。多无感觉障碍,大小便功能障碍减少。根据病变部位分为以下类型①脊髓型:最常见。多表现为不对称的单侧下肢迟缓性瘫痪,近端肌群比远端小肌群发病早。如累及颈背肌、膈肌、肋间肌时,可出现抬头和坐起困难、呼吸运动受限、矛盾呼吸等表现。腹肌、肠肌或膀胱及瘫痪可引起肠麻痹、顽固性便秘、尿潴留或尿失禁。②延髓型:病毒侵犯延髓呼吸中枢、循环中枢及脑神经的运动神经核,病情大多严重,可见神经麻痹及呼吸、循环受损表现。常与脊髓型同时发生。③混合型:同时出现上述两种或两种以上的表现。

(4)恢复期:一般在瘫痪后 1～2 周,肢体远端的瘫痪肌群开始恢复,并逐渐上升至腰部。轻症者 1～3 个月恢复,重症者则需更长时间。

(5)后遗症期:因运动神经元严重受损而形成持久性瘫痪,1～2 年仍不能恢复则为后遗症。受累肌群萎缩,形成肢体或脊柱畸形。

6. 脊髓灰质炎的并发症是什么?

呼吸机麻痹者可继发呼吸性肺炎、肺不张;尿潴留易并发尿路感染;长期卧床可致压疮、肌萎缩、骨质脱钙、尿路结石和肾衰竭等。

7. 脊髓灰质炎的常规检查有哪些?

(1)血常规:外周血白细胞多正常,急性期红细胞沉降率可增快。

(2)脑脊液:瘫痪前期及瘫痪早期可见细胞数增多(以淋巴细胞为主),蛋白增加不明显,成细胞蛋白分离现象,对诊断有一定的参考价值。至瘫痪第3周,细胞数多以恢复正常,而蛋白质仍持续增高,4～6周后方可恢复正常。

(3)血清学检查:近期未服用过脊髓灰质炎疫苗的患者,发病1个月用ELISA法检测患者血液及脑脊液中抗脊髓灰质炎病毒特异性IgM抗体,可帮助早期诊断;恢复期患者血清中特异性IgG抗体滴度较急性期有4倍以上增高,有诊断意义。

(4)病毒分离:粪便病毒分离是本病最重要的确诊试验。对发病2周内、病后未再服用过脊髓灰质炎减毒活疫苗的患者,间隔24～48h收集双份粪便标本(体重≥5g),及时冷藏4℃以下,送各级疾控中心脊髓灰质炎实验室检测。发病1周内,从患儿咽部、血、脑脊液中也可以分离出病毒。

8. 脊髓灰质炎的治疗有哪些?

目前尚无药物可控制瘫痪的发生和发展,主要是对症处理和支持治疗。

(1)前驱期和瘫痪前期:卧床休息,隔离40d。避免劳累、肌内注射及手术等刺激,肌肉痉挛疼痛可用热敷或口服镇痛剂。静脉滴注高渗葡萄糖及维生素C,可减轻神经组织水肿。有条件的可静脉滴注丙种球蛋白400mg/(kg・d),连用2～3d,有减轻病情的作用。早期应用α-干扰素有抑制病毒复制和免疫调节的作用,100万U/d肌内注射,14d为1个疗程。

(2)瘫痪期:瘫痪肢体置于功能位置,防止畸形。地巴唑0.1～0.2mg/(kg・d)顿服,10d为1个疗程,有兴奋脊髓和扩张血管的作用;加兰他敏能促进神经传导,0.05～0.1mg/(kg・d),肌内注射,

20～40d 为 1 个疗程;维生素 B_{12} 能促进神经细胞代谢,0.1mg/d 肌内注射。呼吸机麻痹者及早使用呼吸机;吞咽困难者用鼻饲保证营养;继发感染者选用适宜的抗生素治疗。

(3)恢复期及后遗症期:尽早开始主动和被动锻炼,防止肌肉萎缩。也可采用针灸、按摩及理疗等,促进功能恢复,严重肢体畸形可手术矫正。

9. 脊髓灰质炎的预防措施有哪些?

(1)主动免疫:对所有小儿均应口服脊髓灰质炎减毒活疫苗糖丸进行主动免疫。基础免疫自出生后 2 月龄婴儿开始,连服 3 剂,每次间隔 1 个月,4 岁时加强免疫一次。还可根据需要对＜5 岁的儿童实施基础免疫外的强化补充免疫接种。

(2)被动免疫:未服用疫苗而与患者有密切接触的＜5 岁的小儿和先天性免疫缺陷的儿童应及早注射丙种球蛋白,每次 0.3～0.5ml/kg,1/d,连用 2d,可防止发病或减轻症状。

五、甲型病毒性肝炎

1. 什么叫甲型病毒性肝炎?

甲型病毒性肝炎是由 HAV 引起,经消化道传播为主,导致黄疸、肝脏损害的急性传染病,儿童易感,发病率较高,易于暴发流行,病程较短,多呈急性,绝大多数预后良好。

2. 甲型病毒性肝炎的流行病学是什么?

甲型肝炎是全世界范围的传染病,但各国流行情况与社会、经济状况和卫生水平密切相关。在发达国家,发病率已明显下降,但在发展中国家和工业化国家仍是常见传染病,发病率仍较高。我国甲型肝炎发病率从 1990 年的 55/10 万已下降至 2011 年的 2/10 万。

(1)传染源:甲型肝炎患者和亚临床感染者是本病的传染源。潜伏期后期至黄疸出现后 1 周传染性最强,起病后 2 周仍可能排毒,但传染性已明显减弱。本病无慢性 HAV 携带状态。

(2)传播途径:主要经粪-口途径传播,食物和水源的严重污染可引起暴发流行。1988 年上海甲型肝炎大流行就是生食污染毛蚶所致。生饮污染的河水或井水引起同饮者的集体发病已屡有报道。

(3)人群易感性:人们对 HAV 普遍易感,成人多因早年隐性感染而获得免疫力,初次接触 HAV 的成人及儿童易感性强。我国学龄前及学龄期儿童发病率最高,青年次之,成年后甲型肝炎病毒抗体多数已阳性。发达国家成年人甲型肝炎发病率相对增高,我国大城市随着卫生条件及居住条件的改善,发病年龄也见后移。1988 年上海甲型肝炎暴发大流行,总数达 31 余万人发病,主要为青壮年,与喜食毛蚶有关,继发病例波及儿童,是与初发后家庭内密切接触有关。甲型肝炎患病后可产生持久的免疫力。

(4)流行特征:甲型肝炎的流行形式多为散发,一年四季均见发生,但以第一季度发病多见,第四季度次之。水源和食物污染可造成暴发流行。

3. 甲型肝炎的发病机制是什么?

甲型肝炎的发病机制至今尚未充分阐明,HAV 经口进入消化道,是否需在消化道上皮细胞定植,如何侵入肝细胞,引起肝细胞病变,以前认为甲型肝炎是 HAV 体外细胞培养并不产生细胞病变,而患者外周血中呈现 T 细胞亚群的升高,肝组织内炎症反应细胞有 CD_4^+、CD_8^+ 及 B 细胞;致敏淋巴细胞对 HAV 感染的靶细胞显示细胞毒性作用;外周血淋巴细胞产生并释放 γ-干扰素。以上现象均提示甲肝时肝细胞的损伤可能通过细胞免疫作用,主要是免疫病理损害作用而发生。

4. 甲肝的临床表现有哪些?

甲型肝炎的潜伏期为 14～45d,平均 30d,临床分为急性黄疸型、急性无黄疸型、淤疸型和亚临床型。年龄越轻,症状相对较轻,无症状的比例高。

5. 甲型肝炎的预后如何?

预后良好,病死率低,常低于 0.1%。甲型肝炎是自限性疾病,常能自行恢复,病程在 1～4 个月,一般不发展为慢性,但在合并其他肝炎病毒感染时可使病情明显加重。

6. 甲型肝炎如何治疗?

(1)一般治疗:避免剧烈运动,适当休息,发热、呕吐、乏力时必须卧床。合理饮食,不能进食者给予补液。

(2)药物治疗:甲型肝炎是自限性疾病,不用药物也可治愈。为防止发展成重症肝炎,除密切监护外,可根据药源,因地制宜,适当选用保护肝脏的西药或中草药清退利胆治疗。

(3)重症型肝炎:应该住院隔离治疗,绝对卧床休息,加强护理,进行监护,密切观察病情,采取综合措施,如阻止肝细胞继续坏死,促进肝细胞再生,降低血清胆红素,改善肝脏微循环,预防和治疗并发症,如肝性脑病、肝肾综合征、继发感染、出血、电解质紊乱、原发性腹膜炎等,以促进肝功能恢复。

7. 如何预防甲型肝炎?

(1)感染源:早期发现患者予以隔离,隔离期自发病日起共3周。患者隔离后对其居住及主要活动地区尽早进行终末消毒。幼托机构发现甲型肝炎,除对患儿隔离治疗外,须对接触者进行医学观察不少于40d。

(2)阻断传播途径:重点在加强卫生宣教,提高个人和集体卫生水平,养成餐前便后洗手习惯,共用餐具严格消毒,实行分食制。加强水源、饮食、粪便管理。严禁销售和进食由甲肝病毒感染的贝壳类水产品。

(3)保护易感人群。

8. 预防甲肝应如何保护易感人群?

(1)主动免疫:对易感人群广泛开展甲肝疫苗的预防接种是减少乃至消失本病的重要措施。甲肝疫苗接种已被纳入我国计划免疫。甲型肝炎有减毒活疫苗和灭活疫苗两种。甲型肝炎减毒活疫苗是我国自行研制并生产的,已在我国大规模使用。接种对象为18月龄以上婴幼儿,每剂1ml,接种于上臂皮下,儿童可于臂部肌内注射。仅需1次接种。甲型肝炎减毒活疫苗的特点是:①接种后抗体转阳率可达84.1%~100%,但抗体水平较低;②人体接种疫苗后在粪便中偶可检测到HAV;③疫苗必须在冷链条件下运输和保存;④价格相对低。

甲型肝炎灭活疫苗主要是葛兰素史克公司的贺福立适(HAVRIX)。接种对象为18月龄以上儿童，≤16岁每次注射0.5ml，>16岁每次1ml，于上臂三角肌或臀部肌内注射，通常需接种两次，相隔6个月。甲型肝炎灭活疫苗的特点是：①接种后抗体阳性率100%，且抗体水平较高，抗体水平至少持续20年；②保存和运输无须冷链；③价格相对较高。

(2)被动免疫：如果受病毒感染后2周内肌内注射人丙种球蛋白0.05～0.1g/kg，保护率可达90%。但其免疫保护期较短，一般为1～2个月，且价格昂贵。有研究显示，在HAV暴露后2周内注射免疫球蛋白和甲型肝炎灭活疫苗的效果相似，故主张尽量采用主动免疫措施来预防甲型肝炎的传播和流行。

六、乙型病毒性肝炎

1. 什么叫乙型病毒性肝炎？

乙型病毒性肝炎是由乙型肝炎病毒(HBV)引起的以肝脏损害为主的全身性感染病。主要经输血、血液制品、未严格消毒的注射器具、母婴传播和生活上的密切接触传播。本病可发展为慢性肝炎，少数患者尚可形成肝硬化和肝癌。全球HBV携带者至少3.5亿人以上，我国属高感染区，虽然对本病的防治做了大量工作，但儿童中的感染率已大大下降，但要控制本病，尚需艰苦的努力。

2. 乙型病毒性肝炎的临床表现有哪些？

HBV感染后的潜伏期为30～180d，平均为60～90d，可发生急性肝炎，其中70%～80%的急性肝炎经2～4个月的病程完全恢复，少数病程迁延超过6个月以上者为慢性肝炎，只有0.1%～0.5%可并发重症肝炎。我国感染HBV者绝大部分从未发生过肝炎，无任何临床症状和体征，即使检测肝功能，均在正常范围，这种慢性HBV感染称为无症状HBV携带者，至今估算我国约有9 300万人，是重要的传染源。此外要定期随访肝脏功能，一旦有肝功能损害，尚无临床症状者称隐匿性肝炎或亚临床肝炎，此类患者存在肝硬化，甚至肝癌的潜在危害,必须引起临床的足够重视。随着乙肝疫苗作为计划免疫普遍对新生儿全程接种,我国5岁以下儿童无症状HBV携带率已下降到小于1%。

(1)急性乙型肝炎:起病较甲型病毒性肝炎隐匿,多数无发热,很少有高热。前驱期部分患者可有皮疹、荨麻疹,急性期症状如同甲型肝炎,但黄疸型较甲型肝炎少,有黄疸与无黄疸之比约为1∶1。ALT和AST的上升和恢复较甲肝慢,病程一般在2~4个月。儿童中急性乙肝较多见。

(2)慢性乙型肝炎:急性乙型或隐匿性乙型病程超过6个月以上。儿童中多见症状较轻,无黄疸或轻微黄疸,肝脏轻度增大,质地偏韧,尚未达到中等硬度,脾脏可触及,肝功能改变以单项ALT波动为特点,无肝外多脏器损害的症状。病理上属轻度慢性乙肝(即过去称为慢性持续性肝炎或慢性小叶性肝炎。若症状较重,乏力、纳减、腹胀、肝区压痛、慢性肝病面容,皮肤黝黑,肝、脾大,皮肤黏膜可有出血倾向、蜘蛛痣、肝掌等体征,肝功能损害较显著,ALT持续或反复升高,血浆球蛋白升高,白、球蛋白比值降低,血清抗核抗体、抗线粒体抗体、抗平滑肌抗体可以阳性,在病理上属中型慢性肝炎(即慢性活动性肝炎,CAH)。

(3)中性乙型肝炎:儿童以亚急性重症乙型肝炎多见,急性重症(即急性肝衰竭或暴发型肝炎)较少,在慢性乙肝基础上发生慢性重症肝炎更为少见。急性重症肝炎与亚急性重症肝炎区分是前者在起病后14d内迅速出现深度黄疸、严重胃肠道反应、频繁恶心、呕吐、极度乏力,可伴有高热持续,行为异常,意识障碍至神经昏迷。血清胆红素上升大于171μmol/L,凝血酶原时间明显延长(凝血酶原活动度≤40%),ALT升高后与胆红素呈“酶胆”分离及血浆白蛋白的含量明显下降等。假如起病后15d以上才能出现以上指征者,为亚急性重症肝炎。儿童重症肝炎易出现水肿、重度腹胀、腹水、出血倾向和合并溶血。当慢性乙肝出现以上指征则为慢性中性乙型肝炎。肝昏迷、肝肾综合征、消化道出血和继发感染是重症肝炎导致死亡的重要原因,应引起重视,及早预防其发生。

(4)淤胆型肝炎:与甲型淤胆型肝炎类似,常起病于急性黄疸型乙型肝炎,但症状常较轻,黄疸明显,儿童常因皮肤瘙痒而见抓痕,肝大,血清胆红素明显升高,以直接胆红素为主,似梗阻性黄疸,碱性磷酸酶、γ-谷氨酰转肽酶、胆固醇均见升高,黄疸持续3周以上,应排除其他肝内、外梗阻性黄疸。

3. 乙型病毒性肝炎的并发症有哪些?

(1)肝外表现:再生障碍性贫血、溶血性贫血、过敏性紫癜、结节性多动脉炎、关节炎、肾小球肾炎、肾小管性酸中毒等。

(2)肝硬化:慢性乙型肝炎发生肝硬化失代偿的年发生率为3%。

(3)肝细胞性肝癌:HBV慢性感染者比非感染患者患肝癌的概率高102倍。

(4)重症肝炎常见的并发症:①出血;②继发感染;③肝性脑病;④肝肾综合征;⑤电解质紊乱。

4. 乙型病毒性肝炎的临床诊断是什么?

乙型肝炎诊断必须包括有无家属集聚性、输血或输注血制品,是否接种乙肝疫苗并发生有效保护性抗体,临床的症状和体征,而HBV血清标志物和HBV的DNA检测是确诊的重要依据。

(1)急性乙型肝炎:典型者不难诊断,当起病隐匿,症状不典型,虽有肝功能损害及HBsAg阳性,尚需检测抗HBc IgM,如呈强阳性则符合急性乙肝。反之抗HBc IgM阴性,而抗HBc IgC强阳性,即使患儿病程尚短,也高度提示慢性可能。

(2)慢性乙型肝炎:HBsAg、HBeAg、HBV DNA,任何一项持续阳性,肝功能损害延续已达半年以上者。虽然病程尚未迁延反复超过半年,HBV抗原标志物存在,也可能抗HBc IgM及抗HBc IgG同时存在,但肝组织活检时以显示慢性病理表现,则同样可诊断为慢性乙肝。

(3)重型乙型肝炎:由于强烈的免疫反应,形成免疫复合物,而HBsAg检测阴性,此时测HBV DNA及抗HBc IgM对确诊有帮助。

七、EB 病毒感染性疾病

1. EB 病毒相关性传染单核细胞增多症的定义是什么?

EB 病毒相关性传染单核细胞增多症(IM)是由 EB 病毒原发感染所致的一种单核-巨噬细胞系统急性增生性传染病,其典型临床“三联症”为发热、咽峡炎和颈淋巴结肿大,可合并肝脾大,外周血中异型淋巴细胞增高,IM 是一良性自限性疾病,多数预后良好,少数可出现噬血综合征等严重并发症。

2. EB 病毒感染性疾病的病因是什么?

本病的病因为原发性 EBV 感染,EBV 在 1964 年由 Epstein 及 Barr 等从非洲儿童恶性淋巴瘤的细胞培养中被首先发现,故命名为 EB 病毒。EBV 属疱疹病毒科,γ 亚科,是一种普遍感染人类的病毒,具有潜伏及转化的特性。EBV 为双链 DNA 病毒,其基因组约 172kb,编码近 100 种蛋白质。EBV 可分为 1、2 型(也称 A 型和 B 型),我国 EBV 流行株以 1 型(A 型)为主,2 型(B 型)则在非洲多见。1 型 EBV 在体外转化 B 细胞的能力强于 2 型。在免疫受损的患者,可以发生 1 型和 2 型混合感染。EBV 成熟感染性颗粒直径为 150～200nm,培养需 4～6 周。1968 年首次发现该病毒是引起 IM 的病原,后经血清流行病学等研究得到证实。

3. EB 病毒感染性疾病的流行病学是什么?

EBV 在正常人群中感染非常普遍,90%以上的成人血清 EBV 抗体阳性。我国 20 世纪 80 年代的流行病学研究显示,3～5 岁时,80.7%～100%儿童血清 EBV 阳性转换;在 10 岁时,100%的儿童血清 EBV 阳性。随着我国经济的发展和居民生活大幅提高,与 20 世纪 80 年代相比,我国儿童原发性 EBV 感染的年龄有所延迟。

EBV 主要通过唾液传播,也可经输血和性传播。国外资料显示,6 岁以下幼儿原发性 EBV 感染大多表现为无症状感染或仅表现为上呼吸道症状等非特异性表现,但在儿童期、青春期和青年期,约 50%的原发性 EBV 感染表现 IM。本病分布广泛、多散发,亦可呈小流行。与西方发达国家 IM 多见于青少年和年轻成人不同,国内儿童 IM 的发病高峰年龄在 4～6 岁，这与国内儿童原发性 EBV 感染的年龄较早有关。本病自潜伏期至病后 6 个月或更久均可传播病原体。在只经血清学证实的恢复期患者中，仍有 15%的患者咽部可间断排出病毒。

曾有学者提出传染的另一可能方式是垂直传播，因有报道一例死于本病的两周新生儿，在其淋巴结中发现 EB 病毒。因传染大多由直接接触，故不必过多顾虑学校内飞沫传染，但家庭中的传染则较可能。

4. EB 病毒感染性疾病的临床表现有哪些？

(1)潜伏期：在小儿潜伏期较短，为 4～15d，大多为 10d，青年期较长可达 30～50d。

(2)发病或急或缓：50%患者有前驱症状，继之有发热及咽痛，全身不适、恶心、疲乏、腹痛、肌痛、头痛等。

(3)典型症状：症状轻重不一，少年期常比幼年期重。年龄越小症状越不典型，2 岁以下者，肝、脾、淋巴结肿大及一般症状均可不显著。一般说典型症状可在发病 1 周后方完全出现。①发热：绝大多数患儿均有不同程度的发热。热型不定，一般波动在 39℃左右，偶亦可高达 40℃以上。发热维持 1 周左右，时伴冷感或出汗、咽喉痛。发热虽高，中毒症状却较细菌性咽炎为轻。幼儿可不发热或仅有低热。②淋巴结肿大：90%以上的患者有淋巴结肿大，为本病的特征之一。肿大部位主要在双侧前、后颈部(环绕胸锁乳突肌的上段)，且后颈部常较前颈部先出现，两侧可不对较柔韧，无压痛、互不粘连。肿大淋巴结亦可出现于腋窝、肱骨内上髁和鼠蹊部，直径为 1～4cm。有时可见于胸部纵隔，则应和结核、淋巴肿瘤做鉴别。肿大的淋巴结一般在数天、数周内逐渐缩小，但消退慢者，可达数月。③咽峡炎：80%以上患儿出现咽痛及咽峡炎症状。扁桃体充血、肿大，陷窝可见白色渗出物，偶可形成假膜，需与化脓性扁桃体炎、白喉鉴别。约1/3患儿前腭黏膜可出现丘疹及斑疹。④肝脾大：约有 50%的病例可有肝脾大、肝区压痛，还可出现类似肝炎的症状，约 10%出现黄疸，基本上不会转变为慢性肝病或肝硬化，但曾有报道伴发 Reye 综合征者。在发病约 1 周多可触及脾脏 1～3cm，伴轻压痛。但亦有在病程第 2 周脾脏急骤增大而引起左上腹胀满及触痛者，此时触诊应轻柔，避免局部受撞击，警惕脾破裂的危险，2～3 周后脾脏即逐渐缩小，偶见报道有肝脾显著增大及黄疸的病例。⑤眼睑水肿：50%病例可有眼睑水肿。⑥皮疹：皮疹的出现率约 10%，并无定型；常见的皮疹呈泛发性，多在病程第 4～10 天出现。可为猩红热样、麻疹样、水疱样或荨麻疹样斑丘疹。3～7d 即消退，消退后不脱屑，也不留色素。皮肤黏膜出血仅属偶见。由于无特异性疹型，对诊断并无大帮助。

5. EB 病毒感染性疾病的并发症是什么？

（1）血液系统：可有 Coobs 试验阳性的自身免疫性溶血性贫血，出现于病程的 1～2 周，且大多可在一个月内停止发展。可发生粒细胞减少、全血细胞减少或免疫性血小板减少性紫癜，嗜血细胞性淋巴组织细胞增生症。

（2）神经系统：0.37%～7.3%患儿可出现此类合并症，症状差异很大，包括脑炎、无菌性脑膜炎、吉兰-巴雷综合征、视神经炎及中枢神经系统淋巴瘤等，其中尤以横惯性脊髓病为最严重，可突然出现双下肢瘫痪及尿潴留。虽神经系病变多能恢复，但也可发生后遗症或死亡。

（3）消化系统：国外资料显示，80%～90%的 IM 患者发生肝功能损害。国内资料亦显示，67.9%～73.0%的 IM 病例合并肝大，但肝功能受损的比例较国外低，为 50%左右，AST 与 ALT 中度上升，且肝功能损害的程度与患者的年龄相关，年龄越大，肝功能损害的程度越重。国内儿童 IM 肝功能损害的发生率较国外 IM 病例低的原因可能与 IM 的年龄有关，因为国内儿童 IM 病例多发生在学龄前儿童，而国外 IM 病例多为青少年。EBV 感染所致的肝损害不是 EBV 对干细胞的直接损害，而可能是 EBV 作为一种免疫启动因子而致的间接免疫损伤。曾报道有肝坏死，也可有食管静脉曲张。

（4）呼吸系统：偶可因扁桃体明显肿大及咽部淋巴组织增生引起呼吸和吞咽困难。也可并发胸膜炎或胸腔积液、间质性肺炎等。

(5)心脏：不常见，为1%～6%，心电图可见非特异性T波改变，或轻度传导不正常。心肌炎和心包炎则少见。

(6)眼部：可并发结合膜炎、视神经炎、视网膜炎、巩膜炎、葡萄膜炎、复视、偏盲、斜视、眼睑下垂等。

(7)泌尿系统：血尿、蛋白尿、肾炎、肾病综合征及溶血性尿毒综合征等。

(8)其他：腮腺炎、睾丸炎、中耳炎等。

6. EB病毒感染性疾病的诊断标准是什么？

我国IM的诊断标准：

(1)临床诊断标准：满足下列临床症状中任意3项及实验室检查中第4条。

(2)实验室确诊病例：满足下列临床症状中任意3项及实验室检查中第1～3条中任意1条。

(3)临床症状：①发热；②咽峡炎；③颈淋巴结肿大；④肝大；⑤脾大；⑥眼睑水肿。

(4)实验室检查：①抗CA-IgM和抗CA-IgG抗体阳性，且抗NA-IgG阴性；②抗CA-IgM阴性，但抗CA-IgG抗体阳性，且为低亲和力抗体；③双份血清抗CA-IgG抗体滴度4倍以上升高；④外周血异型淋巴细胞比例≥10%。

7. EB病毒感染性疾病的治疗有哪些？

本病无特效治疗，以对症及支持治疗为主。

(1)一般治疗：急性期应卧床休息，加强护理。脾大患者应注意防治脾破裂，避免任何可能挤压或撞击脾脏的动作。①限制或避免运动，由于IM脾脏的病理改变恢复很慢，因此，IM患儿尤其青少年应在症状改善后2～3个月甚至6个月才能剧烈运动；②进行腹部体格检查时动作要轻柔；③注意处理便秘。

(2)对症治疗：可对症解热、镇痛、镇静、止咳及保肝等措施。IM患儿应尽量少用阿司匹林降温，因其可能诱发脾破裂及血小板减少。重型患者发生咽喉严重病变或水肿者，有神经系统并发症及心肌炎，溶血性贫血，血小板减少性紫癜等并发症时，短疗程应用糖皮质激素可明显减轻症状，为 3～7d，剂量为 1mg/(kg・d)，每日最大剂量不超过 60mg。因 EBV 为肿瘤相关病毒，考虑到免疫抑制的潜在和未知危害作用，激素的使用必须慎重。对无并发症的普通病例，不应使用激素。

(3)抗病毒治疗：抗病毒治疗首选阿昔洛韦。该药在病毒感染的细胞内被病毒的胸苷激酶和细胞酶系的作用转化成三磷酸形式，通过抑制病毒 DNA 聚合酶合成，从而产生抗病毒作用。但抗病毒治疗对改善症状和缩短病程无明显作用。

(4)抗生素的作用：抗生素对本病无效，只用于伴发细菌感染时。如咽拭培养出现 A 组 β 链球菌，可使用青霉素 G 或红霉素。应用氨苄西林发生皮疹者可达 95%，通常在用药 1 周后出现，可能和本病的免疫异常有关，故宜忌用氨苄西林和阿莫西林，以免引起超敏反应，加重病情。

八、传染性单核细胞增多症

1. 什么是传染性单核细胞增多症？

传染性单核细胞增多症是由 EB 病毒所致的急性感染性疾病，主要侵犯儿童和青少年，临床上以发热、咽喉痛、肝脾和淋巴结肿大、外周血中淋巴细胞增多并出现异型淋巴细胞等为特征。由于其症状、体征的多样性和不典型病例在临床上逐渐增多，给诊断、治疗带来一定困难。

2. 传染性单核细胞增多症的流行病学是什么？

本病世界各地均有发生，多呈散发性，但也不时出现一定规模的流行。全年均有发病，以秋末至初春为多。病后可获得较稳固的免疫力，再次发病者极少。患者和隐性感染者是传染源。病毒大量存在于唾液腺及唾液中，可持续或间断排毒达数周、数月甚至数年之久。由于病毒主要分布在口腔分泌物中，因此口-口传播是重要的传播途径，飞沫传播虽有可能但并不重要，偶可经输血传播。虽然也在妇女生殖道内发现 EBV，但垂直传播问题尚有争议。本病主要见于儿童和青少年，性别差异不大。6 岁以下小儿得病后大多表现为隐性或轻型感染，15 岁以上感染者多呈典型症状。

3. 传染性单核细胞增多症的发病机制是什么？

EBV 进入口腔后，主要累及咽部上皮细胞，B 淋巴细胞、T 淋巴细胞及 NK 细胞，因这些细胞均具有 EBV 的受体 CD_{21}。EBV 在咽部细胞中增殖，导致细胞破坏、引起扁桃体炎和咽炎症状，局部淋巴结受累肿大。病毒还可在腮腺和其他唾液腺上皮细胞中繁殖，并可长期或间歇性向唾液中排放，然后进入血液，通过病毒血症或受感染的 B 淋巴细胞进行播散，继而累及周身淋巴系统。受感染的 B 淋巴细胞表面抗原发生改变，引起 T 淋巴细胞的强烈免疫应答而转化为细胞毒性 T 细胞(主要是 CD_8 + T 细胞，TCL)。TCL 细胞在免疫病理损伤形成中起着非常重要的作用，它一方面杀伤感染 EBV 的 B 细胞，另一方面侵犯许多组织器官而产生一系列的临床表现。患者血中的大量异常淋巴细胞(又称为异型细胞)就是这种具有杀伤能力的 T 细胞。此外，本病发病机制除主要是由于 B、T 细胞间的交互作用外，还有免疫复合物的沉积及病毒对细胞的直接损害等因素。T 淋巴细胞活化后产生的细胞因子亦可能在 IM 的发病中起一定作用，机制尚不清楚。婴幼儿时期典型病例很少，主要是因为不能对 EBV 产生充分的免疫应答。

4. 传染性单核细胞增多症的临床表现是什么？

潜伏期 5～15d。起病急缓不一，症状呈多样性，多数患者有乏力、头痛、畏寒、鼻塞、恶心、食欲减退、轻度腹泻等前驱症状。症状轻重不一，年龄越小，症状越不典型。发病期典型表现如下。

(1)发热：一般均有发热，体温 38～40℃，无固定热型，热程大多 1～2 周，少数可达数月。中毒症状多不严重。

(2)咽峡炎：绝大多数患儿可表现为咽部、扁桃体、腭垂充血、肿胀，可见出血点，伴有咽痛，部分患儿扁桃体表面可见白色渗出物或假膜形成。咽部肿胀严重者可出现呼吸及吞咽困难。

(3)淋巴结肿大：全身淋巴结均可肿大，在病程第 1 周就可出现。以颈部最为常见。肘部滑车淋巴结肿大常提示有本病的可能。肿大淋巴结直径很少超过 3cm，中等硬度，无明显压痛和粘连，肠系膜淋巴结肿大时，可引起腹痛。肿大淋巴结常在热退后数周才消退，亦可数月消退。

(4)肝、脾大：肝大者占 20%～62%，大多数在肋下 2cm 以内，可出现肝功能异常，并伴有急性肝炎的上消化道症状，部分有轻度黄疸。约 50%患者有轻度脾大，伴疼痛及压痛，偶可发生脾破裂。

(5)皮疹：部分患者在病程中出现多形性皮疹，如丘疹、斑丘疹、荨麻疹、猩红热样斑疹、出血性皮疹等。多见于躯干。皮疹大多在 4～6d 出现，持续 1 周左右消退，消退后不脱屑，也无色素沉着。

本病病程一般为 2～3 周，也可长至数月。偶有复发，但病程短，病情轻。婴幼儿感染常无典型表现，但血清 EBV 抗体可阳性。

5. 传染性单核细胞增多症的并发症有哪些?

重症患者可并发神经系统疾病，如吉兰-巴雷综合征、脑膜脑炎或周围神经炎等。在急性期可发生心包炎、心肌炎、EB 病毒相关性嗜血细胞综合征。约 30%的患者出现咽部继发性细菌感染。其他少见的并发症包括间质性肺炎、胃肠道出血、肾炎、自身免疫性溶血性贫血、再生障碍性贫血、粒细胞缺乏症及血小板减少症等。脾破裂虽然少见，但极严重，轻微创伤即可诱发。

6. 传染性单核细胞增多症的实验室检查有哪些?

(1)血常规：外周血样改变是本病的重要特征。早期白细胞总数可正常或偏低，以后逐渐升高 $>10\times10^9/L$，高者可达 $(30\sim50)\times10^9/L$。白细胞分类早期中性粒细胞增多，以后淋巴细胞数可达 60%以上，并出现异性淋巴细胞。异性淋巴细胞超过 10%或其绝对值超过 $1.0\times10^9/L$ 时具有诊断意义。部分患儿可有血红蛋白降低和血小板计数减少。

(2)血清嗜异性凝集试验：起病 1 周内患儿血清中出现 IgM 嗜异性抗体，能凝集绵羊或马红细胞，阳性率达 80%～90%，凝血效价在 1∶64 以上，经豚鼠肾吸收后仍呈阳性者具有诊断价值，此抗体体内持续存在 2～5 个月，5 岁以下小儿试验多为阴性。

(3)EBV 特异性抗体检测：间接免疫荧光法和酶联免疫法检测血清中 VCA-IgM 和 EA-IgG。VCA-IgM 阳性是最近 EBV 感染的标志,EA-IgG 一过性升高是近期感染或 EBV 复制活跃的标志,均具有诊断价值。

(4)EBV-DNA 检测:采用实时定量聚合酶链反应(RT-PCR)方法能快速、敏感、特异的检测患儿血清中含有高浓度 EBV-DNA,提示存在病毒血症。

(5)其他:部分患儿可出现心肌酶升高、肝功能异常、肾功能损害、T 淋巴细胞亚群 CD_4/CD_8 比例降低或倒置。

7. 传染性单核细胞增多症的治疗方法有哪些?

临床上无特效的治疗方法,主要采取对症治疗。由于轻微的腹部创伤就有可能导致脾破裂,因此,脾大的患者在 2～3 周应避免与腹部接触的运动。抗菌药物对本病无效,仅在继发细菌感染时应用。抗病毒治疗可用阿昔洛韦、更昔洛韦及伐昔洛韦等药物,但其确切疗效尚存争议。静脉注射丙种球蛋白可是临床症状改善,缩短病程,早期给药效果更好,α-干扰素亦有一定治疗作用。重型患者短疗程应用肾上腺皮质激素可明显减轻症状。发生脾破裂时,应立即输血,并行手术治疗。

8. 传染性单核细胞增多症的护理措施有哪些?

(1)环境与休息:保持室内空气新鲜,适宜温湿度,每日空气消毒,给予呼吸道隔离,防止交叉感染。患儿应绝对卧床休息,减少心肌耗氧量,减轻心脏负担。待症状缓解后适当下床活动,伴脾大者避免剧烈运动,以防脾破裂。

(2)维持正常体温:观察患儿体温变化,高热患儿给予物理降温或药物降温。使用药物后注意观察患儿体温、血压、尿量等。出汗多者,应及时更换衣物,保持皮肤清洁,鼓励患儿多饮水,以防虚脱。

(3)密切观察病情:咽部肿胀严重者可出现呼吸及吞咽困难,应密切观察患儿呼吸、脉搏、血压等,及时发现病情变化,通知医师并配合吸痰,必要时行气管切开。重症患儿还可并发神经系统疾病、心包炎及心肌炎等,应随时观察患儿意识、面色、四肢末梢循环等情况。

(4)保证营养供应:患儿出汗较多时应及时补充水、电解质,并做好口腔护理。患儿因咽部肿胀、疼痛不愿进食，应鼓励患儿少食多餐，进高热量、高蛋白、清淡、易消化食物。逐渐增加粗纤维食物，确保大便通畅。

(5)健康教育：向患儿家长介绍患儿病情、诊疗及护理措施，取得其理解并能积极配合。患儿出院后定期门诊复查血常规及肝、肾功能。加强营养，适当参加体育锻炼，增强体质。

九、流行性腮腺炎

1. 什么是流行性腮腺炎？

流行性腮腺炎是由腮腺炎病毒引起的急性呼吸道传染病，以腮腺肿痛为临床特征，可并发脑膜脑炎和胰腺炎等。多在幼儿园和学校中流行，以5～15岁患者较为多见。一次感染后可获得终身免疫。

2. 流行性腮腺炎的流行病学是什么？

腮腺炎病毒属于副黏病毒科，基因组为单链RNA。仅有1个血清型。病毒颗粒呈圆形，大小悬殊，为100～200nm，有包膜。病毒表面有2个组分，血凝素-神经氨酸酶蛋白和溶解蛋白，对病毒毒力起着重要作用。该病毒对物理和化学因素敏感，来苏、福尔马林等均能在2～5min将其灭活，紫外线照射也可将其杀灭，加热至56℃，20min即失去活力。人是病毒的唯一宿主。腮腺炎患者和健康带病毒者是本病的传染源，患者在腮腺肿大前6d到发病后9d内，从唾液中均可以分离出腮腺炎病毒。主要通过呼吸道飞沫传播，亦可因唾液污染食具和玩具后直接接触而感染。全年均可发生感染流行，但以冬春季发病较多。

3. 流行性腮腺炎的发病机制是什么？

病毒通过口、鼻进入人体后，在上呼吸道黏膜上皮组织和淋巴组织中增殖，导致局部炎症和免疫反应，并进入血液引起病毒血症，进而扩散到腮腺和全身各器官。亦可经口腔沿腮腺管传播到腮腺。由于病毒对腺体组织和神经组织具有高度亲和力，可使多种腺体(腮腺、舌下腺、颌下腺、胰腺、生殖腺等)发生炎症改变，一旦侵犯神经系统，可导致脑膜脑炎等严重病变。

4. 流行性腮腺炎的临床表现是什么?

潜伏期14～25d,平均18d。儿童大多无前驱症状,常以腮腺肿大和疼痛为首发体征。常先见于一侧,然后另一侧也相继肿大,位于下颌骨后方和乳突之间,以耳垂为中心向前、后、下发展,边缘不清,表面发热但多不红,触之有弹性感并有触痛。1～3d达高峰,面部一侧或双侧因肿大而变形,局部疼痛、过敏、开口咀嚼或吃酸性食物时胀痛加剧。腮腺肿大可持续5d左右,以后逐渐消退。腮腺导管开口(位于上颌第二臼齿对面黏膜上)在早期可有红肿,有助于诊断。在腮腺肿胀时,可见颈前下颌处颌下腺和舌下腺亦明显肿胀,并可触及椭圆形腺体。病程中患者可有不同程度的发热,持续时间不一,短则1～2d,多则5～7d,亦有体温始终正常者。可伴有头痛、乏力和食欲减退等。

5. 流行性腮腺炎的并发症有哪些?

(1)脑膜脑炎:儿童期最常见的并发症,常在腮腺炎高峰时出现,也可出现在腮腺肿大前是或腮腺肿大消失以后。表现为发热、头痛、呕吐、颈项强直、Kernig征阳性等,脑脊液的改变与其他病毒性脑炎相似。预后大多良好,常在2周内恢复正常,多无后遗症。少数可遗留耳聋和阻塞性脑积水。

(2)睾丸炎:是男孩最常见的并发症,多为单侧。常发生在腮腺炎起病后的4～5d,肿大的腮腺开始消退时。开始为睾丸疼痛,随之肿胀伴剧烈触痛,可并发附睾炎、鞘膜积液和阴囊水肿。大多数患者有严重的全身反应,突发高热、寒战等。一般10d左右消退,1/3～1/2的病例发生不同程度的睾丸萎缩,一般不影响生育。双侧受累可导致不育,但非常少见。

(3)卵巢炎:5%～7%的青春期女性患者可并发卵巢炎,症状多较轻,可出现下腹疼痛及压痛,月经不调等,一般不影响受孕。

(4)胰腺炎:严重的急性胰腺炎较少见。常发生在腮腺肿大数日后,表现为上腹部剧痛和触痛,伴发热、寒战、恶心、反复呕吐等,由于单纯腮腺炎即可引起血、尿淀粉酶增高,因此,淀粉酶升高不能作为诊断胰腺炎的证据,需做血清脂肪酶检查,有助于诊断。

(5)其他并发症:心肌炎较常见,而肾炎、乳腺炎、胸腺炎、甲状腺炎、泪腺炎、角膜炎、血小板减少及关节炎等偶可发生。

6. 流行性腮腺炎的实验室检查有哪些?

(1)血、尿淀粉酶测定:90%的患者发病早期血清和尿淀粉酶有轻度至中度增高,2周左右恢复正常,血脂肪酶增高有助于胰腺炎的诊断。

(2)血清学检查:近年来大多采用ELISA法检测患者血清中腮腺炎病毒特异性IgM抗体,可以早期快速诊断(前提是1个月内未接种过腮腺炎减毒活疫苗)。双份血清特异性IgG抗体效价有4倍以上增高有诊断意义。亦可用PCR技术检测腮腺炎病毒RNA,有很高的敏感性。

(3)病毒分离:在发病早期取患者唾液、尿液、脑脊液或血液标本,及时接种鸡胚或人胚肾细胞进行病毒分离试验,阳性标本采用红细胞吸附抑制试验或血凝抑制试验进行鉴定,阳性者可以确诊。

7. 流行性腮腺炎的治疗方法有哪些?

目前尚无特异性抗病毒治疗,以对症处理为主。

注意保持口腔清洁,给予清淡饮食,忌酸性食物,多饮水。对高热、头痛和并发睾丸炎者给予解热镇痛药物。睾丸肿痛时可用丁字带托起。中药治疗多用清热解毒,软坚消痛法,常用普济消毒饮加减内服和青黛散调醋局部外敷等。发病早期可使用利巴韦林10~15mg/(kg·d)静脉滴注,疗程5~7d。对重症患者可短期使用肾上腺皮质激素治疗,疗程3~5d。脑膜脑炎、胰腺炎等的治疗见相关章节。

8. 流行性腮腺炎的预防措施有哪些?

及早隔离患者直至腮腺肿胀完全消退为止。集体机构中有接触史的儿童应检疫3周。保护易感儿可接种腮腺炎减毒活疫苗,除皮下接种外,也可采用喷喉、喷鼻或气雾吸入等,同样能够取得良好效果。接种麻疹-风疹-腮腺炎三联疫苗也具有良好的保护作用。

9. 流行性腮腺炎的护理措施有哪些?

给予口腔护理保持清洁,常用生理食盐水漱口;局部给予冷敷或热敷，以增加舒适，减轻肿胀压痛；注意饮食，依疼痛程度给予流质、软质、无刺激性的饮食，避免含酸味或需咀嚼的食物；鼓励卧床休息。

10. 流行性腮腺炎患儿的隔离时间有什么要求？

因流行性腮腺炎患儿在腮腺肿大前1d到腮腺肿胀消失后3d均有传染性，故这段时期应隔离。

十、手足口病

1. 什么是手足口病？

手足口病是由肠道病毒引起的传染性疾病，好发于儿童，尤以3岁以下年龄组发病率最高。主要通过消化道、呼吸道和密切接触等途径传播。临床主要表现为发热、口腔和四肢末端的斑丘疹、疱疹，重者可出脑膜炎、脑炎、脑脊髓炎、肺水肿和循环障碍等。致死原因主要为脑干脑炎及神经源性水肿。由于病毒的传染性很强，常在托幼机构造成流行。

2. 手足口病的流行病学是什么？

人类是已知的人肠道病毒的唯一宿主。手足口病患者和隐性感染者均为传染源，主要通过粪-口途径传播，亦可经接触患者呼吸道分泌物、疱疹液及污染的物品而感染，疾病流行季节医源性传播也不容忽视。是否可经水或食物传播目前尚不清楚。人群对肠道病毒普遍易感，但成人大多通过隐性感染获得相应的抗体，因此临床上以儿童患者为主，尤其容易在托幼机构的儿童之间流行。感染后可获得免疫力，但持续时间尚不明确。发病前数天，感染者咽部分泌物与粪便中就可检出病毒，粪便中排出病毒的时间可长达3～5周。

3. 手足口病的发病机制是什么？

手足口病（特别是EV_{71}感染）的发病机制目前还不完全清楚。肠道病毒由消化道或呼吸道侵入机体后，在局部黏膜或淋巴组织中增值，由此进入血液循环导致病毒血症，并随血流播散到脑膜、脑、脊髓、心脏、皮肤、黏膜等靶组织继续复制，引发炎症性病变并出现相应的临床表现。大多数患者由于宿主的防御机制，感染可被控制而停止发展，成为无症状感染或临床表现为轻症。仅极少数患者，病毒在靶器官广泛复制，成为重症感染。对各种靶细胞的趋向性部分决定于感染病毒的血清型。近年来有研究证据显示，机体的细胞屏障，主要是巨噬细胞和 T 淋巴细胞功能，在 EV_{71} 感染的过程中起到重要的作用。

4. 手足口病的临床表现是什么？

手足口病的临床表现复杂而多样，根据临床病情的轻重程度，分为普通病例和重症病例。

(1)普通病例：急性起病，大多有发热，可伴有咳嗽、流涕、食欲缺乏等症状。口腔内可见散发性的疱疹或溃疡，多位于舌、颊黏膜和硬腭等处，引起口腔疼痛，导致患儿拒食、流涎。手、足和臀部出现斑丘疹和疱疹，偶见于躯干，呈离心性分布。皮疹消退后不留瘢痕或色素沉着，多在 1 周内痊愈，预后良好。

(2)重症病例：少数病例病情进展迅速，在发病 1～5d 出现脑膜炎、脑炎、脑脊髓炎、肺水肿、循环障碍等，极少数病例病情危重，可致死亡，存活病例可留有后遗症。①神经系统表现：多出现在病程 1～5d，患儿可持续高热，出现中枢神经系统损害表现，如精神萎靡、嗜睡或激惹、易惊、头痛、恶心、呕吐、食欲缺乏、谵妄甚至昏迷；肢体抖动、肌阵挛、眼球震颤、共济失调、眼球运动障碍；肌无力或急性迟缓性瘫痪、惊厥等。颈项强直在 1～2 岁的儿童中较为明显，腱反射减弱或消失，Kernig 征和 Brudzinski 征阳性。②呼吸系统表现：呼吸增快并浅促、呼吸困难或呼吸节律改变，口唇发绀，咳嗽加重，咳白色、粉红色或血性泡沫样痰液，肺部可闻及湿啰音或痰鸣音。

5. 手足口病的实验室检查有哪些？

(1)血常规：白细胞计数多正常或降低，病情危重者白细胞计数可明显升高。

(2)血生化检查：部分病例可有轻度谷丙转氨酶(ALT)、谷草转氨酶(AST)、肌酸激酶同工酶(CK-MB)升高，病情危重者可有肌钙蛋白(cTn)和血糖升高。

(3)血气分析：呼吸系统受累时可有动脉血氧分压降低、血氧饱和度下降，二氧化碳分压升高和酸中毒。

(4)脑脊液检查：神经系统受累时可表现为外观清亮，压力增高，细胞计数增多(以单核细胞为主)，蛋白正常或轻度增高，糖和氯化物正常。

(5)病原学检查：鼻咽拭子、气道分泌物、疱疹液或粪便标本中CoxA16、EV71等肠道病毒特异性核酸阳性或分离到肠道病毒可以确诊。

(6)血清学检查：急性期与恢复期血清CoxA16、EV71等肠道病毒中和抗体有4倍以上的升高亦可确诊。

(7)胸部X线检查：可表现为双肺纹理增多，网格状、斑片状阴影，部分病例以单侧为主。

(8)磁共振检查：神经系统受累者可见以脑干、脊髓灰质损害为主的异常改变。

6. 手足口病的治疗方法有哪些?

普通病例目前尚无特效抗病毒药物和特异性治疗手段，主要是对症治疗。注意隔离，避免交叉感染。适当休息，清淡饮食，做好口腔和皮肤护理。

(1)神经系统受累的治疗：①控制颅内高压：限制入量，积极给予甘露醇降颅压治疗，每次0.5～1.0g/kg，每4～8小时1次，20～30min快速静脉注射，根据病情调整给药间隔时间及剂量。必要时加用呋塞米。②酌情应用糖皮质激素治疗，参考剂量：甲泼尼龙1～2mg/(kg·d)；氢化可的松3～5mg/(kg·d)；地塞米松0.2～0.5mg/(kg·d)，病情稳定后，尽早减量或停用。③酌情静脉注射免疫球蛋白，总量2g/kg，分2～5d给予。④对症治疗：降温、镇静、止惊。密切监护，严密观察病情变化。

(2)呼吸、循环衰竭的治疗：①保持呼吸道通畅，吸氧；②监测呼吸、心率、血压和血氧饱和度；③呼吸功能障碍的治疗参见相关章节；④保护重要脏器的功能，维持内环境稳定；⑤恢复其治疗；⑥促进各脏器功能恢复；⑦功能康复治疗。

(3)中西医结合治疗。

7. 手足口病的护理措施有哪些？

(1)维持正常体温：保持室内适宜温湿度，患儿衣被不宜过厚，汗湿的衣被及时更换。密切监测患儿体温并记录，及时采取物理降温或药物降温措施。鼓励患儿多饮水，以补充高热消耗的大量水分。

(2)口腔、饮食护理：给予患儿营养丰富、易消化、流质或半流质饮食，以减少对口腔黏膜的刺激。保持口腔清洁，进食前后用生理盐水漱口有口腔溃疡的患儿可将维生素 B_2 粉剂直接涂于口腔糜烂部位，或涂以碘甘油，以消炎镇痛，促进溃疡面愈合。

(3)皮肤护理：保持患儿衣被清洁，剪短患儿指甲以免抓破皮疹。手足部疱疹未破溃处涂炉甘石洗剂或5%碳酸氢钠溶液；疱疹已破溃者、有继发感染者，局部用抗生素软膏，臀部有皮疹的患儿，保持臀部清洁干燥，及时清理患儿的大小便。

(4)病情观察：密切观察病情，尤其是重症患儿，若患儿出现烦躁不安、嗜睡、肢体抖动、呼吸及心率增快等表现时，提示有神经系统受累或心肺衰竭的表现，应立即通知医师，并积极配合治疗，给予相应护理，保持呼吸道通畅，积极控制颅内压。酌情使用糖皮质激素，静脉使用人血丙种球蛋白等治疗。使用脱水剂等药物治疗时，应观察药物的作用及不良反应。

(5)消毒隔离：病房每天开窗通风2次，并定时消毒病房内空气及患儿用物。医护人员接触患儿前后均要消毒双手。尽量减少陪护及探视人员，并做好陪护宣教，要求勤洗手、戴口罩等。

(6)健康教育：应向家长介绍手足口病的流行特点、临床表现及预防措施。不需住院治疗的患儿可在家中隔离，教会家长做好口腔护理、皮肤护理及病情观察，如有病情变化应及时到医院就诊。流行期间不要带孩子到公共场所，并教会孩子养成良好的卫生习惯，加强锻炼，增强机体抵抗力。

8. 手足口病的隔离期是多久？

一般需隔离2周，患病后应及时就医，避免与外界接触，直到热退、皮疹消退及水疱结痂。

9. 感染手足口病病毒后会不会产生免疫?

手足口病病毒的免疫是相对而言的,手足口病是由多种病毒感染引起的,患者痊愈后,会对相应的肠道病毒产生抗体,因引起手足口病的不同病毒的各型之间不存在交叉免疫,日后仍可感染其他肠道病毒引起手足口病。

十一、流行性乙型脑炎

1. 什么是流行性乙型脑炎?

流行性乙型脑炎简称乙脑,是由乙型脑炎病毒引起,以脑实质炎症为主要病变的中枢神经系统急性传染病。经蚊传播,夏秋季流行。其临床特征为高热、惊厥、意识障碍、呼吸衰竭。重症病人可留有后遗症。

2. 流行性乙型脑炎的流行病学是什么?

猪是乙脑主要传染源。蚊虫是传播媒介。流行区的小儿为易感人群,非流行区任何年龄人群均对本病易感,以隐性感染最为常见,感染后可获持久免疫力。患者多为10岁以下小儿,尤以2～6岁小儿发病率最高,但广泛接种疫苗后,成人和老年人发病率相对增高。本病在夏秋季流行,约90%的病例集中在7、8、9三个月,与气温、雨量和蚊虫滋生密度高峰有关。

3. 流行性乙型脑炎的发病机制是什么?

感染的蚊虫在叮咬人或动物时,可将病毒传给人体,先在单核巨噬细胞内繁殖,继而进入血循环引起病毒血症。如机体免疫功能正常,感染后病毒迅速被清除,不进入中枢神经系统仅呈隐形或轻型感染;如机体免疫力低下、感染病毒量大、毒力强时,病毒可通过血-脑脊液屏障进入中枢神经系统,在神经细胞内复制,引起一系列脑炎症状。

4. 流行性乙型脑炎的临床表现是什么?

一般将本病分为5期,即潜伏期、前驱期、极期、恢复期和后遗症期。

(1)潜伏期:4～21d,一般为10～14d。

(2)前驱期:一般为1～3d,病毒进入血液形成病毒血症时即骤然起病。患儿有发热、寒战、伴头痛、恶心和呕吐,部分患儿有嗜睡及轻度颈项强直。

(3)极期:持续7d左右。主要表现为脑实质受损症状。①高热:体温高达40℃以上,持续7～10d,发热越高,热程越长,病情越重。②意识障碍:大多数患儿出现程度不等的意识障碍,包括嗜睡、谵妄、昏迷和定向力障碍等,常持续1周左右,重者可长达4周以上。昏迷发生越早,程度越深,持续时间越长,病情越严重。③惊厥:反复、频繁抽搐,多为四肢、全身的强直性抽搐或肢体阵挛性抽搐,持续数分钟至数十分钟,均伴有意识障碍。频繁抽搐可加重缺氧和脑实质损伤,导致中枢性呼吸衰竭。④呼吸衰竭:主要由于脑部广泛炎症及脑水肿、颅内压增高、脑疝等所致的中枢性呼吸衰竭。表现为呼吸表浅、节律不规则、叹息样呼吸、潮式呼吸等,最后呼吸停止。⑤颅内高压症:颅内压增高表现为剧烈头痛、喷射性呕吐、血压升高和脉搏变慢,脑膜刺激征阳性。婴幼儿常有前囟隆起。严重患者可发展为脑疝,常见有小脑幕切迹疝(主要压迫中脑)及枕骨大孔疝(压迫延髓),致两侧瞳孔不等大、对光反射消失、呼吸节律异常,最后呼吸、心搏停止。⑥其他神经系统表现:多在病程10d内出现,主要有:深、浅反射改变:浅反射减弱、消失,深反射先亢进后消失;大脑锥体束受损表现:肢体强制性瘫痪、肌张力增强、巴氏征等病理锥体束征阳性;可有不同程度的脑膜刺激征;根据其病变损害部位不同,还可出现相应的神经症状,如失语、听觉障碍、大小便失禁或尿潴留等。

(4)恢复期:一般于2周左右完全恢复。体温在3～5d逐渐下降至正常,抽搐由减轻至停止,神经、精神症状好转。少数重症患儿仍有神志不清、语言障碍、吞咽障碍、四肢僵硬等,需1～6个月逐渐恢复。

(5)后遗症期:指恢复期神经系统残存症状超过6个月未恢复者。主要表现为意识障碍、智力发育障碍、失语、癫痫发作等。

5. 流行性乙型脑炎的实验室检查有哪些?

(1)血常规:外周血白细胞计数增高,病初,中性粒细胞达0.80

以上。

(2)脑脊液:压力增高,外观无色透明或微浑,白细胞计数轻度增加,发病早期以中性粒细胞为主,以后淋巴细胞增多。蛋白轻度增高,糖正常或稍高,氯化物正常。

(3)血清学检查:乙脑病毒特异性 IgM 抗体在病后 3~4d 即可出现,2 周达到高峰,有早期诊断价值。

6. 流行性乙型脑炎的治疗方法有哪些?

目前尚无特效药物,主要是对症治疗。其中,处理好"三关"即高热、惊厥、呼吸衰竭是抢救乙脑患儿的关键。

(1)降温:退热剂对乙脑患儿持续高热的降温效果不大,可采用物理和药物降温相结合的方法,将肛温控制在 38℃左右。药物降温可用 25%安乃近溶液滴鼻或安乃近肌内注射,高热伴惊厥者可用亚冬眠疗法。

(2)抗惊厥:反复发生或持续惊厥会加重脑缺氧和脑损伤,所以控制惊厥非常重要。可选用地西泮每次 0.1~0.3mg/kg 肌内注射或缓慢静脉注射,苯巴比妥每次 5~10mg/kg 肌内注射或 10%水合氯醛每次 40~60mg/kg 保留灌肠。使用时两种药物交替,每 4~6 小时一次。

(3)防治中枢性呼吸衰竭:脑水肿、颅内压增高、脑疝等均可致中枢性呼吸衰竭。可用 20%甘露醇、酚妥拉明静注,以降低颅内压、减轻脑水肿、改善微循环和减轻脑血流障碍。发生中枢性呼吸衰竭时可用呼吸兴奋剂,必要时还可选用东莨菪碱改善微循环。

7. 流行性乙型脑炎的护理措施有哪些?

(1)降低体温:患儿卧床休息,保持室内适宜温湿度,衣被不可过厚,密切观察和记录患儿的体温,及时采取有效降温措施。高热患儿可采用冰袋冷敷、乙醇擦浴、冷盐水灌肠等物理方法降温,亦可遵医嘱给予药物降温或采用亚冬眠疗法。降温过程中注意观察体温、脉搏、呼吸、血压。患儿出汗较多时,应及时更换被褥及衣服,保持皮肤清洁干燥。

(2)控制惊厥:密切观察患儿病情,及时发现惊厥先兆表现,如烦躁不安、口角或指(趾)抽动、两眼凝视、肌张力增高等。一旦出现上述表现,应立即通知医师,并及时配合处理。让患儿取仰卧位,头偏向一侧,松解衣服和领口,清除口鼻分泌物;用牙垫或开口器置于患儿上下臼齿之间,防止咬伤舌头,或用舌钳拉出舌头,以防止舌后缀阻塞呼吸道。同时,遵医嘱使用止惊药物。

(3)防治呼吸衰竭:观察患儿生命体征并及时记录,随时保持呼吸道通畅,并备好急救药品及抢救器械。使用脱水剂时,注意观察药物疗效及不良反应。

(4)保持呼吸道通畅:指导患儿进行有效咳嗽,协助患儿翻身、拍背,以利分泌物排出。定时雾化吸入以湿化痰液,必要时用吸引器吸痰。同时给氧,以减轻脑损伤。吸痰不可过频,否则可刺激黏液产生过多,必要时行气管切开术。

(5)心理护理:加强与患儿沟通,建立良好的护患关系,增加患儿的安全感。向家长介绍疾病的相关知识,鼓励其参与治疗和护理计划。与家长充分沟通,耐心倾听,增强责任感,减轻其自责和焦虑情绪。

(6)健康教育:①康复护理指导:有后遗症的患儿应坚持康复训练和治疗,鼓励患儿及其家长积极配合,并教会家长切实可行的康复疗法,如肢体功能锻炼、语言训练等,并定期复诊;②做好社区预防乙脑的宣教工作:大力开展防蚊、灭蚊工作。夏、秋季是乙脑高发季节,应积极消灭蚊虫滋生地。流行季节居室应安装纱门、纱窗防蚊。并使用驱蚊油、蚊帐等防止蚊虫叮咬。乙脑流行地区 1～10 岁的儿童可接种乙型脑炎疫苗,并在流行季节前 1 个月接种完成,可有效预防乙脑的发生。

十二、中毒型细菌性痢疾

1. 什么是中毒型细菌性痢疾?

中毒性细菌性痢疾,以下简称中毒型菌痢,是急性细菌性痢疾的危重型。起病急骤,突然高热、反复惊厥、嗜睡、迅速发生休克、昏迷。本型多见于 2～7 岁健壮儿童,病死率高,必须积极抢救。

2. 中毒型细菌性痢疾的发病机制是什么?

病原是痢疾杆菌,属于肠杆菌的志贺菌属,分A、B、C、D四群(志贺菌、福氏菌、鲍氏菌、宋内菌),我国以福氏志贺菌多见。志贺菌内毒素从肠壁吸收入血后,引起发热、毒血症及急性微循环障碍。中毒型菌痢可发生脑水肿甚至脑疝,出现昏迷、抽搐及呼吸衰竭,是中毒型菌痢死亡的主要原因。

3. 中毒型细菌性痢疾的临床表现有哪些?

潜伏期多数为1~2d,短者数小时。起病急、发展快,高热可>40℃(少数不高),迅速发生呼吸衰竭、休克或昏迷,肠道症状多不明显甚至无腹痛与腹泻,也有在发热、排便后2~3d才开始发展为中毒型。根据其主要表现又可分为以下4型。

(1)休克型(皮肤内脏微循环障碍型):主要表现为感染性休克。

(2)脑型(脑微循环障碍型):因脑缺氧、水肿而发生反复惊厥、昏迷和呼吸衰竭。早期有嗜睡、呕吐、头痛、血压偏高,心率相对缓慢。随病情进展,很快进入昏迷、频繁或持续惊厥阶段。瞳孔大小不等、对光反射消失,呼吸深浅不匀、节律不整,甚至呼吸停止。此型较严重,病死率高。

(3)肺型(肺微循环障碍型):又称呼吸窘迫综合征,以肺微循环障碍为主,常在中毒型痢疾脑型或休克型基础上发展而来,病情危重,病死率高。

(4)混合型:上述2型或3型同时或先后出现,是最为凶险的一种,病死率很高。

严重病例常合并DIC、肾衰竭,偶可合并溶血尿毒综合征。

4. 中毒型细菌性痢疾的实验室检查有哪些?

(1)大便常规:病初可正常,以后出现脓血黏液便,镜检有成堆脓细胞、红细胞和吞噬细胞。

(2)大便培养:可分离出痢疾杆菌。

(3)外周血象:白细胞总数多增高至$(10\sim20)\times10^9/L$以上。中性粒细胞为主,并可见核左移。当有DIC时,血小板明显减少。

(4)免疫学检测:目前已有应用荧光物质标记的痢疾杆菌特异性

多价抗体来检测大便标本中的致病菌，方法各异，都较快速，但特异性有待进一步提高。

(5)特异性核酸检测：采用核酸杂交或 PCR 可直接检查粪便中的痢疾杆菌核酸，具有灵敏度高、特异性高、快速简便等优点。

5. 中毒型细菌性痢疾的治疗方法有哪些?

病情凶险，必须及时抢救。

(1)降温止惊：可综合使用物理、药物降温或亚冬眠疗法。惊厥不止者，可用地西泮 0.3mg/kg 静脉注射(每次最大剂量≤10mg)；或用水合氯醛 40～60mg/kg 保留灌肠；或肌内注射苯巴比妥钠，每次 5～10mg/kg。

(2)感染性休克的治疗：因病情危重，必须争分夺秒综合治疗。主要是积极控制感染；迅速扩充血容量，纠正代谢紊乱；调整微血管舒缩功能；维护重要脏器功能；抗感染因子处理等。

(3)防治脑水肿和呼吸衰竭：保持呼吸道通畅及给氧。首选 20%甘露醇降颅压，剂量为每次 0.5～1g/kg 静脉注射，每 6～8 小时一次，疗程 3～5d，或与利尿剂交替使用，可短期静脉推注地塞米松。若出现呼吸衰竭应及早使用呼吸机。

(4)抗菌治疗：为迅速控制感染，通常选用两种痢疾杆菌敏感的抗生素静脉滴注。因近年来对氨苄西林、庆大霉素等耐药的痢疾杆菌菌株日益增多，故可选用阿米卡星、第三代头孢菌素、含有酶抑制剂的第三代头孢菌素和碳青霉烯类等药物。

6. 中毒型细菌性痢疾的护理措施有哪些?

(1)保证营养的供给：给予营养丰富、易消化的流质或半流质饮食，多饮水，促进毒素的排出，禁食易引起胀气、多渣等刺激性食物。

(2)体温过高的护理：保持室内空气流通新鲜，控制室温在 25℃以下。监测患儿体温变化，每日测体温 4～6 次。高热时给予物理降温或药物降温。控制体温在 37℃左右。惊厥者给予地西泮、水合氯醛和鲁米那等镇静止痉药。对持续高热不退甚至惊厥不止者可用人工冬眠疗法。

(3)排便异常的护理：观察患儿排便次数和大便性状，准确采集大便标本送检，注意应采取黏液脓血部分化验以提高阳性率。大便次数多时或病初水样泻时防止脱水的发生，遵医嘱给予抗生素。

7. 休克型中毒性菌痢的护理措施有哪些？

（1）密切观察病情变化：注意神态、面色、体温、脉搏、呼吸、血压、瞳孔等，详细记录输入液量及排泄量（尿量、呕吐量、大便量次及性状）。

（2）建立有效的静脉通路：必要时建立两条静脉通路，维持水、电解质平衡，纠正酸中毒，保证水分、热量、电解质及药物的输入。注意调节好输液速度，速度过慢则休克难以纠正；过快易导致心力衰竭、肺水肿。

（3）用药护理：按医嘱给予抗生素，大剂量联合静脉给药。对明显尿少者，应立即停用肾毒性药物，注意观察药物的不良反应。准备好各种抢救药品，遵医嘱进行抗休克治疗。

8. 脑型中毒性菌痢的护理措施有哪些？

（1）注意患儿有无瞳孔大小、对光反射改变及有无意识障碍发生，警惕脑水肿的出现，必要时遵医嘱给予脱水剂。

（2）保持呼吸道通畅，遵医嘱给予呼吸兴奋剂。

（3）注意血氧饱和度和呼吸、面色的变化，做好气管插管、气管切开、人工呼吸器等抢救所需物品以备用。

9. 对中毒型细菌性痢疾患儿如何进行饮食指导？

中毒型细菌性痢疾主要是饮食不洁、肠胃功能失常所致。因此在护理上应加强对患儿饮食的管理，在治疗期间应禁食生冷和油腻、煎炸及有刺激性食物。开始应喝淡盐水和米汤等，以后逐渐吃些清淡、易消化的食物，如粥、面片、汤面，食用油以植物油为宜，应少吃多餐，待腹泻停止后方可逐渐恢复正常饮食，但短时间内禁吃鱼、肉、虾、蟹等荤腥食物，以防诱发或加重病情。

10. 中毒型细菌性痢疾的患儿粪培养时如何采集标本？

及时采集大便标本送检，应采集粪便中有脓血的部分，必要时用肛拭子采集标本，做粪培养。观察记录大便次数、颜色、性状及量，了解肠道炎症恢复进程。

十三、猩　红　热

1. 什么是猩红热?

猩红热是一种由 A 族溶血性链球菌所致的急性呼吸道传染病,其临床以发热、咽峡炎、全身弥漫性红色皮疹及疹退后皮肤脱屑为特征。多见于 3～7 岁儿童。

2. 猩红热的临床表现是什么?

(1)潜伏期:通常为 2～3d,短者 1d,长者 5～6d。

(2)前驱期:一般不超过 24h,少数可达 2d。起病急骤,以畏寒、高热伴头痛、恶心、呕吐、咽痛为主,婴儿起病时烦躁或惊厥。检查可见咽部炎症,轻者仅咽部或扁桃体充血,重者咽及软腭有脓性渗出物和点状红疹或出血性红疹,可有假膜形成。颈及颌下淋巴结肿大及压痛。

(3)出疹期:多见于发病后 1～2d 出疹。皮疹从耳后、颈及上胸部,迅速波及躯干及上肢,最后到下肢。皮疹特点为全身皮肤弥漫性发红,其上有点状红色皮疹,高出皮面,扪之粗糙,压之褪色,有痒感,疹间无正常皮肤可见,以手按压则红色可暂时消退数秒钟,出现苍白的手印,此种现象称为贫血性皮肤划痕,为猩红热的特征之一。在皮肤皱褶处,皮疹密集成线压之不退,称为帕氏线,为猩红热特征之二。前驱期或出疹初期,舌质淡红,其上被覆灰白色苔,边缘充血水肿,舌刺突起,2～3d 后舌苔由边缘消退,舌面清净呈牛肉样深红色,舌刺红肿明显,突出于舌面上,形成"杨梅"样舌,为猩红热特征之三。部分病例还可出现口周苍白区。

(4)恢复期:皮疹于 3～5d 后颜色转暗,逐渐隐退,并按出疹先后顺序脱皮,皮疹愈多,脱屑愈明显。轻症者呈细屑状或片状屑,重症者有时呈大片脱皮,以指(趾)部明显。全身中毒症状及局部炎症也很快消退,此期 1 周左右。

3. 猩红热的治疗方法有哪些?

(1)一般治疗:给予充分的营养、热量。发热、咽痛期间可给予流质或半流质饮食,保持口腔清洁,较大儿童可用温盐水漱口。高热患儿,应使用物理或药物降温。

(2)抗菌治疗:青霉素是治疗猩红热的首选药物,能预防急性肾小球肾炎、急性风湿热等并发症的发生,治疗开始愈早,预防效果愈好。青霉素剂量每日5万IU/kg,分2次肌内注射;严重感染者,剂量可加大到10万~20万IU/kg,静脉滴注。青霉素过敏者可选用红霉素。

4. 猩红热的护理措施有哪些?

(1)降低体温:监测体温变化,高热时可用物理降温,必要时遵医嘱使用退热剂,及时更换汗湿衣物。保持室内空气流通,温湿度适宜。

(2)疼痛:保持口腔清洁,鼓励患儿多饮水或用温盐水漱口;咽部疼痛明显时,给予富有营养、易消化的流质、半流质或软食,忌酸、辣、干、硬食物。保证患儿有足够的休息时间,可指导患儿通过分散注意力的方式缓解疼痛,如听音乐、看电视等。

(3)皮肤护理:及时评估患儿出疹情况,保持皮肤清洁,勤换衣服。告知患儿尽量避免抓挠皮肤,勤剪指甲,避免患儿抓伤皮肤引起继发感染。沐浴时避免水温过高,避免使用刺激性强的肥皂或沐浴液,以免加重皮肤瘙痒感。向患者及家长讲解疾病的一般临床表现及病程,告知患儿在恢复期脱皮时,应待皮屑自然脱落,不宜人为剥离,以免损伤皮肤。

(4)预防感染传播:明确诊断后及时隔离,隔离期限至少为1周。病情不需住院患儿,尽可能在家隔离治疗。最好咽拭子培养3次阴性后解除隔离。对密切接触者应严密观察,有条件可做咽拭子培养。对可疑病例,应及时采取隔离措施。

(5)健康教育:向患儿及家长讲解疾病的相关知识,如疾病的传播方式、主要临床表现等。加强卫生宣教,平时注意个人卫生,勤晒被褥,注意室内空气流通,流行季节儿童避免去公共场所,以杜绝猩红热的暴发流行。

十四、结核性脑膜炎

1. 什么是结核性脑膜炎？

结核性脑膜炎(tuberculous meningitis)是结核菌侵犯所引起的炎症常为血行播散所致的全身性粟粒性结核病的一部分，是小儿结核病中最严重的类型。常在结核病原发感染后 1 年内发生，尤其是初次感染结核后 3～6 个月最易发生结核性脑膜炎。多见于 3 岁以内的婴幼儿，是小儿结核病致死的主要原因。

2. 结核性脑膜炎的主要症状有什么？

(1)一般证候：主要为结核中毒症状，包括发热、食欲减退、消瘦、睡眠不安、性情及精神状态改变等功能障碍症状。

(2)神经系统证候：是由于病理改变直接刺激软脑膜而引起，包括脑神经损害症状、脑膜刺激症状、脑实质受损症状、颅压增高症状及脊髓障碍症状。

3. 结核性脑膜炎的发病机制是什么？

由于小儿神经系统发育不成熟，血-脑脊液屏障功能不完善，免疫功能低下，入侵的结核杆菌易通过血性播散而引起结核性脑膜炎。少数由靠近脑表面的结核病灶或微小结核结节直接蔓延而来。极少数亦可由脊柱、中耳或乳突结核病灶侵犯脑膜所致。

4. 结核性脑膜炎的临床表现是什么？

(1)早期(前驱期)：1～2 周，主要症状为性格改变，精神呆滞，对周围事物不感兴趣，易疲劳或烦躁不安，可有低热、厌食、盗汗、消瘦、便秘及不明原因的呕吐，年长儿可诉头痛。

(2)中期(脑膜刺激期)：1～2 周，由于颅内压逐步增高，患儿出现持续性头痛、喷射性呕吐、感觉过敏、体温升高、两眼凝视，意识逐渐模糊，以后进入昏睡状态，并可有惊厥发作。出现明显脑膜刺激征(颈项强直、Kernig 征和 Brudzinski 征阳性)。婴儿则表现为前囟隆起、骨缝裂开。此期可出现脑神经功能障碍，最常见为面神经瘫痪，其次为动眼神经核展神经瘫痪。部分患儿出现脑炎体征。

(3)晚期(昏迷期)：1～3 周，上述症状逐渐加重，由意识朦胧、半昏迷进入昏迷，痉挛性或强直性惊厥频繁发作。患儿极度消瘦，呈舟状腹，常出现水肿、电解质代谢紊乱。最终因颅内压急剧增高导致脑疝死亡。

5. 结核性脑膜炎的治疗原则是什么？

(1)抗结核治疗联合应用易透过血-脑脊液屏障的抗结核杀菌药物，分阶段治疗①强化治疗阶段：联合使用INH、RFP、PZA及SM，疗程3～4个月，开始治疗的1～2周，将INH全日量的1/2加入10%葡萄糖中静脉滴注，余量口服，待病情好转后改为全日量口服；②巩固治疗阶段：继续应用INH、RFP或EMB，RFP或EMB9～12个月，抗结核药物总疗程不少于12个月，或待脑脊液回复正常后继续治疗6个月。

(2)降低颅内压①脱水剂：常用20%甘露醇，一般剂量每次0.5～1g/kg，与30min内快速静脉注入，4～6h一次，脑疝时可加大剂量至每次2g/kg。2～3d后逐渐减量，7～10d停用。②利尿剂：一般停用与甘露醇前1～2d加用乙酰唑胺，每日20～40mg/kg(<0.75g/d)分2～3次口服，可减少脑脊液生成。③其他：视病情可考虑做侧脑室穿刺引流、腰穿减压、分流手术等。

(3)糖皮质激素可减轻中毒症状及脑膜刺激症状，降低颅内压，减少或防治脑积水的发生，早期使用效果好。一般使用泼尼松，每日1～2mg/kg，1个月后逐渐减量，疗程8～12周。

6. 结核性脑膜炎基本的护理措施有哪些？

(1)密切观察患儿体温、呼吸、脉搏、血压、神志、瞳孔大小及乃尿量，及早发现颅内高压或脑疝，以便及时采取急救措施。

(2)保持室内安静，避免不必要的刺激。

(3)惊厥发作时，在上下臼齿之间安装牙垫，以防舌咬伤。有呼吸功能障碍时及时给予吸氧，保持呼吸道通畅，必要时进行人工辅助呼吸。

(4)遵医嘱给予脱水剂、利尿剂、肾上腺皮质激素、抗结核药物等，注意液体的速度和药物不良反应。

(5)配合做腰穿刺术、侧脑室引流，以减低颅内压。

(6)改善患儿营养状况,给予患儿营养丰富、易消化的饮食,保证足够能量以增加机体抵抗力。

(7)保持皮肤黏膜的完整性。

(8)消毒隔离,应采取呼吸道隔离。

(9)加强与患儿及家属沟通,对患儿关怀体贴,使其克服焦虑心理,配合治疗护理。

7. 怎样预防结核性脑膜炎?

(1)必须做好 BCG 初种及复种工作,经验证明,有效的 BCG 接种可防止或减少结脑的发生。根据临床观察,结脑患儿多为未接种过 BCG 者,少数患儿虽出生时接种过,但未定期复种。因此新生儿接种 BCG 及以后的复种工作,确实不容忽视。

(2)早期发现并积极治疗传染源,早期发现成人结核病患者,尤其在和小儿密切接触的人员中如父母、托儿所的保育员及幼儿园和小学里的教师,做好防痨工作,加强成人结核的管理和治疗。

(3)提高小儿机体抵抗力正确的喂养,合理的生活制度和坚持计划免疫以提高身体抵抗力和减少急性传染病。

(4)早期发现及彻底治疗小儿原发性结核病,早期及彻底治愈小儿原发性结核病,可大大减少结脑的发生,应用 INH 进行化学预防对防止结脑有实际意义。

8. 结核性脑膜炎患儿有哪些常见辅助检查方法?

(1)X 线摄片检查:胸片特别重要,可发现肺结核病灶。

(2)CT、MRI 检查:脑 CT 约 50%显示异常。炎性渗出物充填基底池及脑外侧裂,部分患者脑实质内显示结核瘤,直径 0.5～5cm,单发或多发,多位于额、颞及顶叶。增强扫描显示环状强化或密度增高。

(3)脑 MR 采用 Gd-DTPA 增强,显示基底池等部位强化,并较易发现脑实质内的结核瘤和小梗死灶。

9. 如何降低颅内压,防止脑疝发生?

(1)卧床休息:①置患儿于头肩抬高 15°～30°侧卧位,以利于头部血液回流;②腰椎穿刺术后,去枕平卧 4～6h,以免发生脑疝;③保持室内安静，避免光、声对患儿的刺激，各项护理操作应尽量集中进行，且动作要轻柔、快、准，以减少对患儿的刺激；④防止缺氧，及时清理呼吸道分泌物、呕吐物，保持气道通畅，避免误吸；⑤降低体温，必要时吸氧。

(2)协助治疗：遵医嘱使用抗结核药物、糖皮质激素、脱水剂、利尿剂等，降低颅内压。并严格控制输液量及速度，避免加重颅内高压。

(3)密切观察：密切观察体温、脉搏、呼吸、血压、意识、瞳孔，观察患儿头痛、呕吐、惊厥情况等。若患儿出现剧烈头痛、喷射性呕吐或婴儿前囟膨隆、烦躁不安、惊厥则提示颅内压增高。若发现两侧瞳孔大小不等、对光反应减弱或消失、肌张力增高、呼吸不规则等提示脑疝发生，及时报告医生并积极配合治疗及抢救。

10. 如何做好结核性脑膜炎患儿的饮食护理？

评估患儿的进食及营养状况，为患儿提供足够热量、蛋白质及维生素食物，以增强机体抗病能力。给予营养丰富、容易消化的流质饮食，进食应少量多餐，耐心喂养。不能进食者采用鼻饲或静脉补充营养，保持水、电解质平衡。鼻饲时速度不能过快，以免呕吐。

11. 结核性脑膜炎患儿如何做好消毒隔离？

严格消毒处理痰液、呕吐物、各种用具等。对患儿进行保护性隔离，各项操作要严格按照无菌程序进行，防止交叉感染。大部分结脑患儿伴有肺部结核病灶，应采取呼吸道隔离。

12. 结核性脑膜炎的脑脊液有哪些改变？

外观清或呈磨玻璃样变，偶可呈黄色，静置12h后出现网状薄膜。细胞计数常在(100～300)$\times 10^6$/L，淋巴细胞占70%～80%，有时以中性粒细胞为主。蛋白试验阳性，蛋白定量多在1～3g/L。糖与氯化物含量同时降低为结核性脑膜炎的典型改变。

13. 如何做好结核性脑膜炎患儿及家属的健康教育？

(1)因结核性脑膜炎病程及治疗时间长，不可能在医院完成全部治疗，好转后需在家里继续治疗，应告知家长做好长期治疗的心理准备，并指导家长做好患儿的生活护理，如保证充分休息、供给丰富营养、适当进行户外活动。

(2)宣传切断结核病传播途径的重要性，指导消毒隔离的方法，如对呼吸道分泌物、餐具、痰杯等的消毒及处理。向家长解释结核病的常用治疗方法，强调全程治疗的重要性，抗结核治疗不少于 1 年半，停药后仍需观察 3～5 年，以防复发。切不可过早停药、不规则用药而导致治疗失败，诱发结核菌耐药而增加复治困难。指导家长对病情及药物不良反应的观察，定期门诊复查。

(3)对留有后遗症的患儿，指导家长对瘫痪肢体进行康复训练、针灸、理疗及按摩，帮助肢体功能恢复，防止肌肉萎缩。对失语及智力低下者，应进行语言训练和教育。

参考文献

[1] 陈孝文.急性肾衰竭.北京：人民卫生出版社，2010：68-74

[2] 叶桂荣，周春兰.外科护理细节问答全书.北京：化学工业出版社，2013：79-83

[3] William W. Hay. Jr Myron J. Levn Judith M. Sondheimer Robin R. Deterding.儿科学最新诊断与治疗.20 版.周伟译.北京：人民军医出版社，2014：55-68

[4] 方峰，桂承浩.儿科感染性疾病诊疗规范.中华医学会儿科学分会.北京：人民卫生出版社，2014：152-169

[5] 邓慧玲.儿科常见感染性疾病的防治.郑州：河南科学技术出版社，2012：20-30

[6] 魏来.感染性疾病.北京：科学技术出版社，2011：32-40